# 基于微纳传感器的
# 海洋生物毒素检测技术

吴春生　王　平　杜立萍　万　浩　著

科学出版社

北　京

# 内 容 简 介

  海洋生物毒素是有毒赤潮藻类产生的一类小分子化合物,可通过食物链在生物体内富集,对人类健康和环境安全造成很大威胁。本书是作者课题组十五年来研究成果的总结,介绍微纳传感技术在海洋生物毒素检测中的应用;阐述不同类型微纳传感器的检测机理、开发过程、主要性能指标,比较和分析优缺点,探讨重要应用场景的最优方案;最后,对其发展趋势和潜在的应用前景进行展望。本书相关内容可为微纳传感器的研发及应用提供理论与技术支撑。

  本书可供海洋生物毒素、生物传感技术、食品安全、环境保护、微纳传感器研发等领域的高等院校师生、科研工作者、工程技术人员阅读和参考。

**图书在版编目(CIP)数据**

基于微纳传感器的海洋生物毒素检测技术 / 吴春生等著. —北京:科学出版社,2025.1

ISBN 978-7-03-077855-0

Ⅰ. ①基… Ⅱ. ①吴… Ⅲ. ①微电机–传感器–应用–海洋生物–毒素–检测 Ⅳ. ①R996

中国国家版本馆 CIP 数据核字(2024)第 023993 号

责任编辑:祝 洁 汤宇晨 / 责任校对:崔向琳
责任印制:徐晓晨 / 封面设计:陈 敬

**科学出版社** 出版

北京东黄城根北街 16 号
邮政编码:100717
http://www.sciencep.com

北京建宏印刷有限公司印刷
科学出版社发行 各地新华书店经销

\*

2025 年 1 月第 一 版 开本:720×1000 1/16
2025 年 1 月第一次印刷 印张:13 1/4
字数:265 000

**定价:198.00 元**

(如有印装质量问题,我社负责调换)

# 前　　言

海洋生物毒素是有毒赤潮藻类产生的一类小分子化合物，可通过食物链在生物体内富集。随着社会现代化的快速发展，人类活动越发频繁，海洋环境污染严重，海洋生物毒素超标的海洋水产品较多，严重影响水产养殖业和进出口贸易，甚至危害人类健康，威胁公共安全。海洋生物毒素检测的标准方法包括生物学分析法和化学分析法，具有分析精准、结果可靠等优点，但在实际应用中存在伦理问题及操作复杂、仪器昂贵、成本高等难题，难以满足日益增长的海洋生物毒素检测需求。因此，研发简便、快速的现场检测技术以满足日益增长的海洋生物毒素检测需求迫在眉睫。新兴的微纳传感技术为解决这一难题提供了新的途径。微纳传感技术集成了采集、处理、交换信息的功能，配合智能检测方法可以模拟天然感官功能，具有非破坏性、分析速度快、易检测、低成本、高灵敏度、高特异性和高重复性等特点，目前已广泛应用于临床诊断、生命分析、食品安全和环境保护等领域。发展小型、便携、操作简单的微纳传感器与检测系统，用于海洋生物毒素的现场快速检测，具有巨大的科研价值、应用价值和社会公益价值。

本书详细介绍用于海洋生物毒素检测的微纳传感器，相较于传统的检测方法，微纳传感器具有集成度高、操作简便、现场快速检测等优势。此外，针对已有检测方法在小型便携性、实时监测或者多通道检测方面的不足，本书作者课题组针对性地开发出多种可以用于海洋生物毒素检测的微纳传感器。例如，针对实现海洋生物毒素现场检测这一难题，研制了基于纳米金放大和压电传感器的小型化便携系统，可以用于海洋生物毒素的现场检测，且具有实时监测的能力；针对需要标记的海洋生物毒素检测方法的不足和高灵敏度需求，基于石墨相氮化碳和电化学传感器，实现了海洋生物毒素的免标记高灵敏检测；针对海洋生物毒素检测方法难以实现多位点同时检测这一问题，开发了基于适配体和光寻址电位传感器的检测系统，初步实现了海洋生物毒素的多位点同时检测，为实现多毒素同时检测打下了坚实的基础。总之，本书介绍的微纳传感器为满足日益增长的海洋生物毒素检测需求提供了新的方法和技术，尤其是在食品安全、水产养殖和环境保护等领域，具有重要的研究价值和广阔的应用前景。

全书共 9 章。第 1 章是绪论，由吴春生教授和博士研究生田玉兰撰写；第 2 章是电化学传感器在海洋生物毒素检测中的应用，由王平教授和博士研究生陈雅婷撰写；第 3 章介绍细胞电子阻抗传感器在海洋生物毒素检测中的应用，由杜立萍研究员、博士研究生梁冬鑫和李敏撰写；第 4 章介绍电解质-绝缘层-半导体传感器在海洋生物毒素检测中的应用，由万浩副教授、硕士研究生赵云迪和王之遥撰写；第 5 章介绍光寻址电位传感器在海洋生物毒素检测中的应用，由吴春生教授、屈展助理教授和博士研究生刘淑阁撰写；第 6 章介绍石英晶体微天平器件在海洋生物毒素检测中的应用，由万浩副教授、博士研究生刘亚格和硕士研究生王苗苗撰写；第 7 章介绍声表面波器件在海洋生物毒素检测中的应用，由杜立萍研究员、陈炜副教授和博士研究生邹玲撰写；第 8 章介绍光学生物传感器在海洋生物毒素检测中的应用，由杜立萍研究员、博士研究生苏凯麒和硕士研究生刘鸣皋撰写；第 9 章是总结与展望，由王平教授撰写。

由于微纳传感器与检测技术涉及的学科领域十分广泛，加之作者的知识和经验有限，书中疏漏和不妥之处在所难免，诚恳希望广大读者批评和指正。

# 目　　录

# 第1章 绪 论

海洋生物毒素是一类小分子化合物，会引起人类中毒甚至死亡，对海洋渔业、水产养殖、公共卫生、环境保护和人类健康都有重要影响。本章首先对海洋生物毒素进行概述，包括海洋生物毒素的定义和分类，分别介绍不同种类海洋生物毒素的理化性质和生物学效应；其次，介绍海洋生物毒素检测技术，包括生物学检测技术和化学检测技术，对这些检测技术的优缺点进行评述；最后，对应用于海洋生物毒素检测的微纳传感器及其发展趋势进行介绍。

## 1.1 海洋生物毒素概述

有毒的赤潮藻类可以产生海洋生物毒素，已发现的有毒赤潮藻类有 80 多种，可产生 1000 多种毒素。贝类、鱼类等海洋生物滤食赤潮藻类后，毒素不会对其产生危害影响，但会在这些生物体内累积，人类食用被污染的贝类等海洋生物后则会中毒而对身体产生危害(图 1.1)。按照性质和产生的中毒症状，海洋生物毒素可以分为不同的类型，主要包括对胃肠道产生影响的腹泻性贝类毒素(diarrhetic

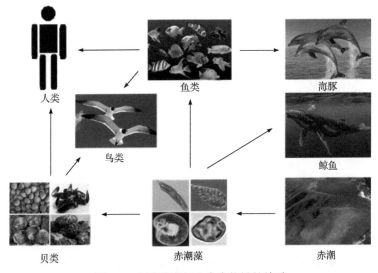

图 1.1 赤潮藻类与人类食物链的关系

shellfish poisoning，DSP)和原多甲藻酸贝类毒素(azaspiracid shellfish poisoning，AZP)、对神经产生影响的神经性贝类毒素(neurotoxic shellfish poisoning，NSP)、对神经产生麻痹影响的麻痹性贝类毒素(paralytic shellfish poisoning，PSP)、对记忆产生影响的记忆丧失性贝类毒素(amnesic shellfish poisoning，ASP)，以及对身体各个部位产生综合性症状的西加鱼毒素(ciguatera fish poisoning，CFP)等。DSP 是现阶段我国最常见、危害大且分布广的海洋生物毒素之一(Su et al.，2017a；Lin et al.，2015；Armi et al.，2012)，其中又以冈田酸(okadaic acid，OA)影响最大。我国宁波和美国华盛顿就曾报道过 DSP 急性中毒事件(Trainer et al.，2013；Li et al.，2012)。我国是贝类养殖业大国，海洋生物毒素的检测对于食品安全、国民经济发展和人民健康等方面都具有非常重要的意义。

### 1.1.1 腹泻性贝类毒素

DSP 是一类脂肪酸衍生物，由多环醚类组成，具有耐热性，最早在 20 世纪 80 年代被发现(Yasumoto et al.，1980)，对公众健康、社会经济和贝类养殖都造成严重威胁。DSP 中毒与食用以甲藻、原栉水母和网状原角水母为食的有毒贝类有关(Satake et al.，1999；Lee et al.，1989；Yasumoto et al.，1978)。DSP 中毒会引起呕吐、腹部疼痛等严重的人类胃肠道疾病，中毒症状可以持续30min 至 12h 不等，严重的可以到 3d 左右(Li et al.，2012)。DSP 毒素主要包括 OA 及其衍生物鳍藻毒素(dinophysis toxin，DTX)、扇贝毒素(pectenotoxin，PTX)和虾夷扇贝毒素(yessotoxin，YTX)等(Nogueiras et al.，2003；Yasumoto et al.，1985)。OA、DTX-1 和 DTX-2 是引起腹泻性症状的最主要毒素，其化学结构和组成如图 1.2 和表 1.1 所示(Armi et al.，2012)。OA 和 DTX 的致病机理主要是通过抑制人体的丝氨酸或苏氨酸磷酸蛋白酶活性，导致体内蛋白过于磷酸化而产生危害，也有报道表明 OA 还具有一定的致癌性和致畸变性。PTX 和 YTX 的作用机理与 OA 不同，其作用机理还未完全清楚(Munday et al.，2013)。欧盟规定，贝肉中 OA 含量不得超过 160μg/kg(199.75nmol/dm³)(Ehara et al.，2015；Dominguez et al.，2012)。

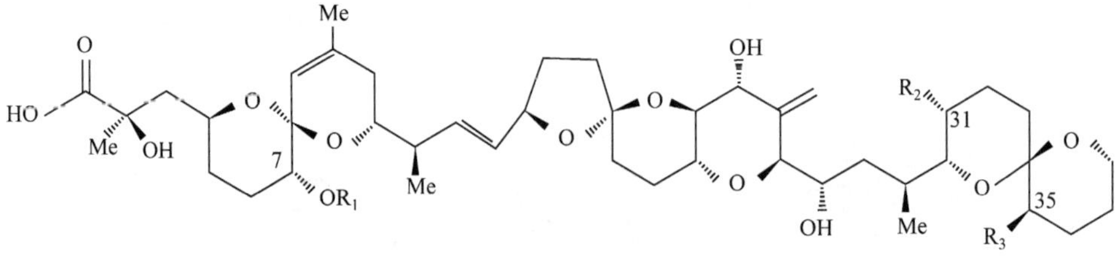

图 1.2　OA 及其衍生物 DTX 的化学结构(Armi et al.，2012)

**表 1.1 OA 及其衍生物 DTX 的组成**

| 毒素 | $R_1$ | $R_2$ | $R_3$ |
|------|------|------|------|
| 冈田酸 | H | $CH_3$ | H |
| DTX-1 | H | $CH_3$ | $CH_3$ |
| DTX-2 | H | H | $CH_3$ |

### 1.1.2 麻痹性贝类毒素

PSP 是一种全球性分布的海洋生物毒素, 具有耐热性和水溶性(Wang et al., 2011)。PSP 中毒主要是食用了被有毒甲藻污染的贝类引起的(Wang, 2008)。PSP 作用于 $Na^+$ 通道, 该作用会阻止 $Na^+$ 内流, 导致神经传导障碍, 从而引起麻痹症状。PSP 中毒的症状包括嘴唇、口腔和舌头发痒, 四肢麻木, 胃肠不适, 呼吸困难和头晕, 直至完全麻痹(Walsh et al., 2011), 严重情况下, 甚至会引起呼吸停止、心血管休克或死亡。据报道, PSP 主要来源于三种不同的甲藻种类(属): *Alexandrium*、*Gymnodinium* 和 *Pyrodinium*(Costa, 2016)。石房蛤毒素(saxitoxin, STX)是 PSP 中毒性最大的一种毒素。在小鼠实验中, STX 腹腔注射 $LD_{50}$(半数致死量)为 3~10μg/kg, 口服 $LD_{50}$ 为 263μg/kg; 人体口服的致死剂量为 1~4mg。欧盟规定, 贝肉中 STX 的最高限量为 80μg/100g。STX 及其类似物可分为四类: 氨基甲酸酯(carbamate)类化合物、N-磺酰氨甲酰基类化合物(N-sulfocarbamoyl)、脱氨基(decarbamoyl)类化合物和脱氧脱氨甲酰基(deoxydecarbamoyl)类化合物, 其化学结构、分类和组成如图 1.3、表 1.2 所示(Cusick et al., 2013)。

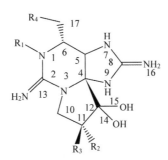

图 1.3 PSP 的化学结构(Cusick et al., 2013)

**表 1.2 PSP 的分类和组成**

| 化合物类别 | 毒素 | $R_1$ | $R_2$ | $R_3$ | $R_4$ |
|------|------|------|------|------|------|
| 氨基甲酸酯类化合物 | 石房蛤毒素 | H | H | H | $OCONH_2$ |
| | 新石房蛤毒素 | OH | H | H | $OCONH_2$ |
| | 漆沟藻毒素 1 | OH | $OSO_3^-$ | H | $OCONH_2$ |

续表

| 化合物类别 | 毒素 | $R_1$ | $R_2$ | $R_3$ | $R_4$ |
|---|---|---|---|---|---|
| 氨基甲酸酯类化合物 | 漆沟藻毒素 2 | H | $OSO_3^-$ | H | $OCONH_2$ |
| | 漆沟藻毒素 3 | H | H | $OSO_3^-$ | $OCONH_2$ |
| | 漆沟藻毒素 4 | OH | H | $OSO_3^-$ | $OCONH_2$ |
| N-磺酰氨甲酰基类化合物 | 漆沟藻毒素 5 (B1) | H | H | H | $OCONHSO_3^-$ |
| | 漆沟藻毒素 6 (B2) | OH | H | H | $OCONHSO_3^-$ |
| | 漆沟藻毒素 C1 | H | $OSO_3^-$ | H | $OCONHSO_3^-$ |
| | 漆沟藻毒素 C2 | H | H | $OSO_3^-$ | $OCONHSO_3^-$ |
| | 漆沟藻毒素 C3 | OH | $OSO_3^-$ | H | $OCONHSO_3^-$ |
| | 漆沟藻毒素 C4 | OH | H | $OSO_3^-$ | $OCONHSO_3^-$ |
| 脱氨基类化合物 | 脱氨甲酰基石房蛤毒素 | H | H | H | OH |
| | 脱氨甲酰基新石房蛤毒素 | OH | H | H | OH |
| | 脱氨甲酰基漆沟藻毒素 1 | OH | $OSO_3^-$ | H | OH |
| | 脱氨甲酰基漆沟藻毒素 2 | H | $OSO_3^-$ | H | OH |
| | 脱氨甲酰基漆沟藻毒素 3 | H | H | $OSO_3^-$ | OH |
| | 脱氨甲酰基漆沟藻毒素 4 | OH | H | $OSO_3^-$ | OH |
| 脱氧脱氨甲酰基类化合物 | 脱氧脱氨甲酰基石房蛤毒素 | H | H | II | H |
| | 脱氧脱氨甲酰基漆沟藻毒素 2 | H | H | $OSO_3^-$ | H |
| | 脱氧脱氨甲酰基漆沟藻毒素 3 | H | $OSO_3^-$ | H | H |

### 1.1.3 记忆丧失性贝类毒素

ASP 中毒后会产生记忆丧失的临床症状，因此被命名为记忆丧失性贝类毒素

(邹玲，2015)。软骨藻酸(domoic acid，DA)及其异构体的化学结构如图 1.4 所示。

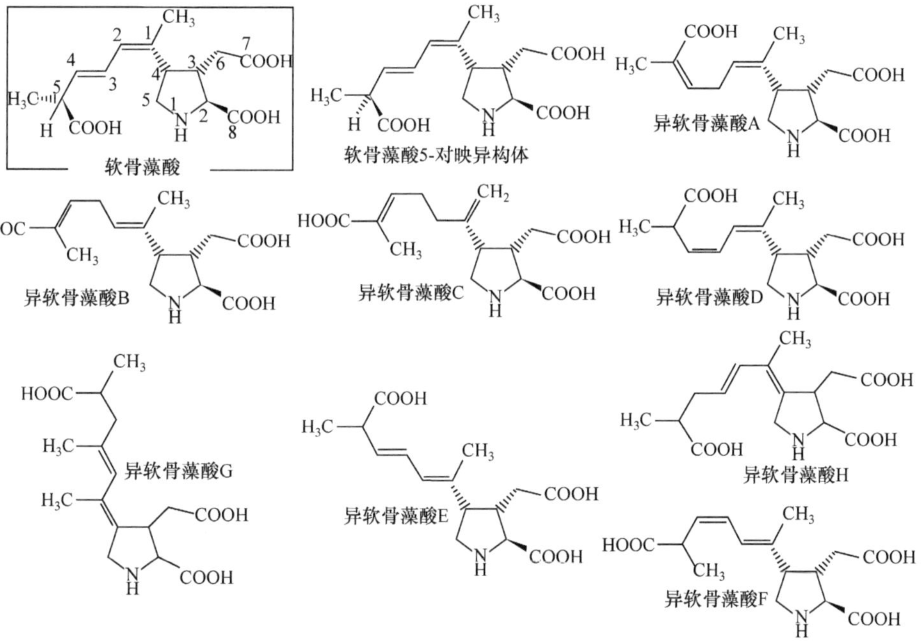

图 1.4　软骨藻酸及其异构体的化学结构(Jeffery et al.，2004)

此外，ASP 的中毒症状还包括恶心、呕吐、腹泻及头痛等胃肠道和精神疾病，这些症状在误食 ASP 后 15min 即会出现。软骨藻酸及其衍生物是 ASP 中毒的主要毒素，是由浮游植物多列拟菱形藻产生的氨基酸(Blanco et al.，2010)。DA 主要作用于海马区细胞膜上的谷氨酸受体，与之结合后可以打开 $Na^+$ 通道使其内流(Jeffery et al.，2004)。已经发现多种 DA 的同分异构体，与 DA 相比，同分异构体是次要成分，在 ASP 污染的贝类中并不总是存在。在一定条件下，如暴露在紫外线中或加热状态时，DA 可转化为其异构体。欧盟食品安全局(European Food Safety Authority，EFSA)建议可安全食用的贝肉中 DA 含量不超过 4.5mg/kg(Alexander et al.，2009)。

## 1.1.4　神经性贝类毒素

NSP 是一类脂溶性的阶梯状多环醚毒素，无色无味，具有耐热性和耐酸性。NSP 中毒是摄入暴露于甲藻中的贝类引起的。另外，在其他鞭毛虫中也发现了 NSP，如赤潮藻、针胞藻和赤潮异弯藻(Wang，2008)。NSP 会导致大量鱼类、鸟类和海洋哺乳动物死亡，尚无引起人类中毒死亡的报道。NSP 的作用机理是与 $Na^+$ 通道结合后使 $Na^+$ 持续内流，从而导致细胞膜去极化(Baden et al.，2005)。与

PSP 中毒相比，NSP 中毒表现为较轻的伴有神经症状的胃肠炎。NSP 中毒的症状包括恶心、口周区刺痛麻木、运动失去控制和严重的肌肉疼痛。NSP 主要为短裸甲藻毒素类(PbTx)。小鼠实验腹腔内 $LD_{50}$ 为 170μg/kg，静脉内 $LD_{50}$ 为 94μg/kg，口服为 520μg/kg(Kirkpatrick et al.，2004)；人类的致病性剂量为小鼠的 42～72 个单位。

根据主干结构，NSP 可以分为 A 型(类型 2，PbTx-1、PbTx-7、PbTx-10)和 B型(类型 1，PbTx-2、PbTx-3、PbTx-5、PbTx-6、PbTx-8、PbTx-9)，其化学结构和分类如图 1.5 和表 1.3 所示。

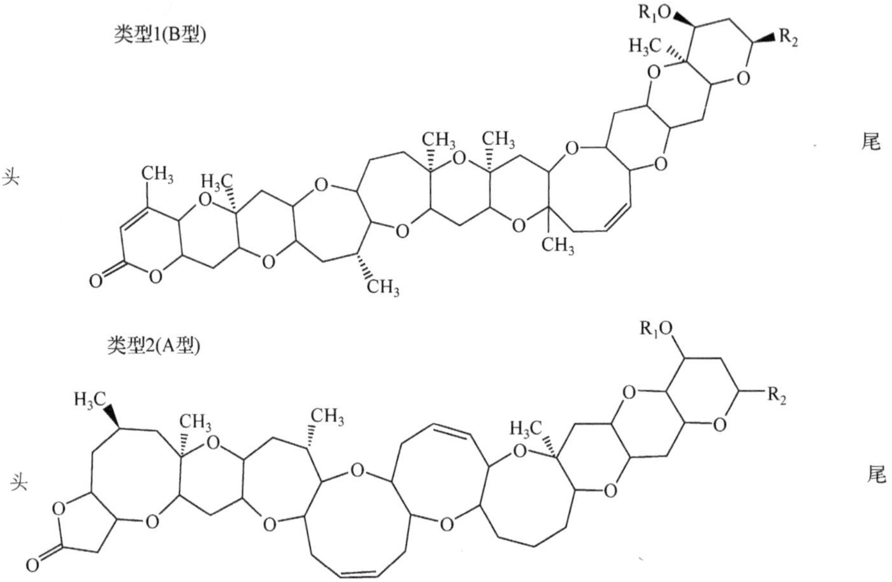

图 1.5　NSP 的化学结构和分类(Wang et al.，2008)

**表 1.3　NSP 的组成和分类**

| 毒素 | 类型 | $R_1$ | $R_2$ | 标称质量 |
|------|------|-------|-------|----------|
| PbTx-1 | 2 | H | $CH_2 C(CH_2)CHO$ | 866 |
| PbTx-2 | 1 | H | $CH_2 C(CH_2)CHO$ | 894 |
| PbTx-3 | 1 | H | $CH_2 C(CH_2)CH_2OH$ | 896 |
| PbTx-5 | 1 | H | K 环乙酸酯 PbTx-2 | 936 |
| PbTx-6 | 1 | H | H 环环氧化 PbTx-2 | 910 |
| PbTx-7 | 2 | H | $CH_2 C(CH_2)CH_2OH$ | 868 |
| PbTx-8 | 1 | H | $CH_2COCH_2Cl$ | 916 |
| PbTx-9 | 1 | H | $CH_2 C(CH_2)CH_2OH$ | 898 |
| PbTx-10 | 2 | H | $CH_2 C(CH_2)CH_2OH$ | 870 |

### 1.1.5 其他海洋生物毒素

#### 1. 西加鱼毒素

CFP 也是一种全球性分布的海洋毒素。CFP 中毒主要是食用受污染的珊瑚礁鱼类(如梭鱼、石斑鱼和笛鲷)引起的。据估计，每年约有 2.5 万人受到 CFP 的影响。CFP 是一类具有热稳定性和脂溶性、结构类似 PbTx 的环聚醚类化合物，最初产生于冈比甲藻(Loeffler et al., 2000)。CFP 也是作用于 $Na^+$ 通道的毒素。CFP 引起的中毒症状有 4 类，分别为胃肠道、神经系统、心血管和一般症状(Lewis et al., 2000)。CFP 主要包括刺尾鱼毒素(maitotoxin, MTX)和雪卡毒素(ciguatoxin, CTX)。在小鼠中，CTX 的致死剂量为 0.15μg/kg，MTX 为 0.45μg/kg。成年人口服摄入 0.1μg 的 CTX 即可引起中毒。已经有 20 多种 CFP 被发现，CFP 的化学结构和分类如图 1.6 和表 1.4 所示。

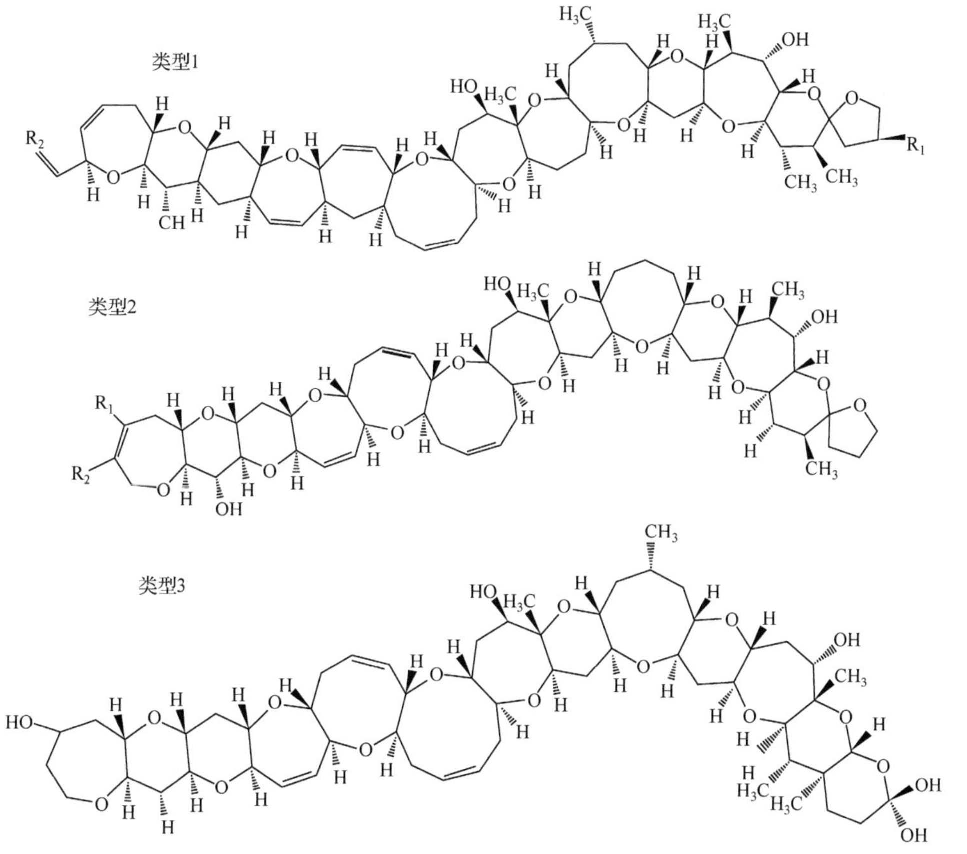

图 1.6　CFP 的化学结构和分类(Cameron et al., 1991)

表 1.4    CFP 的组成和分类

| 毒素 | 类型 | $R_1$ | $R_2$ |
|------|------|-------|-------|
| 雪卡毒素-1 | 1 | $HOCH_2CHOH$ | OH |
| 雪卡毒素-2 | 1 | $HOCH_2CHOH$ | H |
| 雪卡毒素-3 | 1 | $HOCH_2CHOH$ | H |
| 雪卡毒素-4A | 1 | $CH_2=CH$ | H |
| 雪卡毒素-4B | 1 | $CH_2=CH$ | H |
| 雪卡毒素-2A1 | 2 | OH | OH |
| 雪卡毒素-3C | 2 | H | H |
| C-雪卡毒素-1 | 3 | — | — |

### 2. 原多甲藻酸贝类毒素

AZP 是一种亲脂聚醚类毒素，是由食用被甲藻污染的贝类产生的。AZP 的作用机理尚未完全清楚，一些研究表明 AZP 可以影响细胞的骨架和细胞间的黏附作用。AZP 的中毒症状类似于 DSP，包括恶心、呕吐、严重腹泻和胃痉挛，还包括一定的神经毒性症状(Ito et al.，2000；Ofuji et al.，1999)。

从甲藻和被污染的贝类中发现的 AZP 有三十多种，主要成分为原多甲藻酸(azaspiracid，AZA1)及其衍生物(AZA2 和 AZA3)(Paredes et al.，2011)。AZA 的毒性作用机理尚不清楚。研究表明，AZA 主要作用于 $Ca^{2+}$ 通道，但是可能有不同的靶点，AZA1 和 AZA2 通过激活 $Ca^{2+}$ 释放和 $Ca^{2+}$ 内流而增加胞内游离 $Ca^{2+}$ 浓度，而 AZA3 仅诱导 $Ca^{2+}$ 内流，AZA5 则不改变胞内 $Ca^{2+}$ 稳态。与其他甲藻毒素相比，AZA 具有独特的化学结构特征，包括一个三螺旋结构、一个氮杂螺环与 2,9-二氧二环[3.3.1]壬烷和一个末端羧酸基团(图 1.7 和表 1.5)。

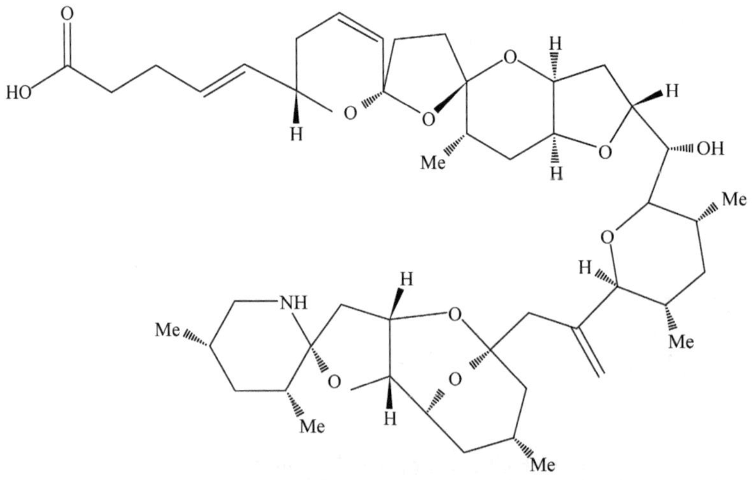

图 1.7    AZP 的化学结构(Miles et al.，2005)

表 1.5　AZP 的组成和分类

| 毒素 | R₁ | R₂ | R₃ | R₄ |
|---|---|---|---|---|
| 原多甲藻酸 1 | H | H | Me | H |
| 原多甲藻酸 2 | H | Me | Me | H |
| 原多甲藻酸 3 | H | H | H | H |
| 原多甲藻酸 4 | OH | H | H | H |
| 原多甲藻酸 5 | H | H | H | OH |

# 1.2　海洋生物毒素检测技术

传统的海洋生物毒素检测技术主要分为两类：生物学检测技术和化学检测技术(Tian et al.，2021)。生物学检测技术是利用生物活性分子如细胞、蛋白等进行海洋生物毒素检测的方法，主要包括小鼠生物法(mouse bioassay，MBA)、磷酸酶抑制法、免疫分析法和细胞分析法(cell assay，CBA)等。化学检测技术主要包括液相色谱-串联质谱法(liquid chromatography-tandem mass spectrometry，LC-MS/MS)、高效液相色谱法(high performance liquid chromatography，HPLC)、质谱法(mass spectrometry，MS)和毛细管电泳(capillary electrophoresis，CE)法。

## 1.2.1　生物学检测技术

### 1. 小鼠生物法

MBA 是海洋生物毒素检测中使用最早且时间最久的标准检测方法(Campas et al.，2007)。MBA 通常采用小鼠腹腔注射，在小鼠体内注射一定量的海洋生物毒素提取液，通过查看规定时间内小鼠的平均死亡数量来实现毒素含量的检测。MBA 操作简单、无需毒素标准品，但是该方法存在检测设备昂贵、检测限高、重复性差、耗时长等不足，且由于动物伦理问题，已于 2014 年被其他方法替代(Vilarino et al.，2010)。

### 2. 磷酸酶抑制法

磷酸酶抑制法主要利用海洋生物毒素及其衍生物 DTX 对蛋白磷酸酶 PP1 和 PP2A 的活性具有特异性抑制作用来实现对毒素的检测(Mountfort et al.，2001)。检测方法主要包括放射性同位素分析法、荧光检测法和比色法。放射性同位素分析法检测限低，但标记物制备流程复杂，并且操作具有一定的危险性；荧光检测法灵敏度高，但操作较复杂；比色法灵敏度低于荧光检测法，但可以满足检测要求，操作简单且成本低廉(Loggia et al.，1999)。Mountfort 等(2001)对磷酸酶抑制法进行了改造,减小了海洋生物毒素及 DTX 检测中的假阳性概率,提高了检测结果与 MBA 及色谱法的相关性,提升了磷酸酶抑制法的应用潜力。

3. 免疫分析法

免疫分析法利用抗体可以特异性识别抗原这一特性来实现海洋生物毒素检测。常用的方法主要为酶联免疫吸附法(enzyme-linked immunosorbent assay, ELISA)和试纸条快速检测法(Lu et al., 2012a, 2012b)。市面上有多种检测 DSP 的 ELISA 试剂盒,如 Beacon 和 Abraxis 等。免疫分析法特异性好、灵敏度高、操作简单。试纸条快速检测法不需要复杂的仪器设备,但检测所需的毒素抗体比较难获取且成本较高(Campas et al., 2007)。

4. 细胞分析法

细胞分析法通过检测毒素对细胞产生的不同影响来实现毒素检测。海洋生物毒素作用于不同细胞时,如神经细胞株 Neuro2a、人肝癌细胞 HepG2 等,会使细胞形态发生变化。19 世纪 80 年代,即可利用显微镜观察到细胞形态变化,后续出现了基于检测细胞活性及骨架蛋白表达水平的噻唑蓝(methylthiazolyldiphenyl-tetrazolium bromide,MTT)法和荧光检测法(Leira et al., 2003)。活性细胞实验在一定程度上能反映动物实验,且具备高通量的特点,然而由于细胞对生长环境要求较高,在一定程度上会限制其现场快速检测的能力。

## 1.2.2　化学检测技术

### 1. 高效液相色谱法

HPLC 集分离和检测于一体,在定量检测方面具有检测范围广、检测限低的优势,广泛应用于食品安全、农药检测和海洋生物毒素检测等诸多领域(冯振洲等,2012,Butt et al., 2009)。HPLC 在检测海洋生物毒素时,通常需要与荧光检测法或紫外检测法联用,当毒素分子没有紫外生色基团时,需要额外固定生色基团。荧光检测法则需要利用衍生剂,将毒素转化为具有荧光活性的衍生物进行检测。HPLC 检测过程复杂、检测所需的毒素标准品不足、检测设备精细昂贵、需要操作人员具有较高的熟练度等限制了其推广使用。

### 2. 液相色谱-串联质谱法

LC-MS/MS 结合了色谱和质谱检测技术,色谱技术用于化合物分离,质谱技术用于检测。相较于 HPLC,它不需要额外的生色基团或衍生剂,并且检测范围更广、检测限更低。因此,该方法在海洋毒素检测中的应用越来越多(Ciminiello et al.，2011)，特别是脂溶性毒素的检测。LC-MS/MS 在 2014 年被欧盟推荐为检测 DSP 的官方方法(Solino et al.，2015)，此前为 MBA。电喷雾电离和大气压化学电离是两种用于质谱检测的典型离子源，前者在 DSP 检测中应用更为广泛(Sassolas et al.，2013)。LC-MS/MS 只能实现已有生物毒素的定量测量，无法发现新的毒素，因此在毒素检测中无法完全取代生物检测方法。

### 3. 毛细管电泳法

毛细管电泳法结合了电泳和色谱技术，检测时样品先在毛细管中完成分离，接着利用可检测紫外吸收的紫外可见吸收、二极管阵列检测器或者检测荧光信号的荧光检测器等进行检测。CE 检测时通常仅需要几纳升的样品量(Sassolas et al.，2013)。Bouaïcha 等(1997)利用 CE 检测 200nm 处的光吸收情况，实现了海洋生物毒素的检测。由于毒素的紫外吸收能力较弱，会对待检测物的特异性和检测限有一定的限制。

## 1.3　微纳传感器在海洋生物毒素检测的应用

随着微制造技术的快速发展，微纳传感器为解决传统海洋生物毒素检测存在的问题提供了新的途径。微纳传感器具有很强的检测和分析能力，其组成主要包括生物或生物衍生的敏感元件、物理化学传感器和信号处理器(Turner，2013，2000)。人们利用核酸、抗原/抗体、酶、细胞、组织和微生物等生物活性材料作为敏感元件，结合光学、电化学、声学或机械换能器，构建了灵敏度高、选择性好的生物传感器(Liu et al.，2014；Saha et al.，2012；Qureshi et al.，2012；Su et al.，2011)。这些生物传感器已成功应用于多个领域，包括临床诊断(Fan et al.，2017；Shawky et al.，2017；Hughes et al.，2015)、生命科学(Huang et al.，2017)、食品和药物分析(Fabini et al.，2017；Moghaddam et al.，2017；Savalia et al.，2017；van Dorst et al.，2010)、环境保护(McConnell et al.，2020；Chocarro-Ruiz et al.，2017；Nguyen et al.，2017；Sanchis et al.，2017)。得益于微纳制造和芯片技术的发展，生物传感器的换能器和检测电路设计逐渐简化，体积减小，总成本降低，同时性能和集成度大大提高。因此，微纳传感器在海洋生物毒素检测中显示出越来越重要的作用，随着传感器结构和检测性能的不断优化，这些生物传感器更容易推广，能为海洋生物毒素的现场快速检测、海洋灾害预警与生态大数据积累等领域提供新的技术手段和有力支撑。根据传感器的检测原理，微纳生物传感器主要分为光学生物传感器、电化学生物传感器、电化学发光(electrochemiluminescence，ECL)生物传感器、场效应晶体管(field-effect transistor，FET)生物传感器和声表面波(surface acoustic wave，SAW)生物传感器五类。

### 1.3.1　光学生物传感器

光学生物传感器是一种识别分析物并检测由此产生光学信号变化的生物传感器。检测海洋生物毒素的光学生物传感器主要包括比色生物传感器和荧光生物传感器。

#### 1. 比色生物传感器

比色生物传感器是一种基于分析物对光选择性吸收作用的生物传感器，测得的光强度变化与被分析物浓度的关系可以用朗伯-比尔定律分析，它结合了酶偶联分析、免疫测定、适配体识别、色谱和细胞技术等技术，用于海洋生物毒素的检测。其中，结合免疫测定的比色生物传感器在海洋生物毒素检测中最常见(Ling et al., 2019; Qiu et al., 2018; Su et al., 2017b)。为了提高其检测性能，研究人员在抗体开发、多阶段扩增和读出装置开发等方面付出了大量努力。例如，Pang 等 (2019)采用新设计的环氧基团活性炭壳磁珠作为山羊抗小鼠抗体载体，进行 OA 竞争性免疫检测。类似地，Petropoulos 等(2019)提出了非自动化直接竞争酶联免疫磁比色(enzyme-linked immuno-magnetic colorimetric，ELIMC)分析方法，并开发了一种新型自动化网络系统——基于微循环流反应器(micro loop flow reactor，μLFR)技术的海洋藻类毒素分析系统(analytical system for marine algal toxins，ASMAT)，实现了在线监测海水中的 OA。此外，对于 OA 监测，Leonardo 等(2018)提出了一种基于自组装单层膜(self-assembled monolayer，SAM)的免疫分析方法，该方法有两种模式：单硫醇和二硫醇 SAM 免疫分析。

细胞是生物体结构和功能的基本单位，也是所有具有完全活力生物(病毒除外)的最小单位。因此，用细胞作为识别单元的传感器，相较于用分子作为识别元件的传感器来说，更能反映海洋生物毒素检测对活体生物的影响。因此，采用细胞技术的比色生物传感器被开发用于海洋生物毒素的毒性评估(Blaghen et al.，2019; Su et al., 2018)。Su 等(2018)报道了一种生物传感系统，由基于智能手机的系统和细胞活力生物传感器(cell viability biosensor，CVB)组成，用于海洋生物毒素现场快速检测[图 1.8 (a)]，应用该生物分析方法解决了基于细胞的生物传感器在现场或野外场景中应用的问题。

#### 2. 荧光生物传感器

荧光生物传感器是通过敏感元件修饰荧光探针实现信号检测的生物传感器。应用于海洋生物毒素检测的荧光生物传感器主要与免疫检测或适配体结合，并利用色谱、流式细胞术(flow cytometry，FCM)或量子点(quantum dot，QD)来提高传感器的检测性能(Sun et al.，2018)。

Zhang 等(2019)提出了一种基于双色荧光微球(fluorescent microsphere，FM)的

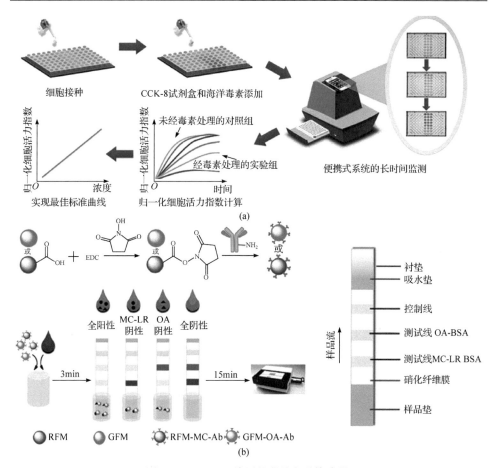

图 1.8　用于 OA 检测的微纳光学传感器

(a) 仿生电子眼检测 OA 流程图(Su et al., 2018)；(b) 基于双色荧光微球的便携式试纸条检测 OA 示意图；
EDC 为 1-乙基-(3-二甲基氨基丙基)碳酰二亚胺；RFM 为红色荧光微球；GFM 为绿色荧光微球；OA 为冈田酸；
MC-LR 为微囊藻毒素(LR 亚型)；BSA 为牛血清白蛋白；Ab 为抗体(Zhang et al., 2019)

多重免疫层析法(immunochromatographic assay, ICA)，用于检测鱼样品中包括 OA 在内的两种典型生物毒素，如图 1.8(b)所示。多功能 FM-ICA 选择红色和绿色商品化 FM 与单克隆抗体偶联作为荧光探针，在 20min 内完成毒素的同时测定。此外，Pan 等(2018)报道了一种基于 MB 的 FCM 荧光免疫传感器用于 OA 检测。FCM 荧光免疫传感器(FCM fluorescence immunosensor, FCMFI)采用 R-藻红蛋白(R-phycoerythrin, R-PE)染料标记 IgG 作为荧光探针，检测时间小于 50min。

　　适配体是体外筛选的短多肽或寡核苷酸序列，能够与相应的配体结合，具有亲和力高和特异性强的优点。在 OA 检测中，带有适配体的荧光生物传感器有效地缩短了制备识别元件的时间和降低了经济成本，提高了检测的可控性和稳定性。

　　为了降低适配体传感器的生产成本和适配体复合物与目标物三维构象的不确

定性，Chinnappan 等(2019)采用结构预测和设计合理的指数富集配体系统进化技术(systematic evolution of ligands by exponential enrichment，SELEX)优化，结合合理的位点定向诱变和截断来缩短抗 OA 的适配体(96 个核苷酸)，并成功实现了两个截断适配体(30 个核苷酸和 45 个核苷酸)的荧光测定。Gu 等(2017)提出了一种集成滚环扩增(rolling circle amplification，RCA)和羧基荧光素(FAM)标记信号探针的竞争性荧光适配体传感器用于 OA 检测。荧光团结合 RCA 适配体分析显示，荧光强度与 OA 浓度呈正相关，检测限降至 $10^{-12}$ 水平。Weng 等(2018)采用氧化石墨烯(graphene oxide，GO)和特异性适配体功能化的量子点作为探针，开发了纸基微流控适配体传感器，用于 OA 的检测。该系统可在 5min 内完成双目标检测，且结果具有一致性。另外，Zhang 等(2020)利用分子印迹二氧化硅涂层量子点(molecularly imprinted silica coated quantum dot，MIS-QD)对 OA 进行特异性识别，通过冷等离子体诱导接枝技术，将 MIS-QD 固定在 96 孔微板表面，实现了 OA 的快速、高通量检测。

### 1.3.2　电化学生物传感器

电化学生物传感器以生物活性分子作为感受器，以固体电极等作为信号转换器。目标分子和活性分子在电极表面的结合过程会引起电极表面的电子转移，进而引起电流等信号变化，从而将浓度信号转化为易测量的电信号。传感器通过分析电信号的变化，对待测物实现定性或定量分析。根据测量信号的类型，可以分为电流型、电压型和阻抗型三类。用于海洋生物毒素检测的主要是电流型，其主要优点是能够实现各种常用的检测，主要包括两种检测方法：①循环伏安法(cyclic voltammetry，CV)，在电化学系统中施加三角波电压测量电流来实现电极上氧化还原过程的变化；②差分脉冲伏安法(differential pulse voltammetry，DPV)，在 CV 的基础上添加脉冲电压，测量脉冲电压施加前后的电流变化进行检测。

基于扫描电位的 CV 在 OA 检测中有广泛应用。Flampouri 等(2019)报道了将一种细胞电化学生物传感器用于 OA 测试。该生物传感器采用二维单层或三维球形培养的活细胞作为传感元件，通过电化学监测活细胞非特异性酯酶的酶活性，即将 1-萘基乙酸酯水解为 1-萘酚来测量细胞活力/毒性[图 1.9 (a)]。

此外，DPV 也被应用于海洋生物毒素的检测。图 1.9(b)显示了一种基于磷-金纳米复合材料(BP-Au)的适配体传感器，该传感器带有电化学微流控生物芯片，用于 OA 检测(Ramalingam et al.，2019)。丝网印刷碳电极(screen-printed carbon electrode，SPCE)通过磷-金纳米复合材料进行修饰，还包含一个微流控芯片，微流控芯片包含特定用途的通道，如样品混合和孵育通道。该系统可采用 CV 和 DPV 两种方法进行实验。类似地，Molinero-Abad 等(2019)开发了一种一次性传感器系统，使用带有 DPV 的丝网印刷电极，用于 OA 的检测。该系统的工作原理是

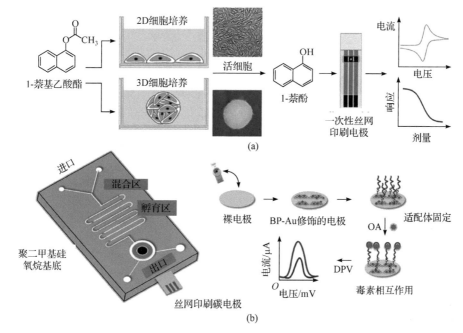

图 1.9　用于 OA 检测的微纳电化学传感器(Flampouri et al.，2019)

(a) 使用丝网印刷传感器检测二维和三维培养细胞活性原理示意图；(b) 用于检测 OA 的微流控电化学适配体传感器芯片及其检测原理示意图

OA 能抑制 2A 型蛋白磷酸酶的酶活性，该酶对于硝基苯基磷酸、苯基磷酸和 4-甲基伞形酮磷酸酯三种化合物均为合适的底物，且催化只需要少量的酶。该方法具有灵敏度高、操作简便且检测速度快的优点。

### 1.3.3　电化学发光生物传感器

ECL 生物传感器是一种通过检测电化学反应产生的化学发光来实现测量的传感器，反应过程在电极表面进行，集成了电化学和化学发光的优势，引起了广泛的关注。ECL 广泛应用于生物、医学、制药、环境、食品、工业分析、海洋生物毒素检测等领域。Peng 等(2020)利用水分散、均匀大小的磷和硫共掺杂石墨烯量子点(phosphorus and sulfur co-doped graphene quantum dot，P,S-GQD)来提高 ECL 性能，并结合单抗和多次扩增，开发出一种竞争性的间接 ECL 免疫传感器，用于 OA 的高灵敏度定量检测，如图 1.10(a)所示。

### 1.3.4　场效应晶体管生物传感器

FET 生物传感器包括生物材料构成的用于分子识别的敏感膜和 FET 换能器。由于传感器元件的高灵敏度和高选择性，FET 生物传感器在表征和在线实时分析方面具有很大的优势。如图 1.10(b)所示，Antunes 等(2018)报道了一种基于石墨烯

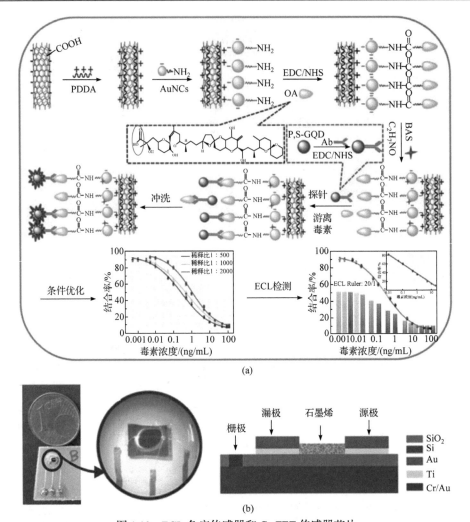

(a)

(b)

图 1.10　ECL 免疫传感器和 Gr-FET 传感器芯片

(a) 免疫传感器的制备和应用示意图(Peng et al.，2020)；(b) Gr-FET 芯片的照片和原理图(Antunes et al.，2018)；
PDDA 为聚二甲基二胺；AuNCs 为金纳米团簇；EDC 为 1-乙基-(3-二甲基氨基丙基)碳酰二亚胺；NHS 为 N-羟基
琥珀酰亚胺；BAS 为牛血清白蛋白；Ab 为抗体；ECL Ruler: 20/1 为电化学发光标记

(graphene，Gr)的 FET(Gr-FET)免标记免疫传感器用于海洋生物毒素的检测。石墨烯的原子厚度使石墨烯对其表面与吸附分子之间的相互作用具有高度敏感性，从而提高了 Gr-FET 传感器的灵敏度。

### 1.3.5　声表面波生物传感器

SAW 是在固体浅层表面上传播的弹性波，有 Rayleigh 波、Love 波、Lamb 波、B-G 波、漏波、Sezawa 波和 Stoneley 波等多种模态。SAW 生物传感器以声表面波为基础，将电子技术和材料科学相结合，由声表面波振荡器、界面膜材料和振荡电路组成。SAW 生物传感器具有非接触式传感、快速、无动力操作、抗干扰、易于编码、保密性好、成本低等显著优点，广泛应用于海洋生物毒素检测等领域，如图 1.11 所示。

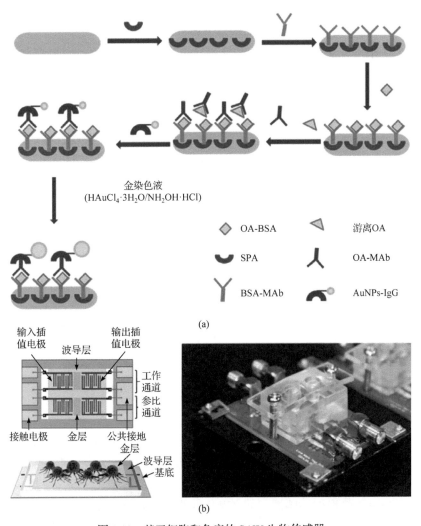

(a)

图 1.11　基于细胞和免疫的 SAW 生物传感器

(a) OA-BSA 在传感器表面固定的示意图和免疫传感器的检测原理(Zou et al.，2017)；(b) 细胞型 Love 波生物传感器芯片示意图和照片(Zhang et al.，2016)

金纳米颗粒(gold nanoparticle，AuNP)是指直径在 1～100nm 的微小金颗粒，也称胶体金，电子密度大且易与生物分子结合而不影响其活性，在海洋生物毒素检测中可以标记生物识别分子从而提高检测性能。基于免疫金染色法，Zou 等(2017)报道了一种用 SAW 检测 OA 的免疫传感器[图 1.11(a)]，通过在传感器表面与葡萄球菌 A 蛋白(staphylococcal protein A，SPA)结合的 BSA-MAb(MAb 为单克隆抗体)捕获 OA-BSA，并引入 AuNP 放大相位信号。Zhang 等(2016)开发了一种基于 HepG2 细胞的 SAW 生物传感器，实现了 OA 的实时、灵敏检测[图 1.11(b)]。OA 可导致细胞形态异常甚至死亡，由此产生的细胞形态变化影响了细胞在传感器的附着，生物传感器可实时监测细胞附着过程。

在海洋生物毒素检测中，光学传感器通常具有检测原理简单、通量高的优点，但在稳定性方面还需要进一步提高。此外，由于荧光生物传感器会使用到荧光材料和荧光显微镜，其检测成本也相对较高。电化学方法具有良好的准确性和稳定性，价格低廉，然而在高通量检测和灵敏度方面仍然有一定的提升空间。ECL 和 FET 方法通常具有很高的灵敏度和广泛的检测范围，但在可移植性和通量方面还需要改进。SAW 生物传感器价格低廉，携带方便，但其灵敏度和准确性有限。在这些海洋生物毒素检测的传感器中，利用细胞作为传感元件的传感器在检测毒性动力学方面具有独特的优势，然而由于细胞对培养条件有严格的要求，细胞传感器的检测时间和成本要大于抗体和 DNA 传感器。

对于海洋生物毒素的实际现场快速检测而言，微纳传感器在高灵敏度、小型便携性、实时监测、高通量和低成本检测等方面依然有提升的空间和必要性。因此，针对海洋生物毒素检测在不同场景下的需求，结合微电子机械加工技术、纳米材料科学和生物芯片等，进一步开发可以推进海洋生物毒素在高灵敏度、实时监测和高通量检测等方面发展的传感器，对于海洋生物毒素检测的实际应用具有重要的意义。

## 1.4　微纳传感器的发展趋势

近年来，微纳加工技术、生物技术、纳米材料和材料科学等的快速发展，促进了微纳传感技术发生了很大的进展。除了上述微纳器件外，根据检测原理，微纳传感器在生物检测方面还包括基于光学的光纤传感器、表面等离子体共振传感器和表面增强拉曼散射传感器，基于电化学的微电极阵列传感器和细胞阻抗生物传感器，基于压电的石英晶体微天平(quartz crystal microbalance，QCM)和基于光电化学的光寻址电位传感器(light-addressable potentiometric sensor，LAPS)等。其中，QCM 生物传感器具有灵敏度高、响应速度快、成本效益好、易于修饰、小型便携、操作简单和实时检测的特点；LAPS 则具有生物相容性好、易于修饰、无损检测、器件可重用性强等优点，由于其具有光可寻址的特性，可以实现信号的多位点同时测量。基于这些优势，两者均在生物分子检测领域有广泛的应用，因此具有应用于海洋生物毒素检测的潜力。

纳米材料依据其材料性质可以分为金属类、半导体类、碳类和磁性类纳米材料等，由于其具有良好的物理化学和结构特性，常用于微纳传感器的性能提升。其中，非金属聚合物半导体纳米材料石墨相氮化碳(graphite-phase carbon nitride, g-C$_3$N$_4$)具有比表面积较大、物理化学稳定性好、电子能带结构优异等特点，在提升海洋生物毒素检测性能方面具有很大的应用潜力。

### 1.4.1　石英晶体微天平的发展趋势

QCM 在生物检测方面的应用涉及检测 DNA 和蛋白质分子、监测细胞黏附和生物膜沉积过程、表征生物分子间的相互作用等诸多领域(Zou et al., 2020)。QCM 可以实现无创免标记，实时监测细胞在传感器表面的黏附作用、形态变化、细胞凋亡等过程(Chen et al., 2018；Jiang et al., 2018)，可以应用于药物筛选、毒性评价和生物相容性的评价(Skladal et al., 2016)。细胞调节性容积减小(regulatory volume reduction, RVD)与细胞迁移密切相关，Zhou 等(2019)首次将 QCM 用于实时监测细胞 RVD，以评估人乳腺癌细胞的迁移。QCM 芯片表面的细胞在低渗溶液的作用下，会产生收缩和舒张等形态变化，这种 RVD 过程可以通过检测 QCM 的频率变化得到。结果表明，由于细胞迁移能力的差异，MCF-7 细胞和 MDA-MB-231 细胞的 RVD 水平不同。此外，氯离子通道阻滞剂三苯氧胺用于抑制细胞 RVD，研究两种细胞的浓度依赖和抑制差异，可为实时测量 RVD 对细胞迁移的影响提供一种无创的方法。

Liu 等(2017)基于 QCM 和原位结晶技术，开发了一种测定 DNA 和细胞的新方法[图 1.12(a)]。该方法通过 DNA 双链杂交在 QCM 表面形成包含目标 DNA 和羧基化探针 DNA 的三明治结构，羧基暴露在结构的外端，CaCO$_3$ 可以选择性地结晶在羧基位置上，进一步增加 QCM 表面的质量变化。该方法实现了 DNA 和 RAMOS 细胞浓度的检测，并且提高了系统的灵敏度。该系统具有简单、直观、灵敏度高、特异性强等特点。

Zhang 等(2018)利用 QCM 定量研究纤维素酶对纤维素的实时吸附作用，如图 1.12(b)所示。该项工作研究了抑制剂、pH 和温度对外聚糖酶(Cel7A)和内聚糖酶(Cel7B)在纤维素上吸附的影响。结果表明，两种酶的水解活性均可以被纤维二糖抑制，外聚糖酶的活性还可以被葡萄糖抑制。酸性条件和低温条件有利于酶的吸附，而碱性条件有利于酶的解吸，这为进一步调控纤维素酶对纤维素的作用过程和效果提供了基础。

Du 等(2020)基于 QCM 传感器实现了特定的苦味物质检测。该研究在无细胞蛋白表达系统中合成并在芯片上纯化了一种苦味受体 T$_2$R$_4$，采用 QCM 作为传感器，T$_2$R$_4$ 作为敏感元件，通过记录晶体谐振频率的变化来监测传感器的制备过程和对不同苦味物质的响应，实现了对苯甲地那铵宽线性范围内的检测。这种芯片

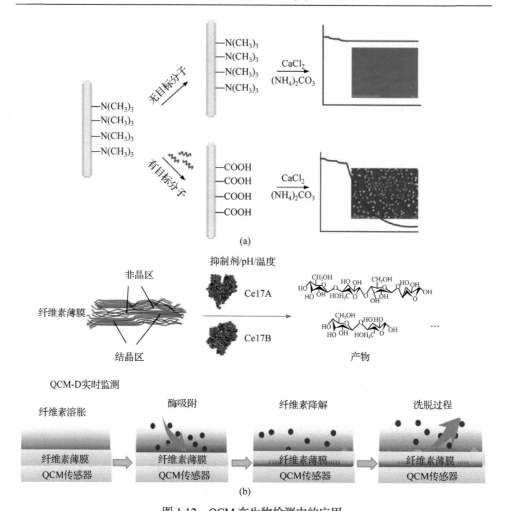

图 1.12　QCM 在生物检测中的应用

(a) 原位选择性结晶示意图(Liu et al.，2017)；(b) QCM 研究纤维素酶在纤维素表面吸附/反应示意图
(Zhang et al.，2018)

上受体的快速合成和纯化提高了耦合效率和传感性能，简单快速的无细胞表达技术为快速高效开发基于受体的 QCM 传感器提供了一条很有前景的途径。

　　为了提升响应速度，降低检测时间，研究者开发了多通道和高通量的 QCM 芯片(Jaruwongrungsee et al.，2015)。Shen 等(2017)设计了一种高通量的 QCM 芯片，这种芯片采用一种无干扰、可忽略的安装诱导应力设计。高通量 QCM 芯片在玻璃衬底上制作，首先制作 8 个同批次但彼此独立的 QCM 谐振器和带有 8 个直径略大于 QCM 谐振器孔洞的普通玻璃衬底，然后利用硅酮胶将每个 QCM 谐振器黏附在玻璃衬底的通孔内部，构成石英-硅酮-玻璃的刚性-柔性-刚性结构(rigid-soft-rigid structure，RSRS)，如图 1.13 所示。这种结构可以有效消除不同谐振器之间的声耦合，QCM 谐振器之间具有很好的一致性。利用高通量 QCM 芯片实时监测了影响细胞骨架和心血管的两类药物对 H9C2 心肌细胞的作用，对于 QCM 传感器的高通量化、排除谐振器间的声干扰和在细胞试验、药物评价等方面都具有重要的意义。

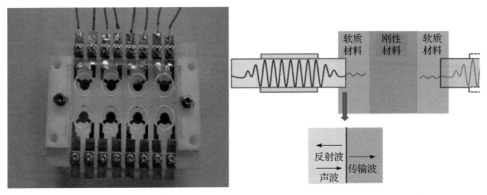

图 1.13　高通量 QCM 芯片与检测原理(Shen et al.，2017)

### 1.4.2　光寻址电位传感器的发展趋势

LAPS 在生物检测方面的应用，包括生物分子(如尿素、葡萄糖、DNA 等)的检测，细胞方面的应用(如细胞成像、定量检测、代谢和膜电位变化监测等)，体内局部组织信号映射(如电生理和 pH 信号的检测等)多方面内容(Wu et al.，2017；Yoshinobu et al.，2017)。

DNA 甲基化(DNA methylation，DNAm)传感器是传感器的一个新兴分支，有利于推动基于表观遗传学的下一代诊断技术发展。DNAm 传感器的关键在于确定连续核苷酸序列中 5-甲基胞嘧啶(5-methylcytosine，5mC)的数量。对此，Jia 等(2019)报道了基于中-四(4-羧基苯基)卟啉(meso-tetra(4-carboxyphenyl)porphine，TCPP)的 DNAm 传感器在 LAPS 上接口的比较研究。依赖于 TCPP 的形态，通过 π 共轭固定在还原氧化石墨烯(reduced-graphene-oxide，rGO)修饰 LAPS 的 TCPP 层(方法一)是平面的，共价结合在戊二醛(glutaraldehyde，GA)处理 LAPS 的 TCPP(方法二)是直立的，并设置空白组(仅修饰 GA 的 LAPS，不含 TCPP)。利用 5mC 抗体(anti-5mC)来检测三种修饰方法对传感界面核苷酸序列中 5mC 数量的影响。研究表明，方法二的灵敏度最高，这为 DNA 甲基化检测提供了一种新的方法，具有成本低、不依赖亚硫酸氢盐转化和聚合酶链反应等优点。

Shaibani 等(2017)集成了 LAPS 和对 pH 敏感的水凝胶纳米纤维(NF-LAPS)，检测癌细胞消耗葡萄糖和释放乳酸时溶液中的局部 pH 变化。NF-LAPS 对癌细胞(MDA MB231)的敏感性响应为 74mV/pH。同时，观察研究了阿霉素对多药耐药癌细胞(MDA-MB-435MDR)的作用。这种基于细胞外酸化的方法，提供了一种简单、快速、经济有效的方法来实时测量癌细胞代谢和对抗癌药物的反应。

LAPS在细胞无标记快速成像的研究中也具有很大的应用潜力。Zhou等(2021)报道了一种快速光电化学成像系统(photoelectrochemical imaging system，PEIS)，用于活细胞的直流电成像[图 1.14(a)]。该系统可以实现高速成像，分辨率好、光电流稳定性高，对于实现细胞动态过程的研究具有重要意义。PEIS 采用模拟微镜实现传感器衬底的光栅化，实现高速成像；采用电沉积法合成的赤铁矿(α-Fe₂O₃)薄膜作为坚固的衬底，实现较好的光电流检测和良好的空间分辨率；系统的性能通过监测 B50 细胞的渗透性反应进行验证。相较于之前的电化学单细胞成像技术，PEIS 具有更高的性能和更快的速度。

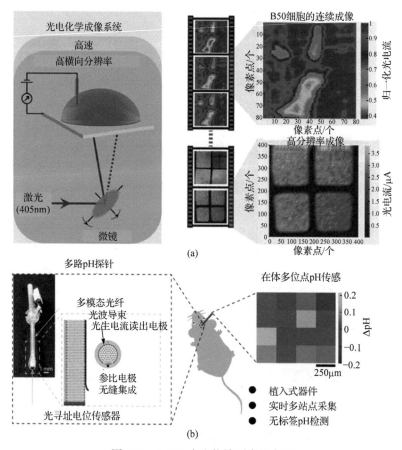

图 1.14　LAPS 在生物检测中的应用
(a) PEIS 系统和 B50 细胞的高分辨率光学成像(Zhou et al.，2021)；(b) LAPS 的 pH 探头和采集成像示意图
(Guo et al.，2021)

Guo 等(2021)为了研究脑内 pH 波动与病理生理学之间的关联，开发了一种

基于 LAPS 的 pH 敏感特性的空间分辨和无标记检测体内 pH 系统。为了实现体内应用,将 LAPS 与柔性多模态光纤一体化 pH 探测器结合[图 1.14(b)]。这种 pH 探头可以同时测量 14 个像素的 pH 变化,空间分辨率为 250μm,时间分辨率为 30Hz。检测时可以实现多个不同调制频率的光源同时照亮多个点,再将该光电流解复用,获得多个指定点的 pH 变化。该研究发展了一种新的体内化学传感技术,使其能够以较高的空间和时间分辨率对大脑深部结构中的内在化学信号进行研究。

### 1.4.3　石墨相氮化碳的发展趋势

g-C₃N₄ 广泛应用于微纳传感器检测中。g-C₃N₄ 纳米片结合荧光传感器、表面等离子体共振传感器、电化学生物传感器和 ECL 生物传感器等,可以用于检测各种分析物,如重金属(Wang et al., 2018;Li et al., 2017)、核苷酸(Ji et al., 2017;Rasheed et al., 2017;Feng et al., 2016;Hu et al., 2015)、蛋白质(Hatamie et al., 2018;Tabrizi et al., 2017;Liu et al., 2016;Xie et al., 2016;Xiang et al., 2016;Zheng et al., 2016;Ou et al., 2015)等。Wang 等(2018)通过构建特定适配体与 rGO/g-C₃N₄(GCN)的复合体系,开发了一种新型的镉离子($Cd^{2+}$)传感器,如图 1.15(a)所示。该传感器检测 $Cd^{2+}$ 的灵敏度高、稳定性和特异性好。$Cd^{2+}$ 的线性范围包括低浓度和高浓度两个范围,在实际样品中验证了其实际应用。

Zhuang 等(2015)设计了一种方便可行的基于金纳米颗粒修饰的 g-C₃N₄ 纳米片(AuNP/g-C₃N₄)光电化学传感平台,采用脱氧核酶介导的催化沉淀放大技术,对 T4 多核苷酸激酶(polynucleotide kinase,PNK)的活性进行高灵敏度监测。该方法在芯片表面修饰 AuNP/g-C₃N₄ 纳米材料,并将发夹 DNA₁(HP₁)固定在其上。随后,通过 PNK 催化,实现发夹 DNA₂(HP₂)扩增,诱导发夹 DNA₁ 上生成血红素/G-四链体结构。脱氧核酶催化 4-氯-1-萘酚氧化,在传感器表面产生不溶性沉淀,从而

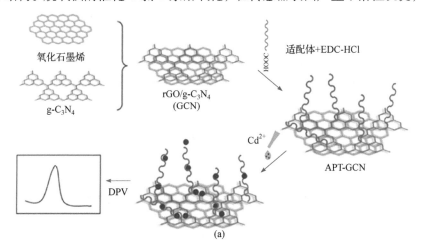

(a)

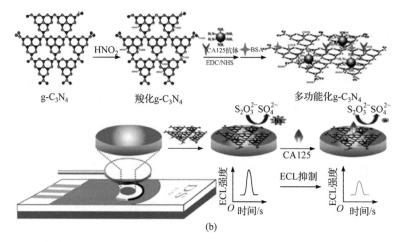

图 1.15　　g-C₃N₄ 在微纳传感器中的应用

(a) APT-GCN 的制备及检测 $Cr^{2+}$ 的示意图(Wang et al., 2018); (b) 多功能化 g-C₃N₄ 免疫传感器制备过程和检测示意图(Wu et al., 2016); APT-GCN 为适配体−石墨相氮化碳; CA125 为糖类抗原 125(carbohydrate antigen 125)

导致光电流的局部变化。该方法具有很低的检测限，为 PNK 活性定量分析在生命科学和生物学研究中的实际应用提供了一种有用的方案。

g-C₃N₄ 为生物探针和生物成像应用提供了一个有潜力的选择。有研究组报道了利用强荧光和水分散的超薄 g-C₃N₄ 纳米片，首次开发了无标记的检测碱性磷酸酶(alkaline phosphatase，ALP)的生物传感器，该方法灵敏度高、选择性好(Xiang et al., 2016)。该方法利用生物系统中天然的 ALP 作为底物，催化效率高。传感器可在 0.1~1000U/L 范围内对 ALP 进行定量分析，检测限为 0.08U/L，有望为基于 ALP 的临床诊断和生物医学应用提供一个低成本、方便、快速和高灵敏度的平台。

Wu 等(2016)以功能化 g-C₃N₄ 包覆的一次性丝网印刷碳电极为基础，研制了一种用于肿瘤标志物糖类抗原 125(carbohydrate antigen 125，CA125)检测的新型一次性免标记电化学发光免疫传感器。氨基包覆的 $Fe_3O_4$ 纳米粒子和 CA125 抗体(anti-CA125)同时与羧基化的 g-C₃N₄ 表面结合，制备多功能化的 g-C₃N₄。这种组装促进了 g-C₃N₄ 与电极之间的电子转移，提高了 ECL 的强度[图 1.15 (b)]。该传感器实现了对 CA125 的宽范围检测，检测限为 0.4mU/mL。抗体和纳米材料的使用使该检测系统具有很好的检测性能，为 CA125 的快速、简单、选择性和有效检测提供了良好的临床应用前景。

## 参 考 文 献

冯振洲, 于仁成, 周名江, 2012. 大田软海绵酸和鳍藻毒素-1 纯化样品的分析[J]. 分析化学, 40(4): 539-544.

邹玲, 2015. 细胞和分子传感器及其在海洋生物毒素检测中的应用研究[D]. 杭州: 浙江大学.

ALEXANDER J, BENFORD D, BOOBIS A, 2009. Marine biotoxins in shellfish-domoic acid[J]. EFSA, 7(7): 1181.

ANTUNES J, JUSTINO C, DA COSTA J P, et al., 2018. Graphene immunosensors for okadaic acid detection in seawater[J]. Microchemical Journal, 138: 465-471.

ARMI Z, TURKI S, TRABELSI E, et al., 2012. Occurrence of diarrhetic shellfish poisoning (DSP) toxins in clams (*Ruditapes decussatus*) from Tunis north lagoon[J]. Environmental Monitoring and Assessment, 184(8): 5085-5095.

BADEN D G, BOURDELAIS A J, JACOCKS H, et al., 2005. Natural and derivative brevetoxins: Historical background, multiplicity, and effects[J]. Environmental Health Perspectives, 113(5): 621-625.

BLAGHEN M, ABAKAR A H A, 2019. Bioluminescence of vibrio fischeri: A novel application for PSP quantification[J]. Journal of Applied Biology & Biotechnology, 7(1): 60-64.

BLANCO J, LIVRAMENTO F, RANGEL I M, 2010. Amnesic shellfish poisoning (ASP) toxins in plankton and molluscs from Luanda Bay, Angola[J]. Toxicon, 55(2-3): 541-546.

BOUAÏCHA N, HENNION M C, SANDRA P, 1997. Determination of okadaic acid by micellar electrokinetic chromatography with ultraviolet detection[J]. Toxicon, 35(2): 273-281.

BUTT S B, RIAZ M, 2009. Determination of cations and anions in environmental samples by HPLC: Review[J]. Journal of Liquid Chromatography & Related Technologies, 32(8): 1045-1064.

CAMERON J, FLOWERS A E, CAPRA M F, 1991. Effects of ciguatoxin on nerve excitability in rats (Part 1)[J]. Journal of the Neurological Sciences, 101(1): 87-92.

CAMPAS M, PRIETO-SIMON B, MARTY J L, 2007. Biosensors to detect marine toxins: Assessing seafood safety[J]. Talanta, 72(3): 884-895.

CHEN J Y, PENN L S, XI J, 2018. Quartz crystal microbalance: Sensing cell-substrate adhesion and beyond[J]. Biosensors & Bioelectronics, 99: 593-602.

CHINNAPPAN R, ALZABN R, MIR T A, et al., 2019. Fluorometric determination of okadaic acid using a truncated aptamer[J]. Microchimica Acta, 186(7): 406.

CHOCARRO-RUIZ B, FERNANDEZ-GAVELA A, HERRANZ S, et al., 2017. Nanophotonic label-free biosensors for environmental monitoring[J]. Current Opinion in Biotechnology, 45: 175-183.

CIMINIELLO P, DELL'AVERSANO C, DELLO LACOVO E, et al., 2011. LC-MS of palytoxin and its analogues: State of the art and future perspectives[J]. Toxicon, 57(3): 376-389.

COSTA P R, 2016. Impact and effects of paralytic shellfish poisoning toxins derived from harmful algal blooms to marine fish[J]. Fish and Fisheries, 17(1): 226-248.

CUSICK K D, SAYLER G S, 2013. An overview on the marine neurotoxin, saxitoxin: Genetics, molecular targets, methods of detection and ecological functions[J]. Marine Drugs, 11(4): 991-1018.

DOMINGUEZ R B, HAYAT A, SASSOLAS A, et al., 2012. Automated flow-through amperometric immunosensor for highly sensitive and on-line detection of okadaic acid in mussel sample[J]. Talanta, 99: 232-237.

DU L P, CHEN W, TIAN Y L, et al., 2020. A biomimetic taste biosensor based on bitter receptors synthesized and purified on chip from a cell-free expression system[J]. Sensors and Actuators B: Chemical, 312: 127949.

EHARA H, MAKINO M, KODAMA K, et al., 2015. Crystal structure of okadaic acid binding protein 2.1: A sponge protein implicated in cytotoxin accumulation[J]. ChemBioChem, 16(10): 1435-1439.

FABINI E, DANIELSON U H, 2017. Monitoring drug-serum protein interactions for early ADME prediction through surface plasmon resonance technology[J]. Journal of Pharmaceutical and Biomedical Analysis, 144: 188-194.

FAN D W, WANG H Y, KHAN M S, et al., 2017. An ultrasensitive photoelectrochemical immunosensor for insulin detection based on BiOBr/Ag$_2$S composite by in-situ growth method with high visible-light activity[J]. Biosensors & Bioelectronics, 97: 253-259.

FENG Q M, SHEN Y Z, LI M X, et al., 2016. Dual-wavelength electrochemiluminescence ratiometry based on resonance energy transfer between au nanoparticles functionalized g-C₃N₄ nanosheet and Ru(bpy)₃²⁺ for microRNA detection[J]. Analytical Chemistry, 88(1): 937-944.

FLAMPOURI E, IMAR S, OCONNELL K, et al., 2019. Spheroid-3D and monolayer-2D intestinal electrochemical biosensor for toxicity/viability testing: Applications in drug screening, food safety, and environmental pollutant analysis[J]. ACS Sensors, 4(3): 660-669.

GU H J, HAO L L, DUAN N, et al., 2017. A competitive fluorescent aptasensor for okadaic acid detection assisted by rolling circle amplification[J]. Microchimica Acta, 184(8): 2893-2899.

GUO Y Y, WERNER C F, HANDA S, et al., 2021. Miniature multiplexed label-free pH probe *in vivo*[J]. Biosensors & Bioelectronics, 174: 112870.

HATAMIE A, MARAHEL F, SHARIFAT A, 2018. Green synthesis of graphitic carbon nitride nanosheet (g-C₃N₄) and using it as a label-free fluorosensor for detection of metronidazole via quenching of the fluorescence[J]. Talanta, 176: 518-525.

HU K, ZHONG T M, HUANG Y, et al., 2015. Graphitic carbon nitride nanosheet-based multicolour fluorescent nanoprobe for multiplexed analysis of DNA[J]. Microchimica Acta, 182(5-6): 949-955.

HUANG J Z, YUE G Q, YANG J, et al., 2017. Design, synthesis and application of carboxylic multi-walled carbon nanotubes/tetrahexahedral platinum nanocrystals nanocomposites biosensor for simultaneous determination of guanine and adenine in DNA[J]. Journal of Electroanalytical Chemistry, 801: 536-544.

HUGHES G, PEMBERTON R M, FIELDEN P R, et al., 2015. Development of a novel reagentless, screen-printed amperometric biosensor based on glutamate dehydrogenase and NAD⁺, integrated with multi-walled carbon nanotubes for the determination of glutamate in food and clinical applications[J]. Sensors and Actuators B: Chemical, 216: 614-621.

ITO E, SATAKE M, OFUJI K, et al., 2000. Multiple organ damage caused by a new toxin azaspiracid, isolated from mussels produced in Ireland[J]. Toxicon, 38(7): 917-930.

JARUWONGRUNGSEE K, WAIWIJIT U, WISITSORAAT A, et al., 2015. Real-time multianalyte biosensors based on interference-free multichannel monolithic quartz crystal microbalance[J]. Biosensors & Bioelectronics, 67: 576-581.

JEFFERY B, BARLOW T, MOIZER K, et al., 2004. Amnesic shellfish poison[J]. Food and Chemical Toxicology, 42(4): 545-557.

JI J J, WEN J, SHEN Y F, et al., 2017. Simultaneous noncovalent modification and exfoliation of 2D carbon nitride for enhanced electrochemiluminescent biosensing[J]. Journal of the American Chemical Society, 139(34): 11698-11701.

JIA Y F, LI F, JIA T T, et al., 2019. *Meso*-tetra(4-carboxyphenyl)porphine-enhanced DNA methylation sensing interface on a light-addressable potentiometric sensor[J]. ACS Omega, 4(7): 12567-12574.

JIANG P, YANG H, JI C, et al., 2018. Progress in quartz crystal microbalance and its application in biological detection[J]. Chemistry, 81(2): 129-133.

KIRKPATRICK B, FLEMING L E, SQUICCIARINI D, et al., 2004. Literature review of Florida red tide: Implications for human health effects[J]. Harmful Algae, 3(2): 99-115.

LEE J S, IGARASHI T, FRAGA S, et al., 1989. Determination of diarrhetic shellfish toxins in various dinoflagellate species[J]. Journal of Applied Phycology, 1(2): 147-152.

LEIRA F, ALVAREZ C, CABADO A G, et al., 2003. Development of a factin-based live-cell fluorimetric microplate assay for diarrhetic shellfish toxins[J]. Analytical Biochemistry, 317(2): 129-135.

LEONARDO S, TOLDRA A, RAMBLA-ALEGRE M, et al., 2018. Self-assembled monolayer-based immunoassays for okadaic acid detection in seawater as monitoring tools[J]. Marine Environmental Research, 133: 6-14.

LEWIS R, MOLGÓ J, ADAMS D, 2000. Ciguatera toxins: Pharmacology of toxins involved in ciguatera and related fish poisonings[J]. Food Science and Technology, 103: 419-447.

LI A F, MA J G, CAO J J, et al., 2012. Toxins in mussels (*Mytilus galloprovincialis*) associated with diarrhetic shellfish poisoning episodes in China[J]. Toxicon, 60(3): 420-425.

LI J S, WANG H, GUO Z K, et al., 2017. A "turn-off" fluorescent biosensor for the detection of mercury (Ⅱ) based on graphite carbon nitride[J]. Talanta, 162: 46-51.

LIN C, LIU Z S, TAN C Y, et al., 2015. Contamination of commercially available seafood by key diarrhetic shellfish poisons along the coast of China[J]. Environmental Science and Pollution Research, 22(2): 1545-1553.

LING S M, LI X L, ZHANG D P, et al., 2019. Detection of okadaic acid (OA) and tetrodotoxin (TTX) simultaneously in seafood samples using colloidal gold immunoassay[J]. Toxicon, 165: 103-109.

LIU L S, WU C C, ZHANG S S, 2017. Ultrasensitive detection of DNA and Ramos cell using *in situ* selective crystallization based quartz crystal microbalance[J]. Analytical Chemistry, 89(7): 4309-4313.

LIU Q J, WU C S, CAI H, et al., 2014. Cell-based biosensors and their application in biomedicine[J]. Chemical Reviews, 114(12): 6423-6461.

LIU Y, YAN K, ZHANG J D, 2016. Graphitic carbon nitride sensitized with cds quantum dots for visible-light-driven photoelectrochemical aptasensing of tetracycline[J]. ACS Applied Materials & Interfaces, 8(42): 28255-28264.

LOEFFLER C R, BODI D, TARTAGLIONE L, et al., 2021. Improving *in vitro* ciguatoxin and brevetoxin detection: Selecting neuroblastoma (Neuro-2a) cells with lower sensitivity to ouabain and veratridine (OV-LS)[J]. Harmful Algae, 103: 101994.

LOGGIA R D, SOSA S, TUBARO A, 1999. Methodological improvement of the protein phosphatase inhibition assay for the detection of okadaic acid in mussels[J]. Natural Toxins, 7(6): 387-391.

LU S Y, ZHOU Y, LI Y S, et al., 2012a. Production of monoclonal antibody and application in indirect competitive ELISA for detecting okadaic acid and dinophytoxin-1 in seafood[J]. Environmental Science and Pollution Research, 19(7): 2619-2626.

LU S Y, LIN C, LI Y S, et al., 2012b. A screening lateral flow immunochromatographic assay for on-site detection of okadaic acid in shellfish products[J]. Analytical Biochemistry, 422(2): 59-65.

MCCONNELL E M, NGUYEN J, LI Y F, 2020. Aptamer-based biosensors for environmental monitoring[J]. Frontiers in Chemistry, 8: 434.

MILES C O, SAMDAL I A, AASEN J A G, et al., 2005. Evidence for numerous analogs of yessotoxin in protoceratium reticulatum[J]. Harmful Algae, 4(6): 1075-1091.

MOGHADDAM H M, BEITOLLAHI H, DEHGHANNOUDEH G, et al., 2017. A label-free electrochemical biosensor based on carbon paste electrode modified with graphene and ds-DNA for the determination of the anti-cancer drug tamoxifen[J]. Journal of the Electrochemical Society, 164(7): 372-376.

MOLINERO-ABAD B, PEREZ L, IZQUIERDO D, et al., 2019. Sensor system based on flexible screen-printed electrodes for electrochemical detection of okadaic acid in seawater[J]. Talanta, 192: 347-352.

MOUNTFORT D O, SUZUKI T, TRUMAN P, 2001. Protein phosphatase inhibition assay adapted for determination of total DSP in contaminated mussels[J]. Toxicon, 39(2-3): 383-390.

MUNDAY R, REEVE J, 2013. Risk assessment of shellfish toxins[J]. Toxins, 5(11): 2109-2137.

NGUYEN V T, KWON Y S, GU M B, 2017. Aptamer-based environmental biosensors for small molecule contaminants[J]. Current Opinion in Biotechnology, 45: 15-23.

NOGUEIRAS M J, GAGO-MARTINEZ A, PANIELLO A I, et al., 2003. Comparison of different fluorimetric HPLC methods for analysis of acidic polyether toxins in marine phytoplankton[J]. Analytical and Bioanalytical Chemistry, 377(7-8): 1202-1206.

OFUJI K, SATAKE M, MCMAHON T, et al., 1999. Two analogs of azaspiracid isolated from mussels, *Mytilus edulis*, involved in human intoxication in Ireland[J]. Natural Toxins, 7(3): 99-102.

OU X, TAN X R, LIU X F, et al., 2015. A signal-on electrochemiluminescence biosensor for detecting Con A using phenoxy dextran-graphite-like carbon nitride as signal probe[J]. Biosensors & Bioelectronics, 70: 89-97.

PAN Y X, WEI X W, LIANG T, et al., 2018. A magnetic beads-based portable flow cytometry immunosensor for *in situ* detection of marine biotoxin[J]. Biomedical Microdevices, 20(3): 60.

PANG L J, QUAN H R, SUN Y, et al., 2019. A rapid competitive ELISA assay of okadaic acid level based on epoxy-functionalized magnetic beads[J]. Food and Agricultural Immunology, 30(1): 1286-1302.

PAREDES I, RIETJENS I, VIEITES J M, et al., 2011. Update of risk assessments of main marine biotoxins in the European Union[J]. Toxicon, 58(4): 336-354.

PENG J W, ZHAO Z X, ZHENG M L, et al., 2020. Electrochemical synthesis of phosphorus and sulfur co-doped graphene quantum dots as efficient electrochemiluminescent immunomarkers for monitoring okadaic acid[J]. Sensors and Actuators B: Chemical, 304: 127383.

PETROPOULOS K, BODINI S F, FABIANI L, et al., 2019. Re-modeling ELISA kits embedded in an automated system suitable for online detection of algal toxins in seawater[J]. Sensors and Actuators B: Chemical, 283: 865-872.

QIU X X, ZHONG L J, GAN Y, et al., 2018. A method combining a kit with the Bionic e-Eye for rapid on site detection of diarrhetic shellfish poisoning[J]. Analytical Methods, 10(22): 2604-2613.

QURESHI A, GURBUZ Y, NIAZI J H, 2012. Biosensors for cardiac biomarkers detection: A review[J]. Sensors and Actuators B: Chemical, 171: 62-76.

RAMALINGAM S, CHAND R, SINGH C B, et al., 2019. Phosphorene-gold nanocomposite based microfluidic aptasensor for the detection of okadaic acid[J]. Biosensors & Bioelectronics, 135: 14-21.

RASHEED P A, RADHAKRISHNAN T, NAMBIAR S R, et al., 2017. Graphitic carbon nitride as immobilization platform for ssDNA in a genosensor[J]. Sensors and Actuators B: Chemical, 250: 162-168.

SAHA K, AGASTI S S, KIM C, et al., 2012. Gold nanoparticles in chemical and biological sensing[J]. Chemical Reviews, 112(5): 2739-2779.

SANCHIS J, LLORCA M, BARCELO D, et al., 2017. Sample treatment procedures for environmental sensing and biosensing[J]. Current Opinion in Biotechnology, 45: 170-174.

SASSOLAS A, HAYAT A, CATANANTE G, et al., 2013. Detection of the marine toxin okadaic acid: Assessing seafood safety[J]. Talanta, 105: 306-316.

SATAKE M, ICHIMURA T, SEKIGUCHI K, et al., 1999. Confirmation of yessotoxin and 45,46,47-trinoryessotoxin production by *Protoceratium reticulatum* collected in Japan[J]. Natural Toxins, 7(4): 147-150.

SAVALIA R, CHATTERJEE S, 2017. Sensitive detection of brucine an anti-metastatic drug for hepatocellular carcinoma at carbon nanotubes-nafion composite based biosensor[J]. Biosensors & Bioelectronics, 98: 371-377.

SHAIBANI P M, ETAYASH H, NAICKER S, et al., 2017. Metabolic study of cancer cells using a pH sensitive hydrogel nanofiber light addressable potentiometric sensor[J]. ACS Sensors, 2(1): 151-156.

SHAWKY S M, AWAD A M, ALLAM W, et al., 2017. Gold aggregating gold: A novel nanoparticle biosensor approach for the direct quantification of hepatitis C virus RNA in clinical samples[J]. Biosensors & Bioelectronics, 92: 349-356.

SHEN H B, ZHOU T A, HU J J, 2017. A high-throughput QCM chip configuration for the study of living cells and celldrug interactions[J]. Analytical and Bioanalytical Chemistry, 409(27): 6463-6473.

SKLADAL P, 2016. Piezoelectric biosensors[J]. Trac-Trends in Analytical Chemistry, 79: 127-133.

SOLINO L, SUREDA F X, DIOGENE J, 2015. Evaluation of okadaic acid, dinophysistoxin-1 and dinophysistoxin-2 toxicity on Neuro-2a, NG108-15 and MCF-7 cell lines[J]. Toxicology in Vitro, 29(1): 59-62.

SU K Q, PAN Y X, WAN Z J, et al., 2017a. Smartphone-based portable biosensing system using cell viability biosensor for okadaic acid detection[J]. Sensors and Actuators B: Chemical, 251: 134-143.

SU K Q, QIU X X, FANG J R, et al., 2017b. An improved efficient biochemical detection method to marine toxins with a smartphone-based portable system: Bionic e-Eye[J]. Sensors and Actuators B: Chemical, 238: 1165-1172.

SU K Q, ZHONG L J, PAN Y X, et al., 2018. Novel research on okadaic acid field-based detection using cell viability biosensor and Bionic e-Eye[J]. Sensors and Actuators B: Chemical, 256: 448-456.

SU L A, JIA W Z, HOU C J, et al., 2011. Microbial biosensors: A review[J]. Biosensors & Bioelectronics, 26(5): 1788-1799.

SUN A L, CHAI J Y, XIAO T T, et al., 2018. Development of a selective fluorescence nanosensor based on molecularly imprinted-quantum dot optosensing materials for saxitoxin detection in shellfish samples[J]. Sensors and Actuators B: Chemical, 258: 408-414.

TABRIZI M A, SHAMSIPUR M, SABER R, et al., 2017. A high sensitive visible light-driven photoelectrochemical aptasensor for shrimp allergen tropomyosin detection using graphitic carbon nitride-$TiO_2$ nanocomposite[J]. Biosensors & Bioelectronics, 98: 113-118.

TIAN Y L, DU L P, ZHU P, et al., 2021. Recent progress in micro/nano biosensors for shellfish toxin detection[J]. Biosensors & Bioelectronics, 176: 112899.

TRAINER V L, MOORE L, BILL B D, et al., 2013. Diarrhetic shellfish toxins and other lipophilic toxins of human health concern in Washington State[J]. Marine Drugs, 11(6): 1815-1835.

TURNER A P F, 2000. Biochemistry-biosensors sense and sensitivity[J]. Science, 290(5495): 1315-1317.

TURNER A P F, 2013. Biosensors: Sense and sensibility[J]. Chemical Society Reviews, 42(8): 3184-3196.

VAN DORST B, MEHTA J, BEKAERT K, et al., 2010. Recent advances in recognition elements of food and environmental biosensors: A review[J]. Biosensors & Bioelectronics, 26(4): 1178-1194.

VILARINO N, LOUZAO M C, VIEYTES M R, et al., 2010. Biological methods for marine toxin detection[J]. Analytical and Bioanalytical Chemistry, 397(5): 1673-1681.

WALSH J J, TOMAS C R, STEIDINGER K A, et al., 2011. Imprudent fishing harvests and consequent trophic cascades on the West Florida shelf over the last half century: A harbinger of increased human deaths from paralytic shellfish poisoning along the southeastern United States, in response to oligotrophication?[J]. Continental Shelf Research, 31(9): 891-911.

WANG D Z, 2008. Neurotoxins from marine dinoflagellates: A brief review[J]. Marine Drugs, 6(2): 349-371.

WANG X F, GAO W Y, YAN W, et al., 2018. A novel aptasensor based on graphene/graphite carbon nitride nanocomposites for cadmium detection with high selectivity and sensitivity[J]. ACS Applied Nano Materials, 1(5): 2341-2346.

WANG Z H, NIE X P, JIANG S J, et al., 2011. Source and profile of paralytic shellfish poisoning toxins in shellfish in Daya Bay, South China Sea[J]. Marine Environmental Research, 72(1-2): 53-59.

WENG X, NEETHIRAJAN S, 2018. Paper-based microfluidic aptasensor for food safety[J]. Journal of Food Safety, 38(1): e12412.

WU F, CAMPOS I, ZHANG D W, et al., 2017. Biological imaging using light-addressable potentiometric sensors and scanning photo-induced impedance microscopy[J]. Proceedings of the Royal Society A-Mathematical Physical and Engineering Sciences, 473(2201): 20170130.

WU L, SHA Y H, LI W R, et al., 2016. One-step preparation of disposable multi-functionalized g-$C_3N_4$ based electrochemiluminescence immunosensor for the detection of CA125[J]. Sensors and Actuators B: Chemical, 226: 62-68.

XIANG M H, LIU J W, LI N, et al., 2016. A fluorescent graphitic carbon nitride nanosheet biosensor for highly sensitive, label-free detection of alkaline phosphatase[J]. Nanoscale, 8(8): 4727-4732.

XIE S D, WANG F, WU Z Y, et al., 2016. A sensitive electrogenerated chemiluminescence biosensor for galactosyltransferase activity analysis based on a graphitic carbon nitride nanosheet interface and polystyrene microsphere-enhanced responses[J]. RSC Advances, 6(39): 32804-32810.

YASUMOTO T, MURATA M, OSHIMA Y, et al., 1985. Diarrhetic shellfish toxins[J]. Tetrahedron, 41(6): 1019-1025.

YASUMOTO T, OSHIMA Y, SUGAWARA W, et al., 1980. Identification of dinophysis-fortii as the causative organism of diarrhetic shellfish poisoning[J]. Bulletin of the Japanese Society of Scientific Fisheries, 46(11): 1405-1411.

YASUMOTO T, OSHIMA Y, YAMAGUCHI M, 1978. Occurrence of a new type of shellfish poisoning in Tohoku District[J]. Bulletin of the Japanese Society of Scientific Fisheries, 44(11): 1249-1255.

YOSHINOBU T, MIYAMOTO K, WERNER C F, et al., 2017. Light-addressable potentiometric sensors for quantitative spatial imaging of chemical species[J]. Annual Review of Analytical Chemistry, 10(10): 225-246.

ZHANG H Y, LUO J X, BELOGLAZOVA N, et al., 2019. Portable multiplex immunochromatographic assay for quantitation of two typical algae toxins based on dual-color fluorescence microspheres[J]. Journal of Agricultural and Food Chemistry, 67(21): 6041-6047.

ZHANG P Q, CHEN M M, DUAN Y H, et al., 2018. Real-time adsorption of exo-and endoglucanases on cellulose: Effect of pH, temperature, and inhibitors[J]. Langmuir, 34(45): 13514-13522.

ZHANG X, FANG J R, ZOU L, et al., 2016. A novel sensitive cell-based Love wave biosensor for marine toxin detection[J]. Biosensors & Bioelectronics, 77: 573-579.

ZHANG Z M, YU X R, ZHAO J, et al., 2020. A fluorescence microplate assay based on molecularly imprinted silica coated quantum dot optosensing materials for the separation and detection of okadaic acid in shellfish[J]. Chemosphere, 246: 125622.

ZHENG X L, HUA X X, QIAO X Y, et al., 2016. Simple and signal-off electrochemiluminescence immunosensor for alpha fetoprotein based on gold nanoparticle-modified graphite-like carbon nitride nanosheet nanohybrids[J]. RSC Advances, 6(26): 21308-21316.

ZHOU B, DAS A, ZHONG M C, et al., 2021. Photoelectrochemical imaging system with high spatiotemporal resolution for visualizing dynamic cellular responses[J]. Biosensors & Bioelectronics, 180: 113121.

ZHOU B, LU X X, HAO Y, et al., 2019. Real-time monitoring of the regulatory volume decrease of cancer cells: A model for the evaluation of cell migration[J]. Analytical Chemistry, 91(13): 8078-8084.

ZHUANG J Y, LAI W Q, XU M D, et al., 2015. Plasmonic AuNP/g-$C_3N_4$ nanohybrid-based photoelectrochemical sensing platform for ultrasensitive monitoring of polynucleotide kinase activity accompanying DNAzyme-catalyzed precipitation amplification[J]. ACS Applied Materials & Interfaces, 7(15): 8330-8338.

ZOU C, WANG B, YAN X, et al., 2020. Application and development of quartz crystal microbalance(QCM)[J]. Journal of Zhejiang A&F University, 37(5): 1006-1013.

ZOU L, TIAN Y L, ZHANG X, et al., 2017. A competitive love wave immunosensor for detection of okadaic acid based on immunogold staining method[J]. Sensors and Actuators B: Chemical, 238: 1173-1180.

# 第 2 章　电化学传感器在海洋生物毒素检测中的应用

## 2.1　电化学检测的基本原理

### 2.1.1　电化学电池及电极反应

电化学电池由两部分组成，分别是电极系统和电解质溶液，这两部分通过检测腔实现连通。电极系统分为二电极系统和三电极系统，其中三电极系统在测量中更为常用。三电极系统包括工作电极(work electrode，RE)、对电极(counter electrode，CE)和参比电极(reference electrode，RE)三个电极，工作电极为测量中发生界面反应的电极，对电极的作用是提供稳定的电流，参比电极的作用是提供稳定不变的参考电压。在电极反应过程中，电极表面会发生氧化还原反应，反应速度会受到电极材料和外加电压的影响。金、汞、玻碳电极等是常用的工作电极材料，对电极通常采用铂丝电极，一般是 Ag/AgCl 电极。三个电极之间通过电解液连通，电解液通常是高浓度电离的盐溶液，溶液中还含有一定的电活性物质。

电极系统中的导体包括电极构成的电子导体和电解液构成的离子导体，这两种导体具有不同的导体相。电极反应是指在这两个不同导体相的接触面产生电荷转移而发生的化学反应。因此，电极反应发生在电极和电解液的交界面上。

电极反应的过程一般包括三个依次进行的步骤(Zhou et al.，2021)。以固体金属电极体系为例，首先，反应物由溶液向内部转运至电极与溶液的交界面，即相界反应区。其次，在交界面上发生化学反应，产生反应产物。最后，反应产物从交界面传运至溶液中。其中，两个不同相交界面的反应过程是最主要的步骤，其他两个步骤的反应物和反应产物的转运过程均为物质的传运过程，不涉及化学反应，因此称为传质过程。相界反应区发生的反应具有复杂的过程，且通常反应条件不同时反应过程也会有所不同，所有的电极反应都有电荷转移这一过程，这是其中的核心步骤。电极反应的速度由反应中每个反应步骤的速度决定。当每个依次进行的反应步骤速度相同时，单个步骤的速度就是电极反应的速度。当反应步骤的速度不同时，电极反应的速度由其中所需时间最长的步骤速度决定，该步骤被称为速度控制步骤。

电极反应过程的特征可以通过电极系统的测量信号反映出来，因此测量电化学系统的信号可以实现对电极反应过程的研究。

### 2.1.2 电化学检测方法

电化学检测方法包括电流型、电压型和阻抗型三类。其中，电流型的循环伏安法(cyclic voltammetry，CV)和阻抗型的电化学阻抗谱(electrochemical impedance spectroscopy，EIS)是最常用的两种测量方法，海洋生物毒素检测的研究中也使用到这两种测量方法，对这两种方法和差分脉冲伏安法进行展开介绍。

#### 1. 循环伏安法

在工作电极上施加一个初始电压 $E_0$，接着 $E_0$ 以恒定的步进 $v$ 变化至终止电压，再从 $E_1$ 反向变化至 $E_0$，从而实现循环往复的扫描(Elgrishi et al.，2018)。电压波形为三角波形，如图 2.1(a)所示。当电极反应为扩散控制时，反应过程是可逆的，在扫描过程中，电压从 $E_0$ 到 $E_1$ 的时间(扫描转换时间)记为 $\lambda$，则在一个扫描周期内，工作电极上施加的电压 $E$ 与扫描时间 $t$ 的关系为

$$\begin{cases} E = E_0 + vt & (0 < t \leqslant \lambda) \\ E = E_0 + 2vt - vt & (t > \lambda) \end{cases} \tag{2.1}$$

电极反应为

$$O + ne^- \rightleftharpoons R \tag{2.2}$$

式中，O 为氧化物，R 为还原物。

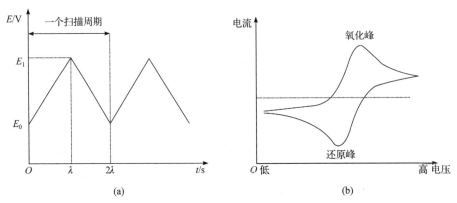

图 2.1 循环伏安法原理图

(a) CV 的扫描电压-时间曲线；(b) CV 的电流-电压曲线

当电压正向扫描时，电极表面的反应物 R 浓度逐渐变小，浓度梯度逐渐变大，则 CV 曲线的电流逐渐增大。当反应物浓度减小，浓度极化时，电流达到最大值，即氧化峰电流。接着，浓度梯度开始逐渐变小，CV 电流也逐渐减小。当电压反向扫描时，氧化反应物 O 被还原，反向电流逐渐增加，电流达到反向最大值，即还

原峰电流。由于浓度极化, CV 电流逐渐减小, 典型的 CV 扫描电流-电压曲线如图 2.1(b)所示。当溶液中的电活性物质性质稳定、可逆性好、电子转移速度快时, 系统可以产生可逆的 CV 曲线。当物质可逆性差时, 产生的 CV 曲线也具有较差的对称性, 而且两个峰电流的大小有所不同。此外, CV 扫描曲线的峰电流大小与扫描速度成正比。CV 一般用于定性分析, CV 的峰电位、峰电流的大小和氧化还原峰电位差可以用于电极表面吸附现象、电极反应过程和反应机理等的评估。

### 2. 差分脉冲伏安法

差分脉冲伏安法(differential pulse voltammetry, DPV)是线性扫描伏安法和阶梯扫描伏安法的衍生方法, 基于恒电位仪, 在阶梯线性扫描的基础上叠加一系列正向和反向的脉冲信号作为激励信号, 并在一个周期内将其相减得到电解电流 $\Delta i$。随着电位的增加, 多个周期内的电解电流 $\Delta i$ 被持续记录, 以获得差分脉冲曲线, 如图 2.2 所示。DPV 采用步阶上升的脉冲电位施加方式, 可以有效改善循环伏安法在线性电位变化时产生的充电电流效应, 以及减小扩散层过后造成的非法拉电流影响。在电化学检测方法中, DPV 具备较高的分辨率和灵敏度, 检测限较低, 可同时对多种元素、多种物质进行检测, 是痕量水平上有机物和无机物常用的有效检测手段。

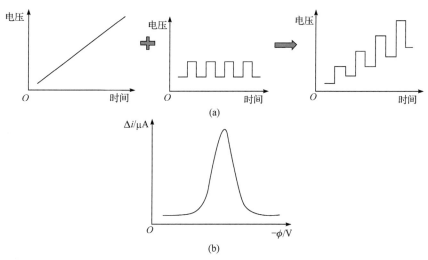

图 2.2　差分脉冲伏安法原理

(a) 差分脉冲伏安法的电位波形; (b) 差分脉冲伏安曲线

### 3. 电化学阻抗谱

电化学阻抗谱(EIS)也叫交流阻抗谱, 是一种施加小振幅的正弦波电位或者电

流信号来对系统形成扰动，从而测量电极系统特性的测量方法(Suni，2008)。EIS
利用测得的宽频率范围内对应的阻抗谱实现对反应体系电阻、电容等的测量。EIS
测量时，扰动信号的幅值需要足够小，需要电极测量系统是稳定的体系，并且需
要保持测量系统环境的一致性，以确保测量中响应信号仅仅随扰动信号的变化而
变化。EIS 分析通常采用等效电路法，等效电路由电学元件组成，且在扰动信号
的作用下，该电路的响应与电化学测量系统的响应具有一致性。电化学测量中，
常用的等效电路通常包括四个基本电学元件，这四个元件的组合方式如图 2.3(a)
所示。其中，$R_S$、$C_d$、$R_{ct}$ 和 $Z_\omega$ 分别为测量液的电阻、电极间的双电层电容、电荷
转移电阻和扩散阻抗。

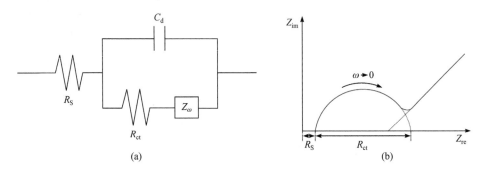

图 2.3　电化学检测的基本原理

(a) 电化学系统的等效电路；(b) 奈奎斯特图；$Z_{re}$ 为阻抗 $Z$ 的实部；$Z_{im}$ 为阻抗 $Z$ 的虚部

EIS 结果可以利用奈奎斯特图显示和分析[图 2.3(b)]。奈奎斯特图横坐标为 $Z$
的实部 $Z_{re}$，纵坐标为 $Z$ 的虚部 $Z_{im}$。

等效电路的阻抗 $Z$ 为

$$Z = R_S + \cfrac{1}{j\omega C_d + \cfrac{1}{R_{ct} + Z_\omega}} = R_S + \frac{R_{ct} + Z_\omega}{j\omega C_d (R_{ct} + Z_\omega)} \tag{2.3}$$

扩散阻抗 $Z_\omega$ 的大小与角速度 $\omega$ 的关系为：

$$Z_\omega - \sigma\omega^{-\frac{1}{2}}(1 - j) \tag{2.4}$$

式中，$\sigma$ 为比例常数。

$Z_\omega$ 的大小与频率大小呈反比例关系。高频时，$\omega^{-\frac{1}{2}}$ 趋近于 0，$R_{ct}$ 远大于
$\sigma\omega^{-\frac{1}{2}}$，有

$$Z = R_S + \cfrac{1}{j\omega C_d + \cfrac{1}{R_{ct}}} = R_S + \frac{R_{ct}}{1 + j\omega C_d R_{ct}}$$

$$\begin{cases} Z_{re} = R_S + \dfrac{R_{ct}}{1+\omega^2 C_d^2 R_{ct}^2} \\[3mm] Z_{im} = -\dfrac{\omega C_d^2 R_{ct}^2}{1+\omega^2 C_d^2 R_{ct}^2} \end{cases}$$

$$\left(Z_{re} - R_S - \frac{R_{ct}}{2}\right)^2 + Z_{im}^2 = \left(\frac{R_{ct}}{2}\right)^2 \tag{2.5}$$

高频区对应的是奈奎斯特图上的半圆部分,半圆的直径为 $R_{ct}$。原点到半圆起点的距离为 $R_S$。

双电层电容可由式(2.6)计算得出:

$$\omega^* = \frac{1}{C_d R_{ct}} \tag{2.6}$$

式中,$\omega^*$ 为半圆顶点处的角频率。

低频时,$\omega$ 趋近于 0,有

$$\begin{cases} Z_{re} = R_S + R_{ct} + \sigma\omega^{-\frac{1}{2}} \\[2mm] Z_{im} = Z_{re} - R_S - R_{ct} + 2\sigma^2 C_d \end{cases} \tag{2.7}$$

因此,低频区对应的是奈奎斯特图上的直线部分。

通过奈奎斯特图,即可计算出等效电路中各元件的数值。

## 2.2　基于 g-C₃N₄的电化学适配体传感器在冈田酸检测中的应用

电化学传感技术具有检测速度快、价格低廉、方法便捷、检测器件便携等优点,被广泛应用于各检测领域。在用于电化学测量的电极中,玻碳电极(glassy carbon electrode,GCE)具有电导率好、化学稳定性高、热膨胀系数小、电位范围宽(−1~1V,相对于饱和甘汞电极)的特点(Wang et al., 2010)。电化学测量方法中,电化学阻抗谱是一种通过测量阻抗随施加在电化学系统交流电压的变化,来研究电化学系统中电极表面、电解质等化学反应过程的检测方法。EIS 可以排除测量过程中极化现象导致的累积变化,同时可以实现宽范围检测,因此在电化学测量中具有广泛的应用。

纳米材料具有比表面积大、微孔结构丰富和结构稳定性优异的特点,在生物传感器领域得到了广泛应用。石墨相氮化碳(g-C₃N₄)被认为是一定条件下直接带隙小、结构独特、物理化学性质最稳定的同素异形体(Wang et al., 2009; Goettmann et al., 2006)。g-C$_3$N$_4$还可用于检测重金属离子(She et al., 2014)、葡萄糖(Tian et al., 2013)、癌症标志物(Wang et al., 2016)、鳞状细胞癌抗原(Li et al., 2014)和 H$_2$O$_2$(Zhang et al., 2014)。此外，多项研究明确表明，氮化碳作为敏感材料的载体，可以大大减少电极表面狭窄工作区域的限制，有效拓宽检测范围，同时提高电化学生物传感器的检测性能，这使得它在增强电化学生物传感器检测性能方面有一定的应用潜力(Krishnan et al., 2020；Zhang et al., 2020；Liu et al., 2017；Deng et al., 2016)。

因此，基于 g-C$_3$N$_4$ 结合适配体开发了一种用于 OA 免标记检测的电化学适配体传感器，其原理如图 2.4 所示。利用富含氨基的 g-C$_3$N$_4$ 纳米片和巯基化的 OA 适配体构建传感器的敏感元件。g-C$_3$N$_4$ 具有较大的比表面积和丰富的氨基，可以很容易地通过磺基琥珀酰亚胺基 4-($N$-马来酰亚胺甲基)环己烷-1-羧酸酯 (sulfosuccinimidyl 4-($N$-maleimidomethyl) cyclohexane-1-carboxylate，Sulfo-SMCC) 交联剂与具有硫醇端的适配体(aptamer)共价结合，简称为 g-C$_3$N$_4$-适配体。石墨相有利于 g-C$_3$N$_4$ 在玻碳电极表面的吸附，有效地增加了玻碳电极的比表面积。采用滴涂法将 g-C$_3$N$_4$-适配体固定到工作电极表面，g-C$_3$N$_4$ 纳米片能促进适配体在玻碳电极表面的吸附，有效增加电极的比表面积(Wang et al., 2009)。此外，适配体具有较高的亲和力和特异性，保证了传感器良好的选择性(Duan et al., 2016)。当 OA 被结合到修饰好的电极表面时，适配体与 OA 的结合会引起电极表面电荷再分布，使电子转移动力变化，从而使电极表面电荷转移阻力变化(Liu et al., 2017)。OA 存在情况下，修饰电极表面的电荷转移电阻有效增加，并且随着 OA 浓度的增加，电极表面的电子流继续被阻断，OA 适配体的尾端链条卷曲，电子流的排

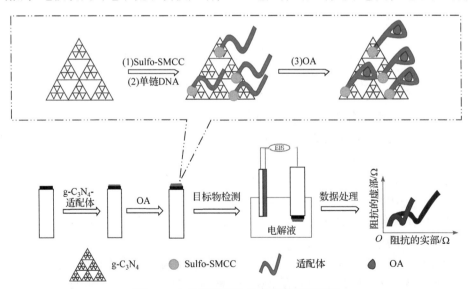

图 2.4　电化学适配体传感器的检测原理

斥增强，修饰电极表面的电荷转移阻力进一步增加(Zhou et al.，2014)。通过检测 EIS 可以实现电极阻抗的检测。此外，可以计算电极电阻抗的变化来实现 OA 的定量检测。

### 2.2.1 g-C₃N₄ 的合成和氨基化修饰

g-C₃N₄ 是氮化碳的一种，具有稳定的化学结构，近年来受到广泛关注。Berzelius 和 Liebig 在 1834 年首次发现氮化碳的存在(Liebig，1834)。在此基础上，富兰克林于 1922 年进行了进一步的研究并将其命名为氮化碳(carbonic nitride，$C_3N_4$)(Franklin，1922)。Pauling 和 Sturdivant 在 1937 年发现这类化合物的基本结构单元为共面三-$s$-三嗪(tri-$s$-triazine)环(Pauling et al.，1937)。后来，Redemann 和 Lucas(1940)指出 $C_3N_4$ 和石墨之间有形式上的相似性。20 世纪 90 年代，由于理论预测致密的 $sp^3$ 键合 $C_3N_4$ 相($\beta$-$C_3N_4$)可能具有极大的体积模量和硬度，可与金刚石相媲美或超过金刚石相，碳氮化合物重新引起研究者的重视。高温状态下，单相 $sp^3$ 杂化氮化碳的稳定性较差，因此难以大量合成。后续的研究发现，g-C₃N₄ 具有较稳定的物理化学性质(Wang et al.，2012)。g-C₃N₄ 是由平面氨基连接的三-$s$-三嗪(也称庚嗪或七嗪)环(Franklin，1922；Liebig，1850，1844，1834)构成的二维层状材料(图 2.5)。g-C₃N₄ 的共轭层结构中碳原子和氮原子之间有很强的共价键，所以具有很强的化学和热稳定性；带隙能量适中，为 2.7eV(460nm)(Ahmad et al.，2020)，可吸收可见光，对于水的还原和氧化都具有合适的传输空穴价带和传输电子的导带边缘位置(Wang et al.，2012)。g-C₃N₄ 的合成方法非常简单，可以用廉价的前驱体合成，其比表面积大且活性位点丰富。此外，g-C₃N₄ 具有独特的离域共轭结构，包含 $C_3N_4$ 层的石墨堆垛，$C_3N_4$ 层通过叔胺相互连接，使其具有较高的电子电导率(Evtugyn et al.，2020)。

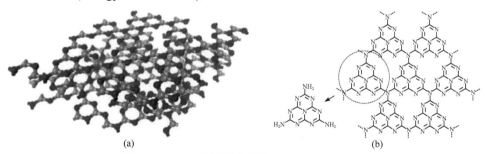

(a) (b)

图 2.5 g-C₃N₄ 的结构示意图(Wang, et al.，2012)

(a) g-C₃N₄ 结构示意图；(b) g-C₃N₄ 的基本结构单元三-$s$-三嗪环

采用热解法制备 g-C₃N₄。先将重量相等的尿素和三聚氰胺混合加热至 550℃，升温速率为 3℃/min。然后在此温度下保持 4h，将得到的黄色粉末磨碎加热至 500℃，加热速率 5℃/min。最后，在最终温度下再加热 2h，以完成 g-C₃N₄ 合成。g-C₃N₄ 氨基化纳米片的具体制备方法参考文献(Capilli et al.，2019)。将制备好的

g-C₃N₄(100mg)与浓盐酸(37%，10mL)在40℃下混合4h，离心洗涤，直到上清液pH达到中性。然后将氨基化g-C₃N₄粉末在超声下剥离，以促进纳米片分层，并6000r/min离心3min收集。最后，将剥离后的纳米片进行真空干燥，得到粉末，即氨基-碳氮聚合物半导体，真空干燥温度为50℃，时间为24h。通过Sulfo-SMCC交联法实现氨基化g-C₃N₄的适配体功能化。先将Sulfo-SMCC粉末与氨基化g-C₃N₄溶液在室温下混合搅拌2h以活化氨基，同时利用TCEP(一种硫醇类还原剂)活化巯基修饰的适配体。然后，将活化的适配体与g-C₃N₄溶液在常温下混合反应3h。最后，将制备的适配体功能化后的纳米片(命名为g-C₃N₄-适配体)用超纯水洗涤多次，8000r/min离心5min收集。

在使用该纳米片之前，需要对其形貌、功能团和功能化前后电荷变化进行表征，以验证是否成功合成适配体功能化的纳米片。首先，采用扫描电子显微镜(scanning electron microscope，SEM)和透射电子显微镜(transmission electron microscope，TEM)观察g-C₃N₄和g-C₃N₄-适配体的形貌。从图2.6(a)和(b)可以看出，该样品形貌类似于具有柔性形状和聚合形态的褶皱石墨烯。然后，利用X射线衍射仪在Cu Kα辐射、30kV、10mA条件下得到X射线衍射(X-ray diffraction，XRD)图谱。图2.6(c)中27.7°的特征尖峰对应g-C₃N₄纳米片(Wang et al.，2009)。

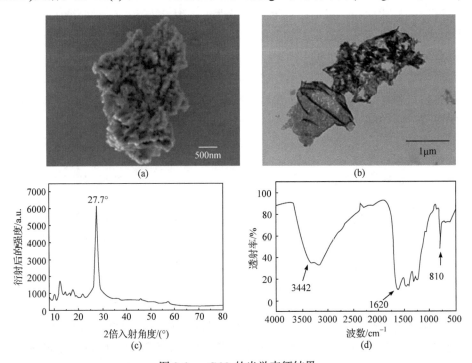

图 2.6　g-C₃N₄ 的光学表征结果

(a) g-C₃N₄ 的 SEM 照片；(b) g-C₃N₄ 的 TEM 照片；(c) g-C₃N₄ 的 XRD 图谱；(d) g-C₃N₄ 的 FTIR 图谱

用傅里叶变换红外光谱仪(Fourier transform infrared spectrometer，FTIR)检测 400~4000cm⁻¹ 范围内的官能团。结果表明，图 2.6(d)中 810cm⁻¹ 处的尖峰来自 g-C₃N₄ 的三-s-三嗪环结构单元(Chen et al.，2019)，1200~1800cm⁻¹ 的峰与芳香族碳氮杂环的典型谱带有关(Huang et al.，2018)，3442cm⁻¹ 和 1620cm⁻¹ 的峰分别为 N—H 键和芳香碳氮杂环(Zhu et al.，2018)。用纳米粒度电位仪 Malvern Zetasizer Nano ZSE 在 25℃下检测纳米片的 Zeta 电位(图 2.7)。g-C₃N₄ 修饰适配体前后的 Zeta 电位分别为 25mV 和−32mV。带负电荷的适配体覆盖在纳米片表面，使 g-C₃N₄ 的 Zeta 由正电位向负电位转移，间接证实了适配体成功地修饰在 g-C₃N₄ 的表面。

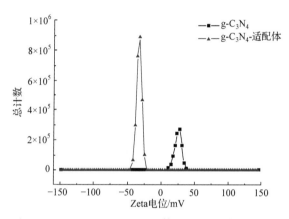

图 2.7　g-C₃N₄ 和 g-C₃N₄-适配体的 Zeta 电位测试结果

### 2.2.2　电化学适配体传感器的构建与表征

用粒径 1.5μm 和 0.5μm 氧化铝粉依次抛光 GCE，在 K₄[Fe(CN)₆]/K₃[Fe(CN)₆] 溶液中进行电化学循环伏安法扫描，直到阴极峰和阳极峰峰距在 80mV 以下。将 20μL g-C₃N₄-适配体溶液滴涂在洗涤后的 GCE 表面，室温干燥过夜。所有的电化学测量均在电化学工作站进行。采用传统的三电极体系，铂丝作为对电极，Ag/AgCl(饱和 KCl)电极作为参比电极，g-C₃N₄-适配体修饰的 GCE 作为工作电极，记录室温下电极在 5mmol/L K₄[Fe(CN)₆] 和 K₃[Fe(CN)₆] 电解液中的循环伏安曲线。整个测量腔用法拉第箱屏蔽，尽量减少电磁场对测量可能产生的影响。

采用 EIS 和 CV 检测，对构建的电化学适配体传感器进行表征，结果如图 2.8 所示。图 2.8(a)为 GCE 表面、g-C₃N₄-适配体修饰后和 OA 结合的 CV 扫描曲线。GCE 经 g-C₃N₄-适配体修饰，由于 g-C₃N₄-适配体的导电性较差，CV 扫描曲线的峰电流显著降低，并且氧化峰右移，还原峰左移，表明 g-C₃N₄-适配体在电极表面修饰成功。接着，加入被测物 OA 后，适配体与 OA 的结合使电极表面电子转移动力显著降低，CV 曲线明显降低，峰移进一步增加。图 2.8(b)为裸 GCE 电极、修饰 g-C₃N₄-适配体和加入 OA 的奈奎斯特图。OA 与 g-C₃N₄-适配体的特异性相互作用使适配体的构象变化和电荷重新分布，表现为电化学阻抗增加。与裸 GCE 电极相比，g-C₃N₄-适配体修饰后阻抗增加，这主要是因为电荷转移受阻；加入 OA 后阻抗进一步增加，证实了 g-C₃N₄-适配体成功修饰在 GCE 电极表面，适配体和 OA 的结合会导致电阻抗增加。这些结果证实了 g-C₃N₄-适配体可以作为一种敏感材料，用于开发检测 OA 的电化学生物传感器。

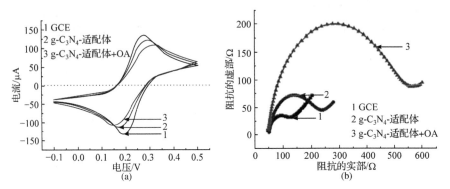

图 2.8　　g-C₃N₄-适配体在 GCE 表面固定过程和 OA 检测的电化学表征结果

(a) CV 扫描曲线；(b) 奈奎斯特图

　　为了使得该传感器发挥最优的检测性能，需要对 g-C₃N₄-适配体在电极上的孵育浓度和 OA 检测时间这两个参数进行优化。不同 g-C₃N₄-适配体浓度与 OA 检测 EIS 响应阻抗的关系如图 2.9(a)所示，为了便于分析，对结果进行了归一化。可以看出，当 g-C₃N₄-适配体的浓度从 2.5μg/mL 增加至 5μg/mL 时，响应阻抗明显增强，当浓度增加至 25μg/mL 时，响应阻抗有所下降，原因可能是 g-C₃N₄-适配体浓度过高时，适配体在 GCE 表面过多导致过于拥挤，从而妨碍适配体对 OA 的结合作用。因此，后续实验 g-C₃N₄-适配体的孵育浓度确定为 5μg/mL。为了确定 OA

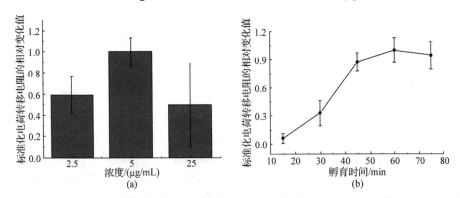

图 2.9　　电化学适配体传感器性能优化结果

(a) 不同浓度 g-C₃N₄-适配体与 OA 响应阻抗的关系；(b) OA 的不同孵育时间与响应阻抗的关系

最佳孵育时间，检测了 OA(10 pmol/L)在不同孵育时间下的 EIS 响应阻抗，结果如图 2.9(b)所示。15~60min 时，随着孵育时间的延长，OA 的响应阻抗逐渐增大，75min 的测试结果与 60min 相差不大，因此选择 60min 作为 OA 的检测时间。

### 2.2.3　电化学传感器的性能测试

图 2.10(a)为不同浓度 OA 作用下 GCE 电极的阻抗响应。可以看出，随着 OA 浓度的增加，阻抗变化逐渐增大。为了探索 OA 与阻抗变化之间的关系，设计了一个等效电路模型[图 2.10(b)中插图]来拟合测量阻抗数据，其中 $R_S$、$R_{ct}$、$Q$ 和 $Z_\omega$ 依次为测量液电阻、电荷转移电阻(对应奈奎斯特图的半圆直径)、恒定相角元件和扩散阻抗。OA 与适配体的相互作用对 $R_S$、$Q$ 和 $Z_\omega$ 的影响很小，但会通过电荷再分配使 $R_{ct}$ 变化。$R_S$ 的值通过 EIS 建模软件拟合得到。因此，通过电荷转移电阻的相对变化值 $\Delta R_{ct}$($\Delta R_{ct}$ = 加入 OA 后 $R_{ct}$ − g-C$_3$N$_4$-适配体修饰后电极 $R_{ct}$)可以量化捕获的 OA。$\Delta R_{ct}$ 与 OA 浓度的对数拟合后的标准曲线如图 3.7(b)所示，$\Delta R_{ct}$ 与 OA 浓度的对数在一定浓度范围内呈线性关系，$\Delta R_{ct} = 153.9 \times$ OA 浓度的对数+2207.5，相关系数为 0.9977($n = 3$)。

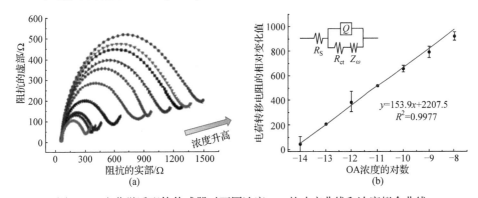

图 2.10　电化学适配体传感器对不同浓度 OA 的响应曲线和浓度拟合曲线

(a) 电化学适配体传感器对不同浓度 OA 的奈奎斯特图；(b) 电荷转移电阻的相对变化值 $\Delta R_{ct}$ 与 OA 浓度的对数之间的标准曲线(平均值±标准差，$n$=3)

与表 2.1 中其他基于适配体检测 OA 的研究相比，基于 g-C$_3$N$_4$-适配体开发的传感器具有较宽的检测范围和更低的检测限。g-C$_3$N$_4$ 的二维层状结构有效地增加了电极的比表面积，拓宽了电极的检测范围，大大提升了传感器的检测性能。适配体的稳定性和亲和性、GCE 的稳定性使传感器具有良好的特异性和稳定性。g-C$_3$N$_4$ 富含丰富的氨基，可以通过 Sulfo-SMCC 交联法与巯基化的适配体共价结合，g-C$_3$N$_4$ 可以直接通过滴涂法吸附在 GCE 表面，利用电化学系统来检测 OA 引起的阻抗变化，检测流程操作简单。适配体合成价格低，GCE 电极可以重复使用，降低了系统的检测成本。此外，该传感器检测 OA 所需时间较短，仅为 1h。整个传感系统的便携性还需要进一步的提升。

**表 2.1 其他适配体传感器与本书电化学适配体传感器检测 OA 性能的比较**

| 传感器 | 检测范围/(pg/mL) | 检测限/(pg/mL) | 参考文献 |
| --- | --- | --- | --- |
| 基于适配体的荧光传感器 | 500～250000 | 39.00 | Chinnappan et al., 2019 |
| 电化学适配体传感器(DPV) | 8100～201300 | 6.40 | Ramalingam et al., 2019 |
| 电化学适配体传感器(EIS) | 0.0080～80.5000 | 0.08 | 本书 |

图 2.11 显示了该生物传感器对 OA 和其他腹泻型毒素的特异性测试结果,包括 DTX、PTX 和 YTX。为了便于分析,对结果进行归一化。由于适配体对 OA 的亲和力高,即使其他毒素浓度大于 OA 浓度 10 倍,该传感器对 OA 的响应仍然显著高于其对 PTX 的响应($P < 0.05$)。OA 与适配体的特异性相互作用使得该传感器具有良好的选择性。

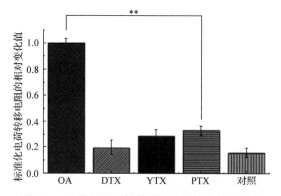

图 2.11 电化学适配体传感器的特异性检测结果

电化学适配体传感器的再现性检测结果如图 2.12 所示。制备 3 个独立的 g-C$_3$N$_4$-适配体功能化电极,并在不同时间重复 3 次测量 OA。结果显示,相对标准偏差(relative standard deviation,RSD)为 5.1%,组间变异系数为 5.91%,表明该传感器具有良好的再现性。此外,利用同一根电极对 OA 检测的重复性进行评估。在一定浓度下,重复测量 OA 的响应,RSD 分别为 4.06% 和 9.06%,表明基于 g-C$_3$N$_4$-适配体的检测方法具有良好的重复性。

### 2.2.4 贝肉样品中冈田酸的检测

通过向贻贝提取物中加入不同浓度的 OA 标准品,来验证电化学适配体传感器检测实际样品中 OA 的能力。新鲜贻贝购买自当地市场,样品处理方法参照前期文献报道(Tian et al., 2021)略作调整。简单地说,贝肉样品用超纯水洗净并干

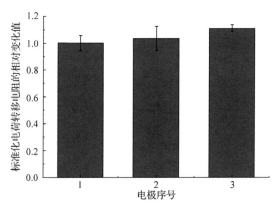

图 2.12  电化学适配体传感器的再现性检测结果

1、2、3 为三个独立的电极

燥，250mg 均质后的贻贝用 1mL 50%甲醇提取 5min；4000r/min 离心 5min，收集上清液，快速在 80℃下加热 5min，接着再次离心 5min；最后，取上清液储存在 4℃进行后续实验。由于本小节检测方法的检测浓度数量级间隔较大，因此对浓度取对数值后再计算回收率。检测结果表明，该传感器 OA 的回收率范围为 98.0%～102.5%，变异系数小于 2%，表明该传感器可以用于实际样品中 OA 的检测。

## 2.3  基于 g-C₃N₄-Th 的电化学适配体传感器在冈田酸检测中的应用

近年来，纳米材料、适配体，单链 DNA(ssDNA)及抗体构成的新型三层结构检测模式，为小分子检测提供了有效的检测方向(Nguyen et al.，2022；Shekari et al.，2021；Lu et al.，2020)。新型三层结构检测模式因灵敏度高、选择性好、检测范围广而备受关注。此外，在众多的检测方法中，电化学分析方法具备低成本、高灵敏度等特点，在小分子检测领域具有很大的优势(Du et al.，2019)。其中，DPV 因具有灵敏度高、分辨率高、检出限低、成本低、操作简单快速等优点，在分析领域脱颖而出(Zhang et al.，2023)，为三层结构检测方法的实施提供了非常合适的检测环境。

一种基于三层结构的反向放大电化学适配体传感器被用于 OA 检测。该传感器具有检测范围广、灵敏度高的特点，基本检测原理如图 2.13 所示。建立的三层结构以富含氨基的 g-C₃N₄ 为敏感材料和放大材料载体，以 OA 适配体为敏感材料，具有与适配体互补配对片段的 ssDNA 作为反向放大元件。g-C₃N₄ 上的马来酰亚胺基团通过 Sulfo-SMCC 交联剂进行暴露，然后分别和 5′端巯基化的适配体和 3′端巯基化的 ssDNA 实现共价结合。采用滴涂法将 g-C₃N₄-适配体固定到工作电极表面。g-C₃N₄ 纳米片的石墨相结构和较大的比表面积能够显著促进适配体在玻碳电极表面的吸附，有效增加电极的比表面积(Wang et al.，2009)，并增大多个反向放大的可能性，极大地提高电化学传感器对小分子的检测性能，但 g-C₃N₄ 纳米片导电性差，这也阻碍了其作为载体在生物传感器构建中的进一步广泛应用。为了解决这一难题，利用硫堇(thionin acetate, Th)作为促进电子转移的中间介质，其显著改善了该纳米片导电性能较差的问题，扩大了对目标检测的整体检测上限(Nirbhaya et al.，2021)。此外，适配体具有高亲和力、高特异性、高稳定性等良好特性，广泛应用于小分子检测，极大地保证了电化学适配体传感器对目标检测的良好选择性。当不添加 OA 和 g-C₃N₄-ssDNA 时，g-C₃N₄-适配体功能电极在 Th 的作用下，在电解液溶液中形成了通畅的电荷转移通道。当 OA 结合到修饰好的电极表面时，适配体与 OA 的结合会引起电极表面电荷再分布，使电子转移动力变化，从而使电极表面电荷转移通路变化(Liu et al.，2017)。值得注意的是，g-C₃N₄ 纳米片的导电性差为提高生物传感器检测 OA 的灵敏度提供了潜在契机。与 g-C₃N₄ 纳米片共价连接的 ssDNA 能够和未与电极上 OA 结合的适配体发生互补配对，显著改变电极表面电荷分布状态，彻底阻碍电荷转移通路的形成。采用差分脉冲伏安法这一检测方法，测量 OA 结合和反向放大引起的工作电极表面电荷的电流变化，实现对 OA 的有效定量检测。随着 OA 浓度的增加，g-C₃N₄ 纳米片上修饰的适配体数量逐渐减少，g-C₃N₄-ssDNA 与未结合的 OA 适配体的互补配对连接也减少。当 OA 与适配体的高亲和力键合达到饱和时，没有剩余的适配体与 C₃N₄-ssDNA 反应，表明反向放大电化学传感器达到检测上限。这种具备反向放大功能的适配体生物传感器为小分子无标签检测提供了新的发展方向，特别是在海洋生物毒素检测领域。(为便于表述，后文将 g-C₃N₄ 简写为 C₃N₄，将 g-C₃N₄-适配体-Th 简写为 C₃N₄-适配体-Th，将 g-C₃N₄-ssDNA 简写为 C₃N₄-ssDNA)

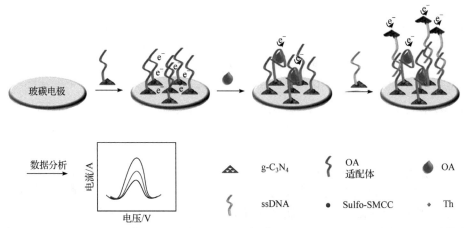

图 2.13　基于 g-C₃N₄-适配体-Th 和 g-C₃N₄-ssDNA 构建的具有反向放大功能的电化学适配体传感器检测原理示意图

### 2.3.1　功能化 $C_3N_4$ 的合成

采用热解法制备 $C_3N_4$。先将重量相等的尿素和三聚氰胺混合加热至 550℃，升温速率为 3℃/min；然后在此温度下保持 4h，将得到的黄色粉末磨碎加热至 500℃，升温速率为 5℃/min；最后在最终温度下再加热 2h，以完成 $C_3N_4$ 合成。$C_3N_4$ 氨基化纳米片的具体制备方法参考文献(Capilli et al.，2019)。将制备好的 $C_3N_4$(100mg)与浓盐酸(37%，10mL)在 40℃下混合 4h，离心洗涤，直到上清液 pH 达到中性。然后将氨基化 $C_3N_4$ 粉末在超声下剥离，以促进纳米片分层，并 6000r/min 离心 3min 收集。最后，将剥离后的纳米片进行真空干燥，得到粉末，即氨基-碳氮聚合物半导体，真空干燥温度为 50℃，时间为 24h。通过 Sulfo-SMCC 交联法实现氨基化 $C_3N_4$ 的适配体功能化。先将 Sulfo-SMCC 粉末与氨基化 $C_3N_4$ 溶液在室温下混合搅拌 2h 以活化氨基，同时利用 TCEP 活化 5′ 端巯基修饰的适配体和 3′ 端巯基修饰的 ssDNA；然后将活化的适配体和活化的 ssDNA 与 $C_3N_4$ 溶液在常温下混合反应 3h；将制备的适配体功能化后的纳米片用超纯水洗涤多次，8000r/min 离心 5min 收集。为了提高电极表面材料的电化学活性，以 Th 为电子转移促进介质与 $C_3N_4$-适配体振荡反应 48h，得到产物 $C_3N_4$-适配体-Th。

采用 XRD、FTIR 等多种表征技术分析纳米片的结构和功能特性，这些结果在 2.2.1 小节的工作中得到了验证。在这项工作中，使用扫描电子显微镜进一步观察制备的纳米片和功能纳米片的形态特征。将纳米片和两种功能化纳米片的分散体分别在乙醇中进行短暂的超声波处理，并在室温下自然干燥，SEM 照片见图 2.14(a)～(d)。SEM 分析表明，$C_3N_4$ 具有典型的片状柔性形态和褶皱石墨烯结构的聚合物形态。$C_3N_4$ 功能化后，这些纳米片仍保持其特殊的形态结构，如图 2.14(b)和 (c)所示。值得注意的是，$C_3N_4$-适配体-Th+OA+$C_3N_4$-ssDNA 的 SEM 照片显示，纳米片表面有更多的片状柔性斑块，这似乎表明 $C_3N_4$-适配体-Th 与 $C_3N_4$-ssDNA 成功互补配对连接[图 2.14(d)]。为了进一步证实这一点，利用 Zeta 电位研究制备的 $C_3N_4$ 纳米片表面功能化[图 2.14(e)]。制备的 $C_3N_4$、$C_3N_4$-适配体、$C_3N_4$-ssDNA、$C_3N_4$-适配体-Th 和 $C_3N_4$-适配体-Th+OA+$C_3N_4$-ssDNA 的 Zeta 电位分别为 −20.20mV、−40.67mV、−39.23mV、−3.94mV 和−34.63mV。$C_3N_4$ 的电荷量与溶剂 pH 和氨基修饰量有关。在 ddH$_2$O(双蒸水)中，$C_3N_4$ 的 Zeta 电位约为 50mV，氨基功能化后发生显著的正向偏移。带负电荷的适配体和 ssDNA 均完全覆盖在纳米片表面，使 Zeta 电位负向偏移；Th 带正电荷，明显促进了 $C_3N_4$-适配体 Zeta 电位的正向偏移，说明了 Th 在功能纳米片上的电荷调节作用。再次对电位进行偏转，进一步证实了 $C_3N_4$-适配体-Th 与 $C_3N_4$-ssDNA 成功互补配对。此外，通过紫外可见吸收光谱进一步验证了 Th 与 $C_3N_4$-适配体之间发生 π 相互作用[图 2.14(f)]。

Th 的荧光在波长 561nm 处激发。结果发现，只有 C₃N₄-适配体-Th 和 C₃N₄-适配体-Th+OA+C₃N₄-ssDNA 在 600～700nm 的波长范围内存在荧光峰，说明 Th 在 C₃N₄-适配体表面吸附旺盛。这些结果表明，适配体、Th 和 ssDNA 成功地固定在 C₃N₄ 纳米片表面。

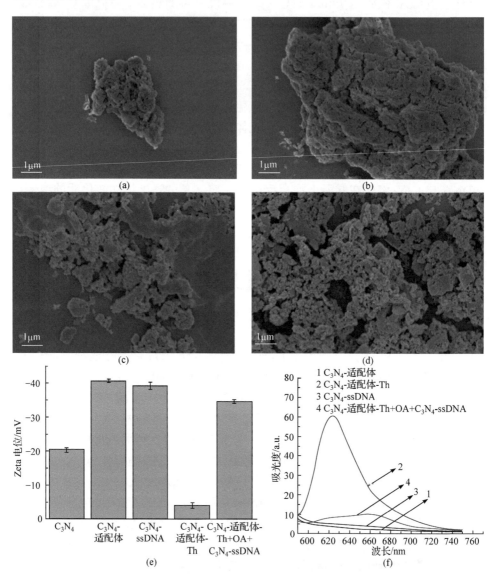

图 2.14　C₃N₄ 和功能化 C₃N₄ 的光学表征、Zeta 电位和紫外可见吸收光谱检测结果

(a) C₃N₄ 的 SEM 照片；(b)、(c) C₃N₄-适配体的 SEM 照片；(d) C₃N₄-适配体-Th+OA+C₃N₄-ssDNA 的 SEM 照片；
(e) C₃N₄ 和功能化 C₃N₄ 的 Zeta 电位；(f) C₃N₄ 和功能化 C₃N₄ 的紫外可见吸收光谱检测结果

### 2.3.2　电化学适配体传感器的构建与表征

用粒径 1.5μm 和 0.5μm 氧化铝粉依次抛光 GCE，在 K₄Fe(CN)₆/K₃Fe(CN)₆溶液中进行电化学循环伏安法扫描，直到阴极峰和阳极峰峰距在 90mV 以下。将 20μL 的 C₃N₄-适配体-Th 溶液滴涂在洗涤后的 GCE 表面，室温干燥过夜。所有的电化学测量均是在电化学工作站进行的。采用传统的三电极体系，以铂丝作为对电极，Ag/AgCl(饱和 KCl)电极作为参比电极，C₃N₄-适配体-Th 修饰的 GCE 作为工作电极，记录室温下电极在溶解 KCl 的 K₄[Fe(CN)₆]和 K₃[Fe(CN)₆]溶液中的循环伏安曲线。整个测量腔用法拉第箱屏蔽，尽量减少电磁场对测量可能产生的影响。

随后，通过 CV、EIS 和 DPV 等电化学测量方法进一步证实基于 C₃N₄-适配体-Th 功能化的玻碳电极成功构建了具有反向放大功能的电化学适配体传感器。将 C₃N₄-适配体-Th 提前修饰在干净的工作电极上，将溶解在 KCl 溶液中的 K₄Fe(CN)₆/K₃Fe(CN)₆作为氧化还原探针。GCE 经过 C₃N₄-适配体-Th 修饰后，尽管有 Th 增强电子传递的作用，但由于纳米片的导电性较差，其阳极峰值电流和阴极峰值电流仍然略有下降。OA 与 C₃N₄-适配体-Th 特异性相互作用后，出现电子转移动力降低，CV 和 DPV 曲线明显降低，峰移进一步增加。C₃N₄-ssDNA 与未捕获 OA 的 C₃N₄-适配体-Th 互补配对，电子转移动力显著降低，电极表面电荷转移通路进一步阻塞，导致 CV 和 DPV 检测的最大峰值电流持续下降(图 2.15)。

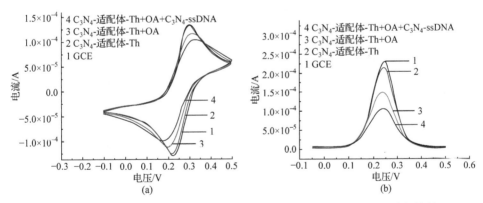

图 2.15　C₃N₄-适配体-Th 在 GCE 表面固定过程和 OA 检测的电化学表征结果
(a) CV 曲线；(b) DPV 表征结果

此外，用 EIS 表征不同修饰在工作电极表面的电子转移动力学。奈奎斯特图的半圆表示电子转移控制的传感过程，半圆直径表示电极表面电荷转移电阻。正如预期的那样，纳米片的导电性差，导致其直径比裸露的 GCE 电极更大。OA 的特异性相互作用及 C₃N₄-ssDNA 与电极表面未捕获 OA 的 C₃N₄-适配体-Th 互补配对，使电子迁移率显著减小，导致电子转移动力显著降低，电荷转移电阻逐渐增大(图 2.16)。这些结果进一步证实了适配体、Th 和 ssDNA 成功地偶联到 $C_3N_4$ 纳米片表面，并成功地在 GCE 上修饰了该体系，同时表明成功构建了检测 OA 的反向放大电化学生物传感器。

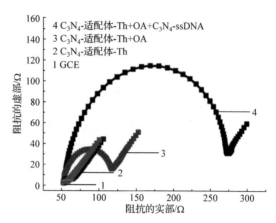

图 2.16  抛光后 GCE、$C_3N_4$-适配体-Th、$C_3N_4$-适配体-Th+OA、$C_3N_4$-适配体-Th+OA+$C_3N_4$-ssDNA 的奈奎斯特曲线

为了提高该电化学毒素检测传感系统的性能，对该系统进行了多项优化实验。同时，为了便于分析，对电流响应变化进行了归一化。采用 Th 作为促进电子转移介质，通过 π 键堆积实现 Th 在 $C_3N_4$-适配体上的附着与功能化。值得注意的是，该方法已广泛应用于电化学生物传感器的开发(Nirbhaya et al., 2021)。本小节分别制备了 $C_3N_4$-适配体功能化电极和 $C_3N_4$-适配体-Th 功能化电极。从图 2.17(a)可以看出，$C_3N_4$-适配体-Th 功能化的电化学生物传感器峰值电流比 $C_3N_4$-适配体的生物传感器提高了 7.33mA，说明 Th 的利用大大提高了 $C_3N_4$ 的导电性，$C_3N_4$-适配体-Th 可以作为提高电化学生物传感器检测上限的敏感材料。同时，在 OA 浓度为 10pmol/L 和 $C_3N_4$-ssDNA 浓度为 100μg/mL 的反应条件下，探索了 $C_3N_4$-适配体-Th 修饰电极的最佳浓度。从图 2.17(b)可以看出，当 $C_3N_4$-适配体的浓度从 25μg/mL 增加至 50μg/mL 时，电流峰值响应明显增强，当浓度增加至 100μg/mL 时，DPV 响应有所下降，原因可能是 $C_3N_4$-适配体-Th 浓度过高时，适配体在 GCE 表面过多导致过于拥挤，从而妨碍适配体对 OA 的结合作用。因此，后续实验 $C_3N_4$-适配体的孵育浓度确定为 50μg/mL。

影响该生物传感器性能的重要因素还包括 $C_3N_4$-ssDNA 作为反向放大元件时的孵育时间及浓度。用 $C_3N_4$-适配体-Th 与 OA 反应后的工作电极来进行优化实验。浓度实验中，将改性后的工作电极浸入不同浓度的 $C_3N_4$-ssDNA 溶液中 1.5h，记录标准化输出电流响应。从图 2-18(a)可以看出，在浓度达到 50μg/mL 之前，电流响应逐渐增大，然后开始下降；$C_3N_4$-ssDNA 溶液浓度为 50μg/mL 时，可以提

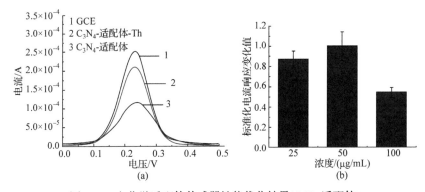

图 2.17　电化学适配体传感器性能优化结果($C_3N_4$-适配体)

(a) $C_3N_4$-适配体与 $C_3N_4$-适配体-Th 的性能比较；(b) 不同浓度 $C_3N_4$-适配体-Th 与 OA 响应电流的关系

供良好的反应环境，大大提高反向放大对 OA 检测的效果。孵育时间实验中，设定 $C_3N_4$-适配体-Th 浓度为 $100\mu g/mL$，与未捕获 OA 的 $C_3N_4$-适配体-Th 进行互补配对反应，时间范围为 $0\sim4h$，每 30min 评估一次。记录的电流响应随时间的增加而迅速上升，峰值电流在 1.5h 时达到最大值，之后无明显变化，说明 $C_3N_4$-ssDNA 与未捕获 OA 的 $C_3N_4$-适配体-Th 互补配对反应达到饱和[图 2.18(b)]。因此，后续实验选择 1.5h 作为 $C_3N_4$-ssDNA 的孵育时间。

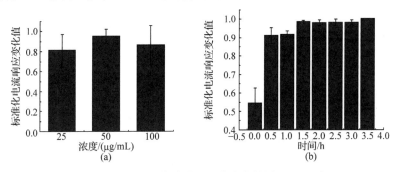

图 2.18　电化学适配体传感器性能优化结果($C_3N_4$-ssDNA)

(a) 不同浓度 $C_3N_4$-ssDNA 对传感器检测性能的影响；(b) $C_3N_4$-ssDNA 与未捕获 OA 的 $C_3N_4$-适配体-Th 互补配对时间对传感器检测性能的影响

### 2.3.3　电化学传感器的性能测试

图 2.19(a)为不同浓度 OA 作用下功能化 GCE 电极的 DPV 电流响应。先将 $C_3N_4$-适配体-Th 功能化电极与 OA 反应，然后将其浸入 $C_3N_4$-ssDNA 中获取电极上未捕获的 OA 适配体，实现异位扩增用于 OA 检测。随着 OA 浓度的增加，工作电极上的 $C_3N_4$-适配体-Th 逐渐减少，发生的互补配对事件也相应减少，导致最大峰值电流逐渐下降。该反向放大传感器对 OA 的相对响应变化可以通过 DPV 电流峰值检测实现可视化分析，结果如图 2.19(b)所示。电流峰值的相对变化量与 OA

浓度的对数值在一定范围内呈线性关系,定义为电流峰值的相对变化量=0.11×OA浓度的对数值-0.75,相关系数为0.96(n = 3)。再根据信噪比为3的原则确定检测限(LOD)。与表2.2中前期报道的OA检测方法相比,具有反向放大功能的电化学生物传感器拥有检测限较低、灵敏度高、成本低等诸多优势,为小分子无标签检测特别是海洋生物毒素检测提供了新的方向。

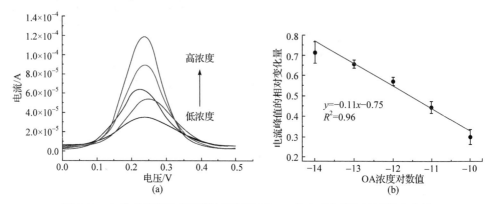

图 2.19  电化学适配体传感器对不同浓度 OA 的响应曲线和浓度拟合曲线

(a) 电化学适配体传感器对不同浓度 OA 的 DPV 电流响应关系; (b) 电流峰值的相对变化量与 OA 浓度对数值之间的标准曲线

表 2.2  适配体传感器与本书电化学适配体传感器检测 OA 性能的比较

| 传感器 | 检测范围/(pg/mL) | 检测限/(pg/mL) | 参考文献 |
| --- | --- | --- | --- |
| 基于适配体的荧光传感器 | 500~250000 | 39.000 | Chinnappan et al., 2019 |
| 基于适配体的石英晶体微天平 | 400~16100 | 260.00 | Tian et al., 2021 |
| 电化学适配体传感器(DPV) | 0.0080~80.5000 | 0.08 | 本书 |

此外,交叉反应性评估是生物传感器性能评估的一个重要方面,可以使实际应用中很少存在假阳性。干扰物包括 DTX、YTX、PTX,用 PBS(磷酸盐缓冲液)对其进行稀释,浓度保持一致。为了便于分析,对结果进行归一化,如图 2-20 所

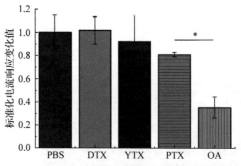

图 2.20  电化学适配体传感器的特异性检测结果

示。除 OA 检测外，记录的标准化输出电流响应均接近背景响应，说明干扰物与
OA 适配体之间不存在相互作用。OA 与适配体的特异性相互作用使得该传感器具
有良好的选择性。

　　进一步对该传感器进行再现性和重复性测试。对 4 个独立电极进行 $C_3N_4$-适
配体-Th 修饰，用于再现性分析。在不同时间内重复测量 OA 三次，RSD 为 7.5%，
表明该传感器具有良好的重现性。此外，利用 1 个 $C_3N_4$-适配体-Th 修饰电极进行
重复性验证。在相同浓度的 OA 作用下，其 RSD 低至 1%，表明研制的传感器具
有良好的重复性。这些结果表明，研制的具有反向放大功能的电化学生物传感器
在 OA 检测中具有良好的重现性和重复性。值得注意的是，该电化学生物传感器
在 4℃条件下具有良好的稳定性，第 16 天时电流峰值仍然为初始状态电流峰值的
98.15%，RSD 为 1.6%(图 2.21)。以上结果表明，基于 $C_3N_4$-适配体-Th 构建的具
有反向放大功能的电化学生物传感器具备较宽检测范围、较低检测限、较高灵敏
度及良好的重复性、再现性和稳定性。

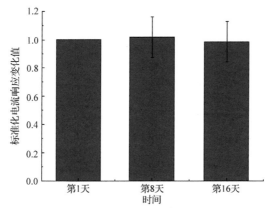

图 2.21　电化学适配体传感器的稳定性检测结果

### 2.3.4　贝肉样品中冈田酸的检测

　　通过甲醇萃取法制备新鲜贻贝样品(未污染)，以探索开发的基于反向放大的
电化学生物传感器的实用性。将不同浓度的标准样 OA 稀释到提取的新鲜贻贝样
品中，加入 $C_3N_4$-适配体-Th 修饰电极中进行反向放大系统性能测试。检测结果表
明，实际样品的回收率为 88.80%～101.46%，平均标准差均小于 9%，表明设计的
反向放大电化学生物传感器在复杂食物基质检测中具有良好的检测性能，可以用
于实际样品中 OA 的检测。

参 考 文 献

AHMAD R, TRIPATHY N, KHOSLA A, et al., 2020. Review: Recent advances in nanostructured graphitic carbon nitride as a sensing material for heavy metal ions[J]. Journal of the Electrochemical Society, 167(3): 037519.

CAPILLI G, CAVALERA S, ANFOSSI L, et al., 2019. Amine-rich carbon nitride nanoparticles: Synthesis, covalent functionalization with proteins and application in a fluorescence quenching assay[J]. Nano Research, 12(8): 1862-1870.

CHEN W, KONG S, WANG J, et al., 2019. Enhanced fluorescent effect of graphitic $C_3N_4$@ZIF-8 nanocomposite contribute to its improved sensing capabilities[J]. RSC Advances, 9(7): 3734-3739.

CHINNAPPAN R, ALZABN R, MIR T A, et al., 2019. Fluorometric determination of okadaic acid using a truncated aptamer[J]. Mikrochimica Acta, 186: 406.

DENG W, YUAN X, TAN Y, et al., 2016. Three-dimensional graphene-like carbon frameworks as a new electrode material for electrochemical determination of small biomolecules[J]. Biosensors and Bioelectronics, 85: 618-624.

DU L, CHEN W, WANG J, et al., 2019. Folic acid-functionalized zirconium metal-organic frameworks based electrochemical impedance biosensor for the cancer cell detection[J]. Sensors and Actuators B: Chemical, 301: 127073.

DUAN N, WU S, DAI S, et al., 2016. Advances in aptasensors for the detection of food contaminants[J]. Analyst, 141(13): 3942-3961.

ELGRISHI N, ROUNTREE K J, MCCARTHY B D, et al., 2018. A practical beginner's guide to cyclic voltammetry[J]. Journal of Chemical Education, 95: 197-206.

EVTUGYN G, PORFIREVA A, SHAMAGSUMOVA R, et al., 2020. Advances in electrochemical aptasensors based on carbon nanomaterials[J]. Chemosensors, 8(4): 96.

FRANKLIN E C, 1922. The ammono carbonic acids[J]. Journal of the American Chemical Society, 44: 486-509.

GOETTMANN F, FISCHER A, ANTONIETTI M, et al., 2006. Chemical synthesis of mesoporous carbon nitrides using hard templates and their use as a metal-free catalyst for Friedel-Crafts reaction of benzene[J]. Angewandte Chemie (International Eidtion), 45(27): 4467-4471.

HUANG Q, HAO L, ZHOU R, et al., 2018. Synthesis, characterization, and biological study of carboxyl- and amino-rich g-$C_3N_4$ nanosheets by different processing routes[J]. Journal of Biomedical Nanotechnology, 14(12): 2114-2123.

KRISHNAN S, TONG L, LIU S, et al., 2020. A mesoporous silver-doped $TiO_2$-$SnO_2$ nanocomposite on g-$C_3N_4$ nanosheets and decorated with a hierarchical core-shell metal-organic framework for simultaneous voltammetric determination of ascorbic acid, dopamine and uric acid[J]. Mikrochimica Acta, 187(1): 82.

LI X, ZHANG X, MA H, et al., 2014. Cathodic electrochemiluminescence immunosensor based on nanocomposites of semiconductor carboxylated g-$C_3N_4$ and graphene for the ultrasensitive detection of squamous cell carcinoma antigen[J]. Biosensors and Bioelectronics, 55: 330-336.

LIEBIG J, 1834. Analyse der harnsäure[J]. Chemistry Europe, 2: 342-344.

LIEBIG J, 1844. Ueber mellon und mellonverbindungen[J]. Chemistry Europe, 50(3): 337-363.

LIEBIG J, 1850. Ueber das fibrin der muskelfaser[J]. Chemistry Europe, 73(1): 125-128.

LIU X, ZHANG J, DI J, et al., 2017. Graphene-like carbon nitride nanosheet as a novel sensing platform for electrochemical determination of tryptophan[J]. Journal of Colloid and Interface Science, 505: 964-972.

LU L, LIU B, LENG J, et al., 2020. Electrochemical mixed aptamer-antibody sandwich assay for mucin protein 16 detection through hybridization chain reaction amplification[J]. Analytical and Bioanalytical Chemistry, 412: 7169-7178.

NGUYEN T T-Q, KIM E R, GU M B, 2022. A new cognate aptamer pair-based sandwich-type electrochemical biosensor for sensitive detection of Staphylococcus aureus[J]. Biosensors and Bioelectronics, 198: 113835.

NIRBHAYA V, CHAUHAN D, JAIN R, et al., 2021. Nanostructured graphitic carbon nitride based ultrasensing electrochemical biosensor for food toxin detection[J]. Bioelectrochemistry, 139: 107738.

PAULING L, STURDIVANT J H, 1937. The structure of cyameluric acid, hydromelonic acid and related substances[J].

Proceedings of the National Academy of Sciences of the United States of America, 23(12): 615-620.

RAMALINGAM S, CHAND R, SINGH C B, et al., 2019. Phosphorene-gold nanocomposite based microfluidic aptasensor for the detection of okadaic acid[J]. Biosensors and Bioelectronics, 135: 14-21.

REDEMANN C E, LUCAS H J, 1940. Some derivatives of cyameluric acid and probable structures of melam, melem and melon[J]. Journal of the American Chemical Society, 62: 842-846.

SHE X, XU H, XU Y, et al., 2014. Exfoliated graphene-like carbon nitride in organic solvents: Enhanced photocatalytic activity and highly selective and sensitive sensor for the detection of trace amounts of $Cu^{2+}$[J]. Journal of Materials Chemistry A, 2(8): 2563-2570.

SHEKARI Z, ZARE H R, FALAHATI A, 2021. Dual assaying of breast cancer biomarkers by using a sandwich-type electrochemical aptasensor based on a gold nanoparticles-3D graphene hydrogel nanocomposite and redox probes labeled aptamers[J]. Sensors and Actuators B: Chemical, 332: 129515.

SUNI I I, 2008. Impedance methods for electrochemical sensors using nanomaterials[J]. Trends in Analytical Chemistry, 27: 604-611.

TIAN J, LIU Q, GE C, et al., 2013. Ultrathin graphitic carbon nitride nanosheets: A low-cost, green, and highly efficient electrocatalyst toward the reduction of hydrogen peroxide and its glucose biosensing application[J]. Nanoscale, 5(19): 8921-8924.

TIAN Y, ZHU P, CHEN Y, et al., 2021. Piezoelectric aptasensor with gold nanoparticle amplification for the label-free detection of okadaic acid[J]. Sensors and Actuators B: Chemical, 346: 130446.

WANG D D, LIU H J, ZHAO C Z, et al., 2010. Electrocatalysis of hemoglobin in ZnO nanoparticle/ionic liquid composite film modified glassy carbon electrode[J]. Journal of the Chinese Chemical Society, 57: 99-104.

WANG X, BLECHERT S, ANTONIETTI M, 2012. Polymeric graphitic carbon nitride for heterogeneous photocatalysis[J]. ACS Catalysis, 2(8): 1596-1606.

WANG X, MAEDA K, THOMAS A, et al., 2009. A metal-free polymeric photocatalyst for hydrogen production from water under visible light[J]. Nature Materials, 8(1): 76-80.

WANG Y Z, HAO N, FENG Q M, et al., 2016. A ratiometric electrochemiluminescence detection for cancer cells using g-$C_3N_4$ nanosheets and Ag-PAMAM-luminol nanocomposites[J]. Biosensors and Bioelectronics, 77: 76-82.

ZHANG J X, TANG C, CHEN D N, et al., 2023. Ultrasensitive label-free sandwich immunoassay of cardiac biomarker myoglobin using *meso*-SiO$_2$@ploydapamine@PtPd nanocrystals and PtNi nanodendrites for effective signal amplification[J]. Applied Surface Science, 608: 155216.

ZHANG L, LIU C, WANG Q, et al., 2020. Electrochemical sensor based on an electrode modified with porous graphitic carbon nitride nanosheets ($C_3N_4$) embedded in graphene oxide for simultaneous determination of ascorbic acid, dopamine and uric acid[J]. Mikrochimica Acta, 187(2): 149.

ZHANG Y, BO X, NSABIMANA A, et al., 2014. Fabrication of 2D ordered mesoporous carbon nitride and its use as electrochemical sensing platform for $H_2O_2$, nitrobenzene, and NADH detection[J]. Biosensors and Bioelectronics, 53: 250-256.

ZHOU B, DAS A, ZHONG M, et al., 2021. Photoelectrochemical imaging system with high spatiotemporal resolution for visualizing dynamic cellular responses[J]. Biosensors and Bioelectronics, 180: 113121.

ZHOU L, WANG J, LI D, et al., 2014. An electrochemical aptasensor based on gold nanoparticles dotted graphene modified glassy carbon electrode for label-free detection of bisphenol A in milk samples[J]. Food Chemistry, 162: 34-40.

ZHU Z, PAN H, MURUGANANTHAN M, et al., 2018. Visible light-driven photocatalytically active g-$C_3N_4$ material for enhanced generation of $H_2O_2$[J]. Applied Catalysis B: Environmental, 232: 19-25.

# 第3章 细胞电子阻抗传感器在海洋生物毒素检测中的应用

细胞传感器是一类将活细胞和各种二级传感器结合，从而用于检测细胞生理生化等变化的新型生物传感器(Liu et al., 2014)。由于活细胞可以对很多物质产生特异性的反应，且能产生相应的参数变化，利用活细胞作为敏感元件来检测某些化合物和环境变化由来已久。细胞传感器在结合了细胞检测优点的同时又弥补了传统细胞检测方法的不足，因此有着巨大的发展潜力。尤其在最近几十年里，细胞传感器得到了迅速的发展并且已经应用到多个领域，如药物筛选、癌症研究和环境检测等(Wang et al., 2013；Abdolahad et al., 2012；Ahmad et al., 2009)。细胞传感器的检测原理：环境中的物理和化学等刺激因素被作为一级换能器的活细胞感知，从而引起细胞发生一系列生理生化状态的变化，这种变化可以被作为二级换能器的物理化学传感器检测到，并转换成电化学或者光学信号，通过检测系统记录处理后转换成数字信号输出，最终通过计算机对数据进行处理和分析，如图 3.1 所示。

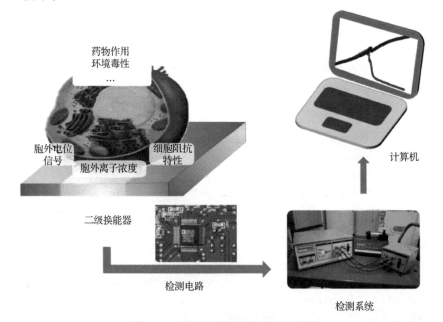

图 3.1 细胞传感器检测原理示意图

可根据细胞传感器检测细胞生理参数的不同，将其分成以下几类：微电极阵列细胞传感器、细胞电子阻抗传感器(electric cell-substrate impedance sensing，ECIS)、光寻址电位传感器、场效应管、石英晶体微天平和表面等离子体共振等(Liu et al.，2014)。其中，ECIS 作为生物医学检测领域使用最广泛的一种传感器，可通过实时动态无损地监测细胞贴附、增殖、生长、迁移和死亡的阻抗变化来检测细胞生长状态(Zhou et al.，2013；Asphahani，2007；Solly et al.，2004)。

# 3.1　细胞电子阻抗传感器检测原理

生物细胞膜具有复杂的空间布局，由多种不同性质的材料构成，如蛋白质分子和脂类分子。细胞膜的基本骨架由磷脂双分子层构成，磷脂双分子层间具有多种球形蛋白。层间的球形蛋白具有固定的排列方向，极性基团向外而疏水性烃链向内。细胞膜内有多种微粒子，如细胞核、线粒体等带电微粒。因此，细胞内部具有高导电性，而膜是高度绝缘的物质(Pethig et al.，1997)。

电阻性质是指离子在电场中移动时受阻，细胞、组织和器官等一般生物体结构都具有这样的性质。通过低于兴奋阈的微弱电流，可以测得细胞或组织等生物结构的阻抗。阻抗作为生物参数，能用于研究生物体结构的功能变化。生物体结构在低频电流下呈现复杂的电阻性质，某些结构具有线性电阻性质，其他具有非线性电阻性质。随着研究深入，发现生物膜(如细胞膜)还具有电容性质，即生物结构相似的电路模型为阻容复合电路模型。

## 3.1.1　细胞阻抗模型

1984 年，Giaever 和 Keese 首次提出 ECIS 以来，ECIS 为体外监测活细胞的生长状态提供了一种强有力的技术支持(Giaever et al.，1984)。细胞在 ECIS 电极上的贴附、生长和死亡等，可以改变电极的电场分布从而引起阻抗的变化。因此，可以通过监测实时动态的电极阻抗来持续地监测细胞状态的变化。图 3.2(a)和(c)分别为 ECIS 电极上没有细胞和有细胞存在时的等效电路模型，图 3.2(d)和(e)分别为 ECIS 电极上有无细胞时阻抗与频率的关系和不同频率下 ECIS 的检测灵敏度。

当电极上没有细胞存在时，给电极施加一个交流电压，得到一对叉指电极的阻抗 $Z_{\text{cell-free}}(f)$ 满足：

$$Z_{\text{cell-free}}(f)=2R_{\text{S}}+2\left(\text{j}\pi f C_1\right)^{-1}=2\left[\rho K+\left(\text{j}2\pi f \varepsilon_0 \varepsilon_{\text{p}} d_{\text{dl}}^{-1}\right)^{-1}\right]A^{-1} \tag{3.1}$$

式中，$f$ 为施加电压的频率；$C_1$ 为亥姆霍兹(Helmholtz)双电层界面电容；$R_{\text{S}}$ 为细

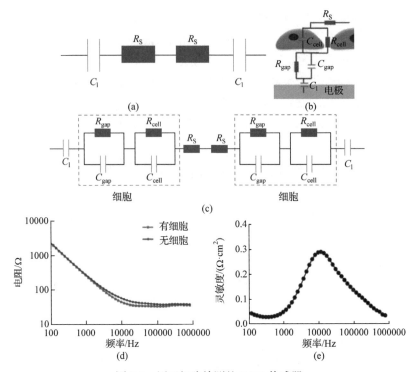

图 3.2　用于细胞检测的 ECIS 传感器

(a) ECIS 电极上无细胞时的等效电路模型；(b) 细胞在 ECIS 电极上的简化模型；(c) ECIS 上有细胞时的等效电路模型；(d) ECIS 电极上有无细胞时阻抗与频率的关系；(e)在不同频率下 ECIS 的检测灵敏度

胞培养液的扩展电阻；$\rho$ 为溶液的电阻系数；$\varepsilon_0$ 为自由空间的介电常数；$\varepsilon_p$ 为双电层和电极的有效介电常数；$d_{dl}$ 为双电层的厚度；$A$ 为单电极的面积；$K$ 为常数(Wang et al.，2008；Yang et al.，2004)。通常来说，每个 ECIS 传感器的芯片上会有很多的叉指电极对，叉指电极的对数用 $N$ 表示，因此无细胞状态下整个电极的阻抗为

$$Z_{\text{cell-free-total}}(f) = 2R_S + 2\left(j\pi f C_1\right)^{-1} A^{-1} = 2\left[\rho K + \left(j2\pi f \varepsilon_0 \varepsilon_p d_{dl}^{-1}\right)^{-1}\right] L A^{-1} L_{\text{total}}^{-1}$$

(3.2)

式中，$L$ 为每个单元的纵向宽度；$L_{\text{total}}$ 为电极的总宽度。当细胞贴附在电极上的时候，根据细胞的生物物理学特性，可以将细胞看作一个电容，表示为 $C_{\text{cell}}$，此时细胞与细胞之间溶液的电阻可以用 $R_{\text{cell}}$ 表示，细胞与电极间的阻抗用 $R_{\text{gap}}$ 来表示，$C_{\text{gap}}$ 则表示细胞与电极间的电容。当电极上有细胞贴附的时候，$R_{\text{cell}}$ 和 $R_{\text{gap}}$ 与电极面积成反比，$C_{\text{cell}}$ 和 $C_{\text{gap}}$ 则与电极面积正相关。用 $K_1$、$K_2$、$K_3$ 和 $K_4$ 分别表示 $R_{\text{cell}}$、$R_{\text{gap}}$、$C_{\text{cell}}$ 和 $C_{\text{gap}}$ 与金电极面积的相关系数。根据图 3.2(c)，当 ECIS 电极上有细胞贴附时，可以看成是 $N$ 对叉指电极的并联电路，此时的阻抗 $Z_{\text{cell-covered-total}}(f)$ 为

$$\left|Z_{\text{cell-covered-total}}(f)\right| = \left\{ Z_{\text{cell-free}}(f) + 2\left[ R_{\text{cell}}^{-1} + 2(j\pi f C_1)^{-1} \right]^{-1} + 2\left[ R_{\text{gap}}^{-1} + 2(j\pi f C_{\text{gap}})^{-1} \right]^{-1} \right\} N^{-1}$$

$$= 2\left\{ \left[ \left( \rho K + j2\pi f \varepsilon_0 \varepsilon_p d_{\text{dl}}^{-1} \right)^{-1} + \left( K_1^{-1} + 2j\pi f K_3 \right)^{-1} \right]^{-1} + \left[ \left( K_2^{-1} + 2j\pi f K_4 \right)^{-1} \right]^{-1} \right\} A^{-1} L_{\text{total}}^{-1} L$$

$$(3.3)$$

当细胞刚接种到电极上时,细胞还未来得及贴附,因此可以看成电极上没有细胞贴附,由此可知,此时的阻抗为 $Z_{\text{cell-free-total}}(f)$。随着细胞的贴附、生长和增殖,细胞的数目逐渐达到最大值($Q_{\text{cell}}$),从而完全覆盖所有电极,此时电极阻抗 $Z_{\text{cell-covered-total}}(f)$ 达到最大值。ECIS 的检测灵敏度 Sensitivity($f$) 为

$$\text{Sensitivity}(f) = \left( \left| Z_{\text{cell-covered-total}}(f) \right| - \left| Z_{\text{cell-free-total}}(f) \right| \right) Q_{\text{cell}}^{-1} \qquad (3.4)$$

检测阻抗时需要施加一个交流电压,并且阻抗检测的灵敏度随着频率的变化而变化,这种现象叫作频率特征。为了研究 ECIS 上叉指电极的频率特征,Wang 等(2008)根据提出的等效模型,选取 $f_{\text{low}}$、$f_{\text{middle}}$ 和 $f_{\text{high}}$ 三种频率,将频率分为四个部分,即Ⅰ区、Ⅱ区、Ⅲ区和Ⅳ区。将频率小于 $f_{\text{low}}$ 的定义为Ⅰ区,此时细胞的阻抗主要由界面电容 $C_1$ 决定,因此这个频率阶段阻抗的灵敏度非常小,且随着频率的降低而不断减小并趋近于零。当频率大于 $f_{\text{high}}$ 时将此定义为Ⅳ区,电极阻抗主要由 $R_s$ 决定。该阶段的阻抗检测灵敏度也非常小,且随着频率的增加而减小并趋向于零。当检测频率处于Ⅱ区和Ⅲ区,即频率处于 $f_{\text{low}}$ 和 $f_{\text{high}}$ 之间,此时电极阻抗主要由细胞变化引起。当检测频率处于Ⅱ区时,电极阻抗主要由 $C_{\text{cell}}/C_{\text{gap}}$ 引起;当检测频率处于Ⅲ区时,电极阻抗主要由 $R_{\text{cell}}/R_{\text{gap}}$ 决定。在这两个频率范围内,传感器对细胞的生理变化更敏感,而且 ECIS 的灵敏度在频率接近 $f_{\text{middle}}$ 时达到最大值。另外,Yin 等(2007)在阻抗检测过程中发现,高频率和低频率时传感器的检测灵敏度都比较低,反而是中间频率范围的灵敏度更高。因此,在 ECIS 的设计和检测中,选择一个合适的工作频率是非常重要的。

### 3.1.2　细胞阻抗检测原理

ECIS 的电极阻抗主要由电极和溶液间的离子环境决定,当给电极施加一个电场的时候,可以测得一个基线阻抗。随着贴壁细胞在 ECIS 电极上的贴附、增殖、生长和死亡,这一系列生理生化状态的变化都会使电极表面的离子和电子环境改变,从而使阻抗发生变化(Wang et al., 2013;Solly et al., 2004)。

ECIS 检测细胞生长状态的原理如图 3.3 所示。当 ECIS 上没有细胞时,有一个很小的基线阻抗 $Z_0$。当电极上有细胞贴附的时候,电极的离子电流会被阻碍从而产生阻抗 $Z$,随着细胞在电极上贴附的数量越来越多,阻抗会不断变大。当电极上有同样数量的细胞时,细胞贴附的紧密程度与贴附面积都会造成阻抗的变化。

细胞贴附得越紧、贴附面积越大，阻抗越大。细胞增殖与生长时，细胞的阻抗增大；细胞死亡皱缩时，阻抗减小。因此，ECIS 可以实现对细胞生长增殖等生长状态的无标记动态检测。

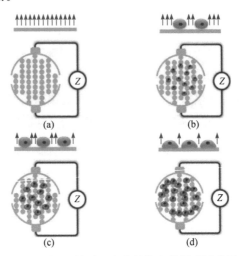

图 3.3　ECIS 检测细胞生长状态的原理示意图

(a) ECIS 电极上无细胞时的基线阻抗；(b) 当电极上有细胞贴附时，电极的离子电流会被阻碍从而产生阻抗；
(c)、(d) 随着细胞在电极上贴附的数量越来越多，阻抗不断增大

### 3.1.3　细胞阻抗芯片的设计加工

ECIS 芯片的加工流程通常按以下步骤进行：先在康宁(Corning)玻璃基底上溅射一层约 20nm 厚的 Cr 作为黏附层，接着采用磁控溅射的方法在 Cr 层上溅射一层 300nm 厚的 Au 作为电极材料，继而采用光刻和刻蚀技术刻出叉指电极的图案和引线，最后划片获得独立的芯片，将芯片焊接在印刷电路板(PCB)上，获得封装好的芯片。

之前的研究已经证明叉指电极的结构与检测灵敏度密切相关，整个电极阵列的尺寸减小，ECIS 检测灵敏度提高。在细胞阻抗检测中，电极尺寸的减小会导致细胞的数量减少，这对于 ECIS 检测是不利的。因此，传感器电极的设计应该考虑电极尺寸和细胞数量之间的平衡情况。电极尺寸减小又会造成叉指电极的分支电位随着电极的长度增大而增大，因此细胞贴附在不同的位置引起的总电极阻抗信号不一样(Wang et al.，2008；Keese et al.，1994)，这也是在细胞检测中不希望发生的。为了使细胞落在电极上任何一个位置引起的阻抗相差无几，设计的电极尺寸不宜太小。另外，考虑传感器的实用性，需要设计成多通道同时检测，但是通道增多，加工成本和设计难度增加。因此，综合各个方面的因素，Zou 等(2015)设计了如图 3.4 所示的 16 通道 ECIS 芯片电极排布，每个通道包括一个直径为 5mm 的独立叉指电极[图 3.4(b)]，且相邻通道叉指电极的间距为 9mm。放大后的

叉指电极结构如图 3.4(c)所示,每根电极的直径为 90μm,电极的覆盖率约为 60%。电极设计成圆形是为了增大有效面积,从而能够检测到更多的有效细胞。

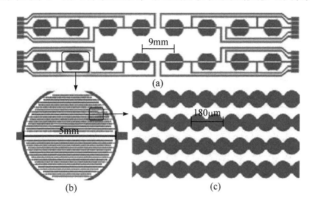

图 3.4　ECIS 芯片的电极排布

(a) 16 通道的整体电极排布;(b) 单个通道叉指电极;(c) 单个通道电极阵列的放大示意图

## 3.2　细胞电子阻抗传感器在腹泻性贝类毒素检测中的应用

随着环境的污染不断加剧,有害赤潮在世界多国频繁发生,给人类健康和海洋经济带来了巨大影响(Heisler et al.,2008)。很多国家已经将 LC-MS/MS 作为检测 DSP 的标准方法。该方法能够对毒素进行定性和定量分析,可以确定毒素的含量和种类,但依赖的设备比较昂贵,在很多地区并不能完全普及,因此包括我国在内的很多国家和地区仍然采用小鼠生物法来检测腹泻性贝类毒素(李嘉雯等,2014)。研究数据显示,DSP 在我国沿海是广泛存在的,我国是贝类养殖和出口大国,DSP 贝类污染事件时有发生(Wang et al.,2009;Yan et al.,2004;Zhou et al.,1999)。例如,2011 年浙江省宁波市就发生了多人进食 DSP 污染的贻贝而中毒的事件(Chen et al.,2013;Li et al.,2012)。欧盟将 DSP 的警戒标准定为 160μg/kg 贝肉,然而 DSP 对于人体的危害效应是可以累积的,并且低剂量的 DSP 具有致癌、致畸和致突变性(Reverte et al.,2014;Sassa et al.,1989)。小鼠生物法的检测限比较高且重复性差,已经不能满足 DSP 的日常检测。因此,为了人类健康的长远考虑,研究一种新的能够取代小鼠生物法用于 DSP 检测的生物功能性检测方法势在必行。

DSP 的主要成分为 OA 及其衍生物 DTX。大量的研究表明,OA 可以抑制多种细胞的生长且高浓度会诱导细胞凋亡,如人上皮细胞、神经细胞、肝癌细胞、宫颈癌细胞和肺癌细胞等。除了对人的细胞及细胞株有影响外,OA 还可以诱导其他生物细胞的凋亡,包括小鼠的神经瘤细胞、胚胎成纤维细胞及非洲绿猴肾细胞等(Sassolas et al.,2013;Valdiglesias et al.,2013),但其分子机制尚未完全阐述清楚。有研究表明，OA 可以通过抑制蛋白磷酸酶(PP)尤其是 PP1 和 PP2A 来发挥其毒性效应。蛋白质的磷酸化与去磷酸化活动几乎贯穿着细胞活动的整个进程，一旦蛋白磷酸酶的活性被抑制，将会引起细胞内很多重要蛋白质的磷酸化活动失衡，从而引起一系列的细胞形态等变化(Tubaro et al., 1996)。OA 的另一个细胞作用点为细胞骨架，OA 可以通过不同的作用机制引起细胞骨架变化，如破坏 F-actin 蛋白或者破坏细胞的紧密连接等。细胞骨架的破坏会引起细胞形态发生明显变化，细胞开始变圆，贴壁细胞失去稳定的贴壁能力(Ao et al., 2008)。

综上所述，OA 引起的细胞形态、贴附能力变化及生长抑制和凋亡等都可以被 ECIS 检测到。因此，本章采用 ECIS 实时监测不同浓度 OA 作用下细胞的阻抗变化，以探讨 ECIS 在 DSP 检测中的应用。

### 3.2.1 细胞电子阻抗传感器的构建与优化

ECIS 的清洁灭菌步骤如下：在 75%的乙醇中浸泡 30min 后使用超纯水冲洗 3～5 遍，直至电极表面清洗干净，然后用超纯氮气吹干电极表面的液体，将 ECIS 置于超净台紫外灭菌 30min。为了使细胞更好地贴附到电极表面，事先采用 0.1% 的明胶室温包被 1h 或者 4℃过夜。在细胞接种到 ECIS 之前，先将 100μL 的细胞培养基加入细胞培养孔，检测基线阻抗。接下来，将 200μL 不同密度的细胞悬浮液接种到细胞培养孔，超净台静置 10min 后再将传感器连接到检测系统上。最后，将整个检测系统放入细胞培养箱中，持续监测细胞在电极上的生长状态。

ECIS 这一细胞传感技术可实时无标记、无创伤检测，已经广泛用于药物筛选和癌细胞活动的研究工作中。根据之前的研究结果，OA 对很多种细胞都有抑制生长及诱导凋亡的作用，本小节选用三种常用人细胞株 L02、HeLa 和 HepG2，作为 ECIS 的敏感元件，通过 ECIS 实时记录细胞生长状态来检测 OA(Valdiglesias et al., 2013)。采用人细胞株可更好地检测和评价 OA 的毒性作用。为了构建一个性能较好的用于检测 OA 的 ECIS，需要摸索细胞接种的最佳密度。将每种细胞按照接种密度为 2500 个/孔、5000 个/孔、10000 个/孔、20000 个/孔、30000 个/孔和 40000 个/孔接种到培养孔中，设置 6 个平行组。由于整个毒素检测时间为 48h，因此仅观察细胞接种后 48h 的生长情况。

当细胞接种密度比较小的时候，如 2500 个/孔和 5000 个/孔，细胞的增殖速度较慢且细胞指数(CI)较小，如图 3.5 所示。当接种密度为 10000～40000 个/孔的时候，细胞的增殖速度较快且 CI 较大。当细胞接种密度为 40000 个/孔的时候，CI 最大，但是细胞在生长四十几小时后已经接近平台期，增殖速度明显减慢。这也许是因为细胞经过四十多小时的增殖和分裂后已经达到饱和密度，此时细胞的增殖明显减慢且逐渐进入衰退期。细胞活力最好的时期是对数增长期，因此接种密度过大和过小都不适用于细胞实验。当细胞密度为 10000 个/孔、20000 个/孔和

30000 个/孔时，细胞在 48h 内均处于对数生长期，且随着接种密度的增加，细胞的增殖速度和 CI 都增大。因此，选择 30000 个/孔作为 ECIS 检测 OA 的初始接种密度较为合适。

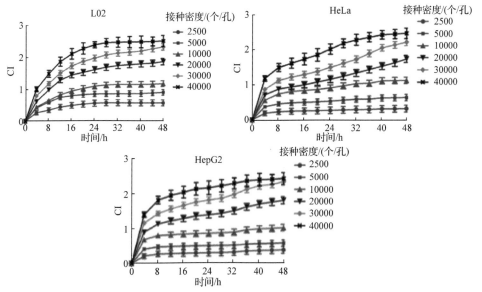

图 3.5　三种细胞不同接种密度下的细胞生长曲线

### 3.2.2　海洋生物毒素对细胞形态的影响

光学体式显微镜观察：ECIS 检测细胞结束后，即细胞经过 OA 处理 24h，从培养箱中取出 ECIS，用移液器吸去培养基后于光学体式显微镜下观察电极上细胞在不同浓度 OA 作用后形态数量的变化及对照组的细胞形态等。

扫描电子显微镜观察：将 10mm 的圆盖玻片使用浓硫酸浸泡一夜，使用纯水冲洗干净后放置于乙醇溶液中。将圆盖玻片从乙醇中取出放入 24 孔板中，待乙醇晾干，加入 300μL 体积分数为 0.1% 的明胶铺被过夜。吸出明胶，将 L02、HeLa 和 HepG2 三种细胞按照 $6×10^6$ 个/孔的密度接种到细胞培养板中。培养 24h 后，依次更换成含有 5～200μg/L OA 溶液的新鲜培养基，同时设置溶剂对照组。继续培养 24h，取出 24 孔板，吸去旧的培养基后使用 PBS 清洗盖玻片三次，使用 2.5% 的戊二醛溶液 4℃固定过夜。次日，吸去戊二醛溶液，采用 PBS 溶液清洗盖玻片三次，依次采用 30%、50%、70%、80%、90% 的叔丁醇(乙醇配制)梯度脱水 10min，再用纯叔丁醇脱水，用叔丁醇换乙醇，20min，3 次，4℃结晶。用真空冷冻干燥 40min 左右，取出盖玻片放置于工作台上，喷金 60s 后使用 SU-70 分析型热场发射扫描电镜观察并拍照。

为了研究 OA 对细胞形态的影响，用不同浓度的 OA 作用三种不同细胞株 24h

后，从培养箱中取出 ECIS，在光学体式显微镜下观察电极上细胞的形态变化。结果表明：与溶剂对照组相比，经过 OA 处理的细胞形态发生明显变化。对照组的细胞数目较多，排列紧密，细胞体积较大。经过 OA 处理的细胞数目明显减少，细胞皱缩且体积减小，且随着 OA 浓度的增大，细胞形态和数目变化明显(图 3.6)。

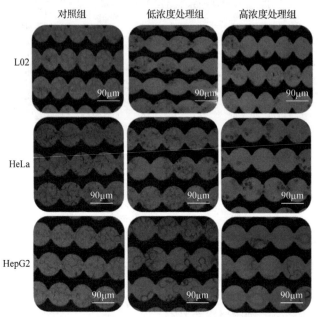

图 3.6　光学体式显微镜(30×)观察 OA 对 L02、HeLa 和 HepG2 三种细胞形态的影响

利用扫描电镜观察 OA 对三种细胞外部形态和结构的影响，结果表明，OA 作用 24h 后，三种细胞的形态均发生明显变化，主要表现为细胞体积收缩变小(直径从 20～30μm 减小到 10μm 左右)、形态由多边形逐渐变圆、细胞的间隙增大(图 3.7)。对照组细胞则伸展成梭形或多边形，细胞贴附紧密且细胞的间隙比较小。高浓度 OA 处理的细胞体积明显小于低浓度处理组和对照组，并且细胞数目也明显减少，这是因为贴壁细胞死亡后会失去贴附能力而从基底表面脱落下来，且细胞表面的微绒毛明显减少。扫描电镜结果显示了 OA 对细胞的毒性作用，且该作用呈现剂量效应。影响 CI 的因素有细胞的数目、细胞的形态、细胞与细胞间的接触、细胞与基底之间的贴附能力。因此，当细胞数目减少、细胞形态缩小、细胞接触间隙变大时，CI 减小；反之，CI 增大。该结果与图 3.8 中细胞生长曲线一致。

### 3.2.3　细胞电子阻抗传感器的性能测试

将一定数目的细胞接种到 ECIS 传感器培养孔，监测其生长状态。待细胞生长 24h 取出 ECIS 传感器，弃去培养孔里面旧的培养基，再将预先配制好的含有

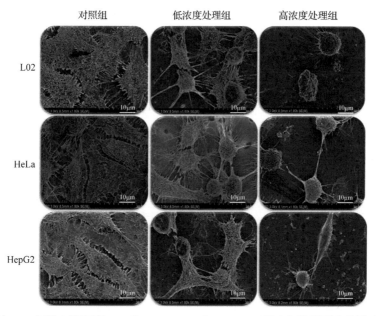

图 3.7　扫描电镜观察 OA 对 L02、HeLa 和 HepG2 三种人细胞株形态的影响

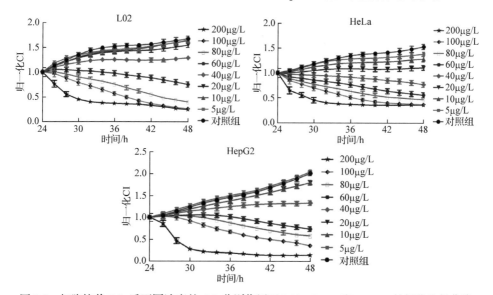

图 3.8　细胞培养 24h 后不同浓度的 OA 分别作用于 L02、HeLa 和 HepG2 的细胞生长曲线

不同浓度毒素的新鲜培养基加入不同的培养孔里。同时，设置不加毒素的溶剂对照组。再将 ECIS 传感器连接到检测系统，放入培养箱中实时观察 OA 对细胞生长状态的影响。

5～200μg/L 的 OA 在 24h 内对 L02 细胞、HeLa 细胞和 HepG2 细胞生长情况的影响如图 3.8 所示，其中对照组是体积分数为 0.02%的甲醇试剂处理组。

图 3.9 是不同时刻 OA 对细胞的增殖抑制率曲线。OA 对细胞的增殖抑制率可以根据式(3.5)计算：

$$细胞增殖抑制率 = 1 - \frac{CI_{x\_t}}{CI_{y\_t}} \times 100\% \tag{3.5}$$

式中，$CI_{x\_t}$ 为在某个时间点 OA 作用后的细胞指数；$CI_{y\_t}$ 为同一时间点对照组的细胞指数。图 3.9 给出了 6h、12h、18h 和 24h 四个不同时刻不同浓度的 OA 对三种细胞的增殖抑制率曲线。根据图 3.8 可以看出，不同细胞株对 OA 的敏感性有所不同。例如，经过浓度为 40μg/L 的 OA 处理十几个小时后，HeLa 细胞的 CI 开始减小，L02 和 HepG2 细胞的 CI 则缓慢增大，并未出现减小；经过 20μg/L 的 OA 作用，三种细胞的 CI 都是增大的，增大幅度要略小于对照组。由此可知，高浓度的 OA 对细胞的影响主要是诱导细胞凋亡，导致 CI 减小，低浓度的 OA 对细胞则主要表现为抑制生长。

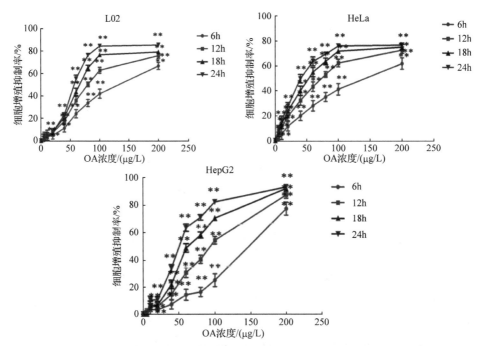

图 3.9　不同时刻不同浓度的 OA 对三种细胞的增殖抑制率曲线

与对照组相比，*表示差异显著(P<0.05)，**表示差异极显著(P<0.01)

由图 3.9 可知，10～200μg/L 的 OA 对三种细胞均有不同程度的抑制效应，且随着作用时间的增加，抑制效应越明显。总的来说，OA 对这三种细胞增殖的抑制有着明显的剂量效应和时间效应。在 10～100μg/L 的浓度范围内，对不同作用时间下 OA 对细胞的增殖抑制率进行线性拟合，结果如表 3.1 所示。

**表 3.1　不同作用时间下 OA 对细胞增殖抑制率的拟合结果**

| 时间/h | L02 | HeLa | HepG2 |
|---|---|---|---|
| 6 | $y = 0.4307x - 2.0494$<br>$R^2 = 0.9847$ | $y = 0.4212x + 1.0954$<br>$R^2 = 0.9881$ | $y = 0.239x - 0.7158$<br>$R^2 = 0.9849$ |
| 12 | $y = 0.631x - 1.9303$<br>$R^2 = 0.9625$ | $y = 0.6166x + 3.9498$<br>$R^2 = 0.984$ | $y = 0.5443x - 2.5481$<br>$R^2 = 0.9837$ |
| 18 | $y = 0.8043x - 4.1846$<br>$R^2 = 0.9816$ | $y = 0.7219x + 5.8655$<br>$R^2 = 0.9704$ | $y = 0.7542x - 3.1716$<br>$R^2 = 0.9793$ |
| 24 | $y = 0.9336x - 5.4967$<br>$R^2 = 0.9735$ | $y = 0.7664x + 8.8242$<br>$R^2 = 0.9384$ | $y = 0.894x - 1.2067$<br>$R^2 = 0.9832$ |

为了验证构建的 ECIS 传感器在 OA 检测中的特异性，选择另外几种常见的代表性毒素及无毒的贝肉提取液处理这三种细胞，从而对其特异性进行测试。石房蛤毒素(STX)是 PSP 中毒性最强且分布比较广泛的代表性毒素，短裸甲藻毒素(PbTx-2)是 NSP 中分布比较广泛的代表性毒素。选取贝肉提取液是为了验证基质对 OA 检测的影响，OA 无毒贝肉提取液是经过 LC-MS/MS 和 ELISA 两种方法验证过不含毒素的样品。取较高浓度的 STX、PbTx-2 及 10μL 的贝肉提取液处理三种细胞，并实时监测 CI 变化。由图 3.10 可以看出，与对照组相比，经过 300μg/L STX、900μg/L PbTx-2 和贝肉提取液处理 48h，三种细胞的 CI 基本上没有特别明显的变化。STX、PbTx-2 和贝肉提取液在处理细胞的 48h 内，没有表现出对细胞生长明显的促进或者抑制效应。这也许和毒素的作用机制有关，STX 和 PbTx-2 主

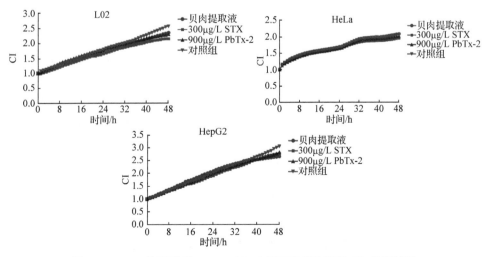

图 3.10　ECIS 传感器对 STX、PbTx-2 和贝肉提取液的 48h 检测结果

要是阻碍和促进细胞外钠离子内流，L02、HeLa 和 HepG2 细胞都不属于神经类细胞，细胞膜上没有足够的钠离子通道，因此对这两种毒素不够敏感(Campas et al., 2007)。由此说明，该方法对于 DSP 类毒素检测有着很好的特异性，且受贝肉基质的干扰小。

### 3.2.4　贝肉样品中腹泻性贝类毒素的检测

为了探讨 ECIS 在实际贝肉检测中的应用效果，分别采集了多份贝肉样品，经过下述前处理后进行检测。

样品提取：将采集的贝肉样品用纯水清洗干净并沥干，称取 200g 贝肉匀浆，使用 600mL 丙酮萃取后倒入布氏漏斗抽滤，收集上清液；将残渣用 100mL 丙酮重复萃取两次，合并三次萃取的上清液移入 1000mL 的圆底烧瓶，于 56℃±1℃ 旋转蒸发仪蒸干；将浓缩液移入分液漏斗，使用 100mL 乙醚清洗烧瓶内壁，移入分液漏斗，静置分层后去除水相层，重复该步骤两次；使用 50mL 蒸馏水清洗乙醚层两次，将乙醚层移入 250mL 的圆底烧瓶，于 34℃±1℃ 旋转蒸干；将浓缩物用 10mL、1% 吐温-60(Tween-60)生理盐水重悬,对贝肉提取物进行 4000g 离心 5min，0.22μm 滤膜过滤除菌后用于细胞分析。

前处理后，分别用 MBA 和 LC-MS/MS 两种方法检测，选取不含毒素的贝肉作为空白样本。通过往空白样品里添加标准毒素的方式来模拟实际染毒样本，测试 ECIS 的实际应用性。根据测试的结果，HepG2 细胞在 4 个时间段的 $R^2$ 相对比较稳定且拟合度较高，因此选用 HepG2 细胞作为 ECIS 的敏感元件，检测实际样品中的 OA。图 3.11 是用贝肉提取液将 OA 标准品稀释成不同浓度而得出的标准曲线。从图中可以看出，在 10～100μg/L 的浓度范围，ECIS 检测的细胞增殖抑制率与 OA 浓度成正比。根据 3δ 法，得出 ECIS 检测限为 2.85μg/L，该浓度需要换算成贝肉里的毒素含量，需要根据贝肉样品的提取步骤及最终加入检测体系的溶液体积计算。假设最终用 10mL 的 1% Tween-60 生理盐水溶解 200g 贝肉提取物,加入体系的毒素提取液为总体积的 1/30，那么可以计算出 200g 贝肉提取物(10mL)中 OA 的含量为 0.855ng，相当于 OA 在贝肉提取物中的含量为 4.275μg/kg。该检测下限远远低于小鼠生物法的检测下限(200μg/kg)，且低于绝大多数国家对 DSP 设置的检测下限(Lin et al., 2015; Sassolas et al., 2013)。ECIS 对添加毒素标准溶液的贝肉提取液样品回收率，从 86.4%到 112.5%不等。

用贝肉提取液将 OA 标准品稀释成 6 个不同浓度，分别为 12μg/L、25μg/L、36μg/L、50μg/L、63μg/L、86μg/L。根据图 3.11 中的拟合曲线计算出 OA 浓度，计算回收率，结果见表 3.2。可以看出，OA 加标准品的回收率为 86%～113%。

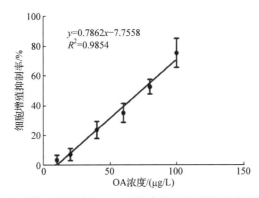

$$y=0.7862x-7.7558$$
$$R^2=0.9854$$

图 3.11　细胞增殖抑制率与 OA(用贝肉提取液配制)浓度的标准曲线

**表 3.2　ECIS 传感器在 OA 实际样品检测中回收率的测定**

| 样品编号 | 加标准品浓度/(μg/L) | OA 浓度/(μg/L) | 回收率/% |
|---|---|---|---|
| 1 | 12 | 11.3 | 94 |
| 2 | 25 | 21.6 | 86 |
| 3 | 36 | 40.5 | 113 |
| 4 | 50 | 52.4 | 104 |
| 5 | 63 | 61.6 | 98 |
| 6 | 86 | 88.3 | 103 |

## 3.3　细胞电子阻抗传感器在麻痹性贝类毒素检测中的应用

　　PSP 作为全球范围内分布最广且危害最大的一类海洋毒素，每年造成数千人中毒(Cusick et al.，2013)。PSP 属于钠离子通道类海洋毒素，NSP、CFP、河鲀毒素(TTX)、AZP 和芋螺毒素(conotoxin)等海洋毒素也属于这一类毒素。此类毒素产生毒害作用主要是通过与细胞膜上的钠离子通道特异性结合，造成动作电位异常，从而导致一系列神经系统的功能紊乱。不同的毒素与钠离子通道结合的位点不一样，从而引起的症状也不尽相同。钠离子通道是一类位于细胞膜上可以主动或者被动允许离子通过的通道蛋白，由一个 220～260kDa 的 α 亚基和三个 33～36kDa 的 β 亚基构成(Cestele et al.，2000)。钠离子通道一般分两大类，即依赖电压变化而启动的电压门控钠离子通道和依赖化学物质特异性结合开启的配体型钠离子通道。

　　钠离子通道有一个共同的骨架结构，其 α 亚基有四个同源结构域(Ⅰ～Ⅳ)，如图 3.12 所示。每个结构域都有 6 个跨膜的 α 螺旋(S1～S6)，且 N 端与 C 端都在胞内。S5 和 S6 之间的胞外环参与形成孔道结构，并且决定了离子通道的选择性和通透性。每个结构中的 S4 片段具有高度保守的氨基酸序列，是激活离子通道的电压感受器。在电场的作用下，S4 会发生旋转和移位，从而通过改变通道的构象来激活离子通道。引起通道失活的关键部位是连接结构域Ⅲ和Ⅳ之间较短的胞内环，其中以 IFM 区域(表示异亮氨酸、苯丙氨酸和甲硫氨酸组成的序列)最为重要。当膜处于去极化状态时，该区域会逐渐向通道内口移动，并与结构域Ⅲ和位于结构域Ⅳ S4～S5 的胞内环连接来阻断离子通道。

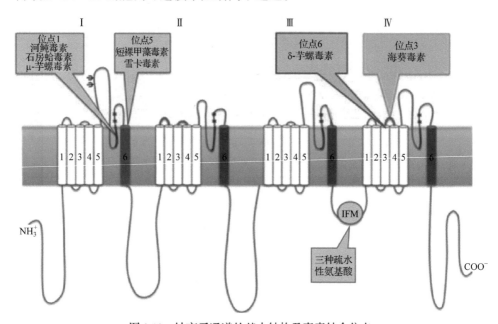

图 3.12　钠离子通道的基本结构及毒素结合位点

(Cusick et al.，2013；Charalambous et al.，2011；Stevens et al.，2011)

通过对毒素的药理学研究，已经鉴定出钠离子通道类神经毒素的作用位点有6 个，因此根据毒素分子的作用位点和产生的功能效应可以将其分成三大类：阻碍离子孔道的毒素、影响膜内离子通道门控位点的毒素和影响膜外门控位点的毒素。其中，阻碍离子孔道的毒素可以通过与孔道(位点 1)结合来抑制离子通道的电导率，这一类的代表性毒素为 STX 和 TTX；与膜内位点(位点 2、5)结合的毒素可以引起构象变化从而持续性激活钠离子通道,这一类的代表性毒素有 NSP 和 CFP；还有一类毒素通过与结构域Ⅳ的片段 S3～S4 胞外环结合而改变离子通道的状态，海葵毒素属于这一类。

PSP 主要通过与神经和肌肉细胞上的电压门控钠离子通道特异性结合引起呼吸麻痹，从而导致死亡。该类毒素与电压门控钠通道的位点 1 结合，能够有效地阻碍钠离子的内流，从而引起动作电位的异常。藜芦定(Veratridine，V)可以有效地激活细胞膜上的钠离子通道，使钠离子持续性内流而造成细胞膜肿胀，甚至死亡。乌本苷(Ouabain, O)是钠钾泵抑制剂，可以有效抑制钠钾泵的活性，从而使细胞内的钠离子浓度持续性升高。当 PSP 与这两种物质共同作用于细胞时，PSP 的存在会延缓藜芦定与乌本苷引起的细胞死亡。因此，基于这一原理，可以通过检测细胞的形态变化和死亡情况来检测 PSP 的毒性大小。迄今为止，许多种细胞株都被证明可以用于 PSP 的检测，如小鼠脑神经瘤细胞(Neuro2a)、小鼠神经细胞瘤与大鼠神经胶质瘤融合细胞(NG108-15)、人神经母细胞瘤细胞(SK-N-SH)等(Humpage et al.，2010；Okumura et al.，2005；Manger et al.，2003)。细胞法检测 PSP 自 1988 年首次出现，经历了多次改进，从最初的直接观察变圆的细胞数目，到检测无色 WST-8 被活细胞线粒体脱氢酶还原变色的吸光度来间接反映活细胞的量(Humpage et al.，2010；Kogure et al.，1988)。

　　ECIS 结合了细胞检测法多样性和灵敏性的优点，同时结合了传感器无损动态长时监测及容易实现自动化的优点。由于 STX 是 PSP 中危害最大且最典型的一种毒素，且其他 PSP 的标准品较难获得，因此本节选用 STX 作为研究 ECIS 的对象。鉴于前述 STX 直接作用于三种非神经类细胞株 48h，均不会对 CI 产生明显的影响，本节采用小鼠脑神经瘤细胞(Neuro2a)作为 ECIS 的敏感元件，构建一种新型检测 PSP 的细胞分析法。该方法基于检测 STX 与藜芦定和乌本苷共同作用引起的细胞阻抗变化来分析 STX 的存在与含量。

### 3.3.1　细胞电子阻抗传感器的构建与优化

　　ECIS 的清洁灭菌步骤如下：在 75% 的乙醇中浸泡 30min，使用超纯水冲洗 3～5 遍，直至电极表面清洗干净，然后用超纯氮气吹干电极表面的液体，将 ECIS 置于超净台紫外灭菌 30min。为了使细胞更好地贴附到电极表面，事先采用 0.1% 的明胶室温包被 1h 或者 4℃过夜。细胞接种到 ECIS 之前，先将 100μL 细胞培养基加入细胞培养孔里检测基线阻抗。接下来，将 200μL 不同密度的细胞悬浮液接种到细胞培养孔，超净台静置 10min，再将传感器连接到检测系统，最后将整个检测系统放入细胞培养箱，持续监测细胞在电极上的生长状态。

　　选用 Neuro2a 细胞作为 ECIS 的敏感元件，通过 ECIS 实时记录细胞生长状态来检测麻痹性贝类毒素，检测接种密度为 5000 个/孔、10000 个/孔、20000 个/孔、30000 个/孔和 40000 个/孔时 Neuro2a 细胞 48h 的生长状态。

　　当 Neuro2a 细胞培养在阻抗芯片上时，细胞的生长状态会直接反映在电极的阻抗上。图 3.13 为不同接种密度细胞在阻抗芯片上培养 48h 的细胞生长曲线。仅有培养基的细胞生长曲线，CI 一直稳定在 0 左右，说明其他的 CI 变化基本上是由细胞生长引起的。可以看出，细胞数目越多，CI 越大。随着时间的增长，由于细胞在电极上的贴附，CI 增大。当细胞接种密度为 30000 个/孔时，细胞一直处于对数生长期且 CI 较大。当细胞接种密度为 40000 个/孔时，细胞增长至不到 48h，CI 开始下降，说明细胞密度过大，不利于接下来的实验检测。当细胞密度过小时，不利于细胞的生长且 CI 较小。因此，在后续的检测中，选择 30000 个/孔作为细胞的接种密度。

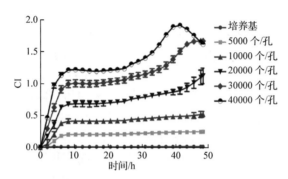

图 3.13　ECIS 实时监测不同接种密度的 Neuro2a 细胞生长曲线

待细胞生长 24h，取出 ECIS 并吸去旧的培养基，每孔加 297μL 含有不同浓度藜芦定和乌本苷的细胞培养基，再加入 3μL 不同浓度的 STX 标准毒素，同时设置不加毒素的藜芦定和乌本苷对照组。

由于藜芦定和乌本苷作用于神经细胞会引起细胞的死亡，那么在整个传感器构建中，藜芦定和乌本苷浓度的选择是非常重要的。不同浓度的藜芦定和乌本苷与不同浓度的 STX 共同作用 Neuro2a 细胞 12h 和 24h 的结果也不相同：在没有藜芦定和乌本苷存在的情况下，STX 浓度的对数与细胞的相对存活率之间没有线性关系。藜芦定和乌本苷的浓度需要进行调整和优化，当调整到拟合曲线的斜率和 $R^2$ 都最大的情况时，可以选择该浓度为最终检测 STX 时藜芦定和乌本苷的工作浓度。

### 3.3.2　海洋生物毒素对细胞形态的影响

光学体式显微镜观察：ECIS 检测细胞实验结束后，即细胞经过不同浓度 STX 与藜芦定和乌本苷处理 24h，从培养箱中取出 ECIS。用移液器吸去培养基，于光学体式显微镜下观察细胞在电极上经过不同浓度 STX 与藜芦定和乌本苷共同作用后形态数量的变化及对照组的细胞形态等。

扫描电子显微镜(SEM)观察：将直径为 10mm 圆盖玻片使用浓硫酸浸泡一夜，使用纯水冲洗干净后放置于纯乙醇溶液中。将圆盖玻片从乙醇中取出放入 24 孔板中，待乙醇晾干，加入 300μL 体积分数为 0.1%的明胶铺被过夜。吸出明胶后，将 Neuro2a 细胞按照 6×10⁶ 个/孔的密度接种到细胞培养板中。培养 24h 后，依次更换成含有不同浓度 STX 与藜芦定和乌本苷溶液的新鲜培养基，同时设置藜芦定和乌本苷对照组。继续培养 24h 后取出 24 孔板，吸去旧的培养基，使用 PBS 溶液清洗盖玻片三次，使用 2.5%的戊二醛溶液 4℃固定过夜。次日，吸去戊二醛溶液，用 PBS 溶液清洗盖玻片三次，依次采用 30%、50%、70%、80%、90%的叔丁醇(乙醇配制)梯度脱水 10min，再用纯叔丁醇脱水，用叔丁醇换乙醇，20min，3 次，4℃结晶。真空冷冻干燥 40min 左右，取出盖玻片放置于工作台上，喷金 60s 后使用 SU-70 分析型热场发射扫描电镜观察并拍照。

当不同浓度的 STX 与藜芦定和乌本苷共同作用 Neuroa2a 细胞 24h 后，取出 ECIS 后弃掉培养基，置于光学体式显微镜下观察细胞的形态变化，如图 3.14 所示。对照组的细胞形态饱满、均匀，细胞数目比较多。藜芦定和乌本苷作用的细胞数目明显变少，细胞大部分皱缩死亡，基本上看不到完整的细胞。

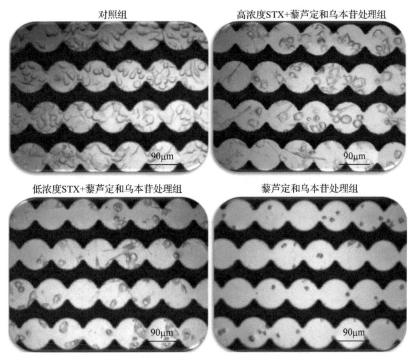

图 3.14　光学体式显微镜(30×)观察 STX 与藜芦定和乌本苷共同作用 24h 后 Neuro2a 细胞形态变化

利用扫描电镜观察不同浓度的 STX 对藜芦定和乌本苷作用下细胞形态变化的影响，结果如图 3.15 所示。经过藜芦定和乌本苷共同处理 24h，Neuro2a 细胞的形态基本上呈圆形，体积明显减小，且细胞出现凋亡。当加入不同浓度 STX 作用细胞后，Neuro2a 细胞的数目都多于藜芦定和乌本苷处理组，细胞体积变大且细胞的形状由圆形转变成多边形，这说明 STX 对于藜芦定和乌本苷引起的 Neuro2a 细胞死亡有着一定的抑制作用。因此，表现在 CI 上，CI 应该是增大的。细胞电镜照片与图 3.16(b)中 ECIS 检测的 CI 结果一致。

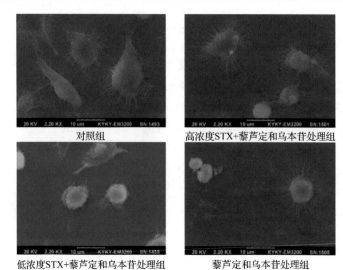

图 3.15　STX 与藜芦定和乌本苷共同作用 24h 后 Neuro2a 细胞形态的变化

### 3.3.3　细胞电子阻抗传感器的性能测试

图 3.16 为 ECIS 检测的 Neuro2a 细胞在 STX 与有无藜芦定和乌本苷存在下的 CI 曲线。由图 3.16 可以看出，STX 在作用细胞 24h 内基本不会对其 CI 产生影响，而在藜芦定和乌本苷的共同作用下，CI 下降。从图 3.16(b)可以看出，STX 能够在一定程度上延缓藜芦定和乌本苷引起的细胞死亡。藜芦定和乌本苷处理的细胞在 2h 左右 CI 便开始下降，加入了 STX 后，CI 直到 7h 后才开始下降，且加入 STX 的 CI 明显大于仅藜芦定和乌本苷处理组。

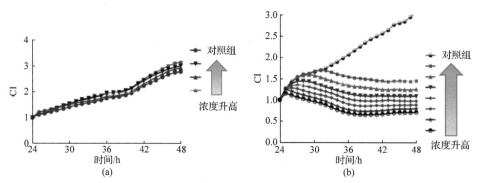

图 3.16　STX 单独作用及其与藜芦定和乌本苷共同作用下 Neuro2a 细胞 CI 曲线

(a) STX 单独作用下 Neuro2a 细胞的 CI 曲线；(b) STX 与藜芦定和乌本苷共同作用下 Neuro2a 细胞的 CI 曲线

细胞的相对存活率可以根据式(3.6)计算：

$$细胞相对存活率 = \frac{CI_{x\_t}}{CI_{y\_t}} \times 100\% \tag{3.6}$$

式中，$CI_{x\_t}$ 为某一时间点无任何处理的对照组 CI；$CI_{y\_t}$ 为同一时间点 STX 与藜芦定和乌本苷同时处理的 CI。图 3.17 中细胞在不同浓度 STX 与藜芦定和乌本苷共同作用下的相对存活率，是根据图 3.16(b)中的 CI 计算得到。由图可以看出，STX 能够抑制藜芦定和乌本苷引起的细胞死亡，细胞的相对存活率随着 STX 浓度对数值增大而增加。

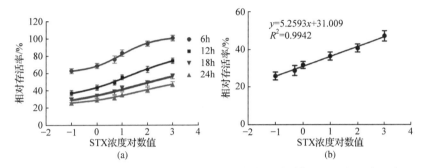

图 3.17　细胞在不同浓度 STX 与藜芦定和乌本苷共同作用下的相对存活率

(a) STX 与藜芦定和乌本苷共同处理 6h、12h、18h、24h 后细胞相对存活率与 STX 浓度对数值关系；(b) STX 与藜芦定和乌本苷处理细胞 24h 后细胞相对存活率与 STX 浓度对数值的线性关系

为了测试该 Neuro2a 细胞传感器检测 STX 的特异性，本小节选择两种常用的非神经类细胞株作为敏感元件来检测 STX。细胞培养 24h 后，加入含有不同浓度的 STX 与藜芦定和乌本苷培养液共同作用两种细胞 24h，CI 曲线如图 3.18 所示，其中仅含有藜芦定和乌本苷的细胞培养液作为对照组。同对照组相比，HeLa 和 HepG2 细胞传感器的效应在 STX 的作用下基本与对照组没有区别。HeLa 和 HepG2 细胞膜上也有钠离子通道，在藜芦定和乌本苷作用下，HeLa 和 HepG2 的 CI 也会有一定程度的下降。由于这两种细胞的细胞膜上钠离子通道数目远远没有神经类细胞 Neuro2a 多，因此其细胞传感器的特异性和灵敏度也不如 Neuro2a 细胞传感器。

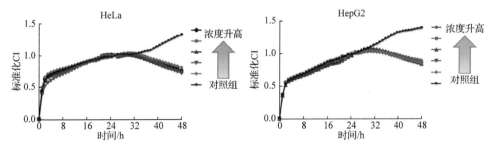

图 3.18　不同浓度 STX 与藜芦定和乌本苷共同作用下两种非神经类细胞的 CI 曲线

为了验证 Neuro2a 细胞在藜芦定和乌本苷两种物质共同作用下检测 STX 的

特异性，分别检测 STX、神经类毒素 PbTx-2、腹泻性毒素 OA 和 10μL 无毒贝肉提取液对该传感器的效应，结果如图 3.19 所示。经过 STX 处理的 CI 明显大于其他组，而 PbTx-2、OA 和贝肉提取液处理的 CI 则与对照组无明显区别。对处理 24h 的 CI 进行 students' *t* 检验，可以得出传感器对 STX 的响应显著大于其他几种毒素($P<0.05$)。这和 PSP 的作用机制有关，经过藜芦定和乌本苷处理的 Neuro2a 细胞最终会因为钠离子持续性内流而死亡，当加入 PSP 类毒素 STX 后，STX 能够特异性抑制钠离子内流，从而延缓细胞死亡。腹泻性毒素 OA 的作用机制主要是抑制细胞内磷酸酶 PP1 和 PP2A，从而引起细胞内蛋白的磷酸化活动失衡，最终导致细胞死亡等一系列活动。神经类毒素 PbTx-2 的作用机制则是导致钠离子内流，会促进细胞死亡。由此说明，该 Neuro2a 细胞传感器对于 STX 的检测有着很好的特异性，并且受贝肉提取液基质的影响小，该方法具有很好的特异性与灵敏度，可以用于毒素的实际样品检测。

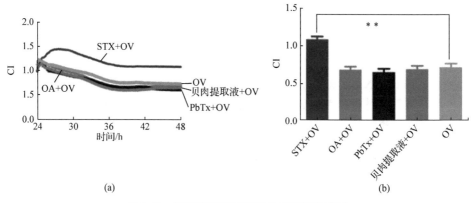

(a)　　　　　　　　　　　　　　　　　(b)

图 3.19　细胞传感器对毒素的响应特性测试

(a) 细胞传感器对 STX、PbTx-2、OA 和贝肉提取液的实时响应曲线；(b) 不同毒素和贝肉提取液处理 24h 后的 CI(平均值±标准差，$n$=4)；OV 表示藜芦定和乌本苷处理，作为对照组

### 3.3.4　贝肉样品中麻痹性贝类毒素的检测

为了考察 ECIS 方法的实际应用效果，采用该传感器尝试检测贝肉样品中 PSP 的含量。

分别从市场和贝类养殖场采集了 10 份贝肉样品，经过下述前处理后进行检测。

样品提取：将采集的贝肉样品用纯水清洗干净并沥干，取 100g 贝肉于烧杯中，加入 100mL 盐酸均质 2min，将混合物加热煮沸 5min，使其慢慢冷却至室温。整个均质和搅拌过程需要注意混合物的 pH，使其介于 2.5～4.0，可以使用盐酸或者氢氧化钠调节混合物的 pH。最后，将该混合物用盐酸稀释至 200mL，搅拌均匀，使用 0.22μm 的过滤器过滤除菌，用于细胞分析。

选取不含毒素的贝肉作为空白样本，通过往空白样品里面添加标准毒素的方式获得标准曲线。从图 3.20 可以看出，在一定的浓度范围内，细胞的相对存活率同 STX 浓度对数值成正比，其回归方程为 $y=5.53x+28.63$(相关系数为 0.9819)。根据拟合曲线得出该传感器的检测限为 0.03ng/mL，远远低于小鼠生物法的检测限 200ng/mL。该传感器对于添加了标准毒素的样品回收率在 84%～117%，表明该传感器可以用于贝肉样品的实际检测。

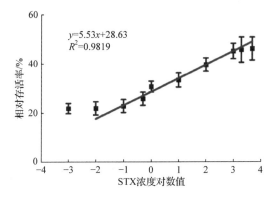

图 3.20　细胞的相对存活率与 STX(用贝肉提取液配制)浓度对数值的标准曲线

## 参 考 文 献

李嘉雯，江涛，吴锋，等，2014. 珠江口与大亚湾海域腹泻性贝毒污染状况分析[J]. 暨南大学学报(自然科学与医学版), 35(3): 228-234.

ABDOLAHAD M, TAGHINEJAD M, TAGHINEJAD H, et al., 2012. A vertically aligned carbon nanotube-based impedance sensing biosensor for rapid and high sensitive detection of cancer cells[J]. Lab on a Chip, 12(6): 1183-1190.

AHMAD A, MOORE E J, 2009. Comparison of cell-based biosensors with traditional analytical techniques for cytotoxicity monitoring and screening of polycyclic aromatic hydrocarbons in the environment[J]. Analytical Letters, 42(1): 1-28.

AO L, LIU J Y, GAO L H, et al., 2008. Differential expression of genes associated with cell proliferation and apoptosis induced by okadaic acid during the transformation process of BALB/c 3T3 cells[J]. Toxicology in Vitro, 22(1): 116-127.

ASPHAHANI F, ZHANG M, 2007. Cellular impedance biosensors for drug screening and toxin detection[J]. Analyst, 132(9): 835-841.

CAMPAS M, PRIETO-SIMON B, MARTY J L, 2007. Biosensors to detect marine toxins: Assessing seafood safety[J]. Talanta, 72(3): 884-895.

CESTELE S, CATTERALL W A, 2000. Molecular mechanisms of neurotoxin action on voltage-gated sodium channels[J]. Biochimie, 82(9-10): 883-892.

CHARALAMBOUS K, WALLACE B A, 2011. Nachbac: The long lost sodium channel ancestor[J]. Biochemistry, 50(32): 6742-6752.

CHEN T R, XU X Q, WEI J J, et al., 2013. Food-borne disease outbreak of diarrhetic shellfish poisoning due to toxic mussel consumption: The first recorded outbreak in China[J]. Plos One, 8(5): e65049.

CUSICK K D, SAYLER G S, 2013. An overview on the marine neurotoxin, saxitoxin: Genetics, molecular targets, methods of detection and ecological functions[J]. Marine Drugs, 11(4): 991-1018.

GIAEVER I, KEESE C R, 1984. Monitoring fibroblast behavior in tissue-culture with an applied electric-field[J]. Proceedings of the National Academy of Sciences of the United States of America-Biological Sciences, 81(12): 3761-3764.

HEISLER J, GLIBERT P M, BURKHOLDER J M, et al., 2008. Eutrophication and harmful algal blooms: A scientific consensus[J]. Harmful Algae, 8(1): 3-13.

HUMPAGE A R, MAGALHAES V F, FROSCIO S M, 2010. Comparison of analytical tools and biological assays for detection of paralytic shellfish poisoning toxins[J]. Analytical and Bioanalytical Chemistry, 397(5): 1655-1671.

KEESE C R, GIAEVER I, 1994. A biosensor that monitors cell morphology with electrical fields[J]. IEEE Engineering in Medicine and Biology Magazine, 13(3): 402-408.

KOGURE K, TAMPLIN M L, SIMIDU U, et al., 1988. A tissue-culture assay for tetrodotoxin, saxitoxin and related toxins[J]. Toxicon, 26(2): 191-197.

LI A F, MA J G, CAO J J, et al., 2012. Toxins in mussels (*Mytilus galloprovincialis*) associated with diarrhetic shellfish poisoning episodes in China[J]. Toxicon, 60(3): 420-425.

LIN C, LIU Z S, TAN C Y, et al., 2015. Contamination of commercially available seafood by key diarrhetic shellfish poisons along the coast of China[J]. Environmental Science and Pollution Research, 22(2): 1545-1553.

LIU Q J, WU C S, CAI H, et al., 2014. Cell-based biosensors and their application in biomedicine[J]. Chemical Reviews, 114(12): 6423-6461.

MANGER R L, LEJA L S, LEE S Y, et al., 2003. Detection of paralytic shellfish poison by rapid cell bioassay: Antagonism of voltage-gated sodium channel active toxins *in vitro*[J]. Journal of Aoac International, 86(3): 540-543.

OKUMURA M, TSUZUKI H, TOMITA B, 2005. A rapid detection method for paralytic shellfish poisoning toxins by cell bioassay[J]. Toxicon, 46(1): 93-98.

PETHIG R, MARKX G H, 1997. Applications of dielectrophoresis in biotechnology[J]. Trends in Biotechnology, 15(10): 426-432.

REVERTE L, SOLINO L, CARNICER O, et al., 2014. Alternative methods for the detection of emerging marine toxins: Biosensors, biochemical assays and cell-based assays[J]. Marine Drugs, 12(12): 5719-5763.

SASSA T, RICHTER W W, UDA N, et al., 1989. Apparent activation of protein-kinases by okadaic acid class tumor promoters[J]. Biochemical and Biophysical Research Communications, 159(3): 939-944.

SASSOLAS A, HAYAT A, CATANANTE G, et al., 2013. Detection of the marine toxin okadaic acid: Assessing seafood safety[J]. Talanta, 105: 306-316.

SOLLY K, WANG X B, XU X, et al., 2004. Application of real-time cell electronic sensing (RT-CES) technology to cell-based assays[J]. Assay and Drug Development Technologies, 2(4): 363-372.

STEVENS M, PEIGNEUR S, TYTGAT J, 2011. Neurotoxins and their binding areas on voltage-gated sodium channels[J]. Frontiers in Pharmacology, 2: 71.

TUBARO A, FLORIO C, LUXICH E, et al., 1996. Suitability of the mtt-based cytotoxicity assay to detect okadaic acid contamination of mussels[J]. Toxicon, 34(9): 965-974.

VALDIGLESIAS V, PREGO-FARALDO M V, PASARO E, et al., 2013. Okadaic acid: More than a diarrheic toxin[J]. Marine Drugs, 11(11): 4328-4349.

WANG J H, WU J Y, 2009. Occurrence and potential risks of harmful algal blooms in the East China Sea[J]. Science of the Total Environment, 407(13): 4012-4021.

WANG L, WANG H, WANG L, et al., 2008. Analysis of the sensitivity and frequency characteristics of coplanar electrical cell-substrate impedance sensors[J]. Biosensors and Bioelectronics, 24(1): 14-21.

WANG T X, HU N, CAO J Y, et al., 2013. A cardiomyocyte-based biosensor for antiarrhythmic drug evaluation by simultaneously monitoring cell growth and beating[J]. Biosensors and Bioelectronics, 49: 9-13.

YAN T, ZHOU M J, 2004. Environmental and health effects associated with harmful algal bloom and marine algal toxins in China[J]. Biomedical and Environmental Sciences, 17(2): 165-176.

YANG L J, LI Y B, GRIFFIS C L, et al., 2004. Interdigitated microelectrode (IME) impedance sensor for the detection of viable *Salmonella typhimurium*[J]. Biosensors and Bioelectronics, 19(10): 1139-1147.

YIN H Y, WANG F L, WANG A L, et al., 2007. Bioelectrical impedance assay to monitor changes in aspirin-treated human colon cancer HT-29 cell shape during apoptosis[J]. Analytical Letters, 40(1): 85-94.

ZHOU J, WU C X, TU J, et al., 2013. Assessment of cadmium-induced hepatotoxicity and protective effects of zinc against it using an improved cell-based biosensor[J]. Sensors and Actuators: A-Physical, 199: 156-164.

ZHOU M J, LI J, LUCKAS B, et al., 1999. A recent shellfish toxin investigation in China[J]. Marine Pollution Bulletin, 39(1-12): 331-334.

ZOU L, WU C, WANG Q, et al., 2015. An improved sensitive assay for the detection of PSP toxins with neuroblastoma cell-based impedance biosensor[J]. Biosensors and Bioelectronics, 67: 458-464.

# 第4章 电解质-绝缘层-半导体传感器在海洋生物毒素检测中的应用

电解质-绝缘层-半导体(electrolyte-insulator-semiconductor，EIS)传感器是一种基于场效应的传感器，能够对电极表面电荷的变化做出非常灵敏的反应。本章主要介绍基于适配体修饰的 EIS 传感器免标记检测石房蛤毒素(saxitoxin，STX)的新方法。使用 EIS 传感器，无需复杂的设置即可检测带电分子，如单链 DNA(ssDNA)或双链 DNA(dsDNA)的结合。采用层层组装(layer-by-layer，LbL)法修饰的 EIS 电极，通过静电吸附阳离子聚电解质，如聚(丙烯胺盐酸盐)(poly(allylamine hydrochloride)，PAH)和聚酰胺胺树枝状高分子(PAMAM)于电极表面，随后静电吸附带负电荷的适配体。适配体和石房蛤毒素结合会使表面电荷和电容变化，因此可以通过电容-电压(capacitance-voltage，C-V)和恒定电容(constant-capacitance，ConCap)曲线检测实现对海洋生物毒素的检测。

## 4.1 电解质-绝缘层-半导体传感器检测原理

电化学生物传感器包括电位、电流和阻抗传感技术，是一种由两个密切相关的元件组成的装置，即敏感元件和换能器。"生物传感器之父"利兰·克拉克(Leland Clark)于 1956 年发明了第一个用于检测血氧的电化学生物传感器，并以他的名字命名为"克拉克电极"(Su et al.，2017)。随后，电化学生物传感器成为发展最快、商业化最成功的生物传感器之一，这主要归功于安培葡萄糖传感器在糖尿病监测中的广泛应用。电化学传感器对许多有机和无机化合物能够实现精确、经济、快速和可靠的检测，具有低成本、即时检测和小型化等优势，能够广泛应用于食品、生物医学、环境、农业和工业等诸多领域。生物传感器的检测器主要依赖于电化学转导，其次是光学和声学效应，热传导和磁效应的使用频率较低。生物传感器在环境污染物测定中的作用并不是完全取代传统的、更复杂的仪器技术，而是对它们的有益补充，尤其是在现场快速检测的应用场景中，减少了分析的总时间并使样品预处理过程最简化。

### 4.1.1 电化学双电层

人们构建了不同的模型用来解释电化学传感器涉及的固液界面分子稳态情

况，这里简要介绍一些固液界面的基本情况和化学反应。如果将金属电极浸入含有相应金属离子的溶液中，则来自溶液的金属离子(阳离子)在表面被还原(电极中的电子减少)，或者是来自电极的金属原子氧化为阳离子(电极中电子增加)。根据能量的倾向性，这些反应中的第一个或第二个反应会优先发生。电子的增加/减少使电极(局部)的电位变化。电极的电位($\varphi_{electrode}$)也会受到施加外部电压的影响，因此需要对电极(Yasumoto et al.，1978)。电极电荷吸引溶液中的离子，这些离子位于表面附近，但保持其溶剂化壳层，产生电化学双电层。该模型于 1979 年由赫尔曼·亥姆霍兹首次提出并发表(Lee et al.，1989)。

电极/电解质界面也会产生另外两种影响。①极性水分子附着在固体表面。由于水-氧原子和水-氢原子之间的电负性差异，氢原子的电子位于更靠近氧原子的位置，使水分子(偶极)产生整体极性。水分子根据其极性和电极的极性及电极电位 $\varphi_{electrode}$ 进行定向。图 4.1 显示了电极表面(此处为带负电的金属表面)的分子排列情况。②水溶剂分子根据其部分电荷排列。阳离子被吸引到表面并位于附近，从而形成外亥姆霍兹层，该层可以观察到线性电位降。内亥姆霍兹层描述了电极和特定吸附离子之间的距离。在更远的距离，由于扩散传输和其他影响，电位非线性下降。这些电荷层产生电化学双电层电容 $C_{dl}$。外亥姆霍兹层电位 $\varphi_{oHL}$ 和电解质溶液电位 $\varphi_{solution}$ 之间的差被定义为 Zeta 电位 $\zeta$。电化学双电层的 Stern 模型得到了一些科学家的进一步补充，考虑了电解质溶液的介电常数和黏度的非线性(Satake et al.，1999)。

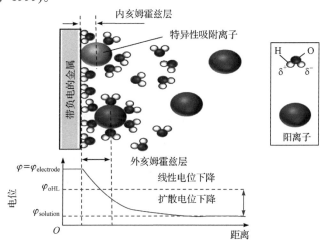

图 4.1　带(负)电荷表面的溶剂分子(水)和离子排列及电位变化示意图(Satake et al.，1999)

### 4.1.2　绝缘层的表面修饰

为了确保检测到 DNA 分子固有电荷引起的表面电位变化，首先必须将 DNA 分子固定在电解质-绝缘层-半导体(EIS)传感器的氧化物绝缘层表面。例如，可以通过将 DNA 吸附结合到带电的聚电解质层上实现。溶剂中稀释的聚电解质是由携带可电离化学基团的单体组成的链状分子。化学基团可以在极性溶剂(如水)中离解并带电(Nogueiras et al., 2003)。聚电解质是 DNA 分子，还有聚(丙烯胺盐酸盐)(poly(allylamine hydrochloride, PAH)、聚(苯乙烯磺酸钠)(poly(sodium-styrennesulfonate), PSS)、聚乙烯亚胺(Polyethyleneimine, PEI)和聚-$L$-赖氨酸(poly-$L$-lysine, PLL)。它们可以分为强聚电解质和弱聚电解质。PSS 是一种强聚电解质，在溶液中完全离解，完整 PSS 链的所有单体都带负电荷(Yasumoto et al., 1985)。PAH 是一种弱聚电解质，电荷比可能会变化，并取决于不同的因素，如温度、溶液的 pH 和离子强度(Munday et al., 2013)。用于测定所得电荷的特征值是等电点($pH_{IEP}$)，即分子净电荷为零的 pH。此外，零电荷点($pH_{PZC}$)定义了表面具有零净电荷的 pH(Ehara et al., 2015)。溶液 pH 小于 $pH_{IEP}$/$pH_{PZC}$ 会使聚电解质/表面质子化，从而使其带正电。类似地，pH 大于 $pH_{IEP}$/$pH_{PZC}$，会产生负电荷。$pH_{PZC}$ 通常作为等电点的同义词(Ehara et al., 2015)，然而这种假设是不正确的。这两个值通常由不同的测量方法确定：$pH_{PZC}$ 通过滴定法测量，$pH_{IEP}$ 通过电动势测量。相同材料的两个值之间存在微小差异(Dominguez et al., 2012)。影响聚电解质分子的另一个重要参数是离子强度，它由周围溶剂的盐浓度决定。在没有盐离子的情况下，单体电荷相互排斥，从而使聚电解质链伸展开来。在高离子强度的环境中，反离子(具有与聚电解质的单体电荷相反的电荷)屏蔽电荷，从而抑制排斥力，导致聚电解质链盘绕。因此，盐浓度主要影响聚电解质的结构形式。反离子对电荷的屏蔽效应在德拜-休克尔(Debye-Hückel)理论中由 $\lambda_D$ 描述(Wang et al., 2011)，$\lambda_D$ 定义了电位大小下降 1/e 所需的距离。盐浓度和溶液 pH 不仅影响聚电解质的电荷，而且影响传感器氧化物表面的电荷状况。当氧化物与电解质溶液接触时，溶液中的离子可以附着在电解质/绝缘层界面上。根据氧化物的 $pH_{PZC}$，表面—OH($SiO_2$ 表面的两性羟基)分别在 pH<$pH_{PZC}$ 或 pH>$pH_{PZC}$ 时被质子化或去质子化。Helmholz-Gouy-Champman-Stern 理论描述了绝缘层/电解质界面处的电荷分布，但该理论不包括表面化学反应的影响(Wang, 2008)。与此相反，位点结合模型考虑了表面化学反应的影响，可以表达正确的净表面电荷。图 4.2 显示了三种不同 pH 下电解质/$SiO_2$ 绝缘层界面的表面电荷情况。两性羟基根据 pH 形成不同量的—$OH_2^+$、—OH 或—$O^-$基团，表面电位随 pH 的变化而变化。传感器氧化物表面的羟基越多，pH 对表面电位的影响就越大。因此，材料的 pH 敏感性取决于氧化物表面上可用羟基的数量。

由于 $SiO_2$ 的 $pH_{PZC}$ 为 2～3(Costa, 2016)，因此中性 pH 条件下其表面的净电荷为负。DNA 分子在中性 pH 溶液中也带负电。通过使两者接触，DNA 的负电荷和表面会相互排斥，从而阻碍 DNA 分子结合到传感器表面。PAH 的 $pH_{PZC}$ 约为

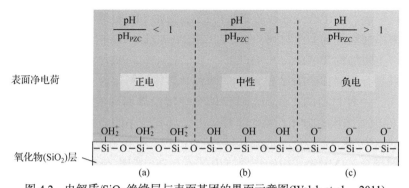

图 4.2　电解质/SiO₂ 绝缘层与表面基团的界面示意图(Walsh et al., 2011)

(a) 电解质 pH 小于 pH_PZC 的位点结合模型；(b) 电解质 pH 等于 pH_PZC 的位点结合模型；(c)电解质 pH 大于 pH_PZC 的位点结合模型

10.8(Cusick et al., 2013)，这使其在中性 pH 条件下带正电。溶解的(带正电的)PAH 分子被(带负电的)SiO₂ 表面吸引，并在纳米范围内作为薄膜吸附。这种表面修饰可以吸附固定带负电的 DNA 分子。正电荷层和负电荷层的交替表面改性被称为层层组装(LbL)静电吸附技术(邹玲，2015)。

### 4.1.3　免标记检测带电分子

EIS 传感器由电解质(溶液)、绝缘层和半导体部件组成(图 4.3)。EIS 传感器对表面电荷敏感，适用于检测溶解在水介质中的物质，尤其是可以用于免标记 DNA 检测。EIS 传感器采用半导体加工工艺，以硅片为基底在其表面生成一层氧化物绝缘层制成。氧化物将半导体材料与电解质溶液分离。氧化过程可以通过干氧化或湿氧化(或两者的组合)进行。湿氧化提供了高生长速率，干氧化可以获得更好的氧化物质量(如高均匀性、低孔隙率、大介电常数等)(Blanco et al., 2010；Jeffery et al., 2004)。绝缘层厚度通常在几十到几百纳米的范围内，并且可以通过

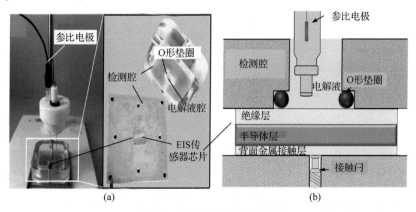

图 4.3　EIS 测量装置的组成

(a) EIS 传感器典型的测量装置和加载传感器芯片的检测腔；(b) 带有 EIS 传感器芯片的检测腔横截面示意图

氧化生长形成。为了改变或改善某些传感特性(如 pH 敏感性)，可以在初始 $SiO_2$ 层的顶部添加额外的介电材料，如分别用钽(Ta)或铝(Al)进行金属沉积，还可以通过氧化产生附加的 $Ta_2O_5$ 或 $Al_2O_3$ 层。

如果具有不同掺杂(n 型和 p 型)的两种半导体材料接触，则大多数载流子从一种材料向另一种材料的扩散和漂移传输会在接触界面形成空间电荷区(称为 p-n 结)。空间电荷区没有分布在整个半导体上，具有较小的厚度(宽度)，这是传输过程平衡的结果(图 4.4)(Alexander et al.，2009)。EIS 和金属绝缘体半导体(MIS)或金属氧化物半导体(MOS)结构的半导体内部也存在空间电荷区。MOS 结构具有与 EIS 结构相同的布局，但是金属接触作为栅极而不是电解质溶液(具有参比电极)。因此，MOS 和 EIS 结构信号生成的基本机制是类似的。为了更方便地解释，图 4.4 描述了基于 MOS 结构传感器的信号生成过程及相应的机制和效果。

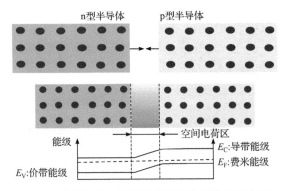

图 4.4 能带图中不同能级的材料接触前后示意图

图 4.5 为没有接触的金属和半导体材料及 MIS 结构的能带。图 4.5(a)为指示真空能级 $E_0$、导带能级 $E_C$、价带能级 $E_V$、功函数 $\Phi_m$(对于金属)和 $\Phi_{sc}$(对于半导体)

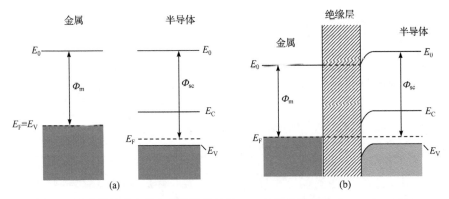

图 4.5 没有接触的金属和半导体材料及 MIS 结构的能带(Baden et al.，2005)

(a) 没有接触的金属和半导体材料的能带；(b) MIS 结构的能带

的金属和半导体材料能带，图 4.5(b)半导体中具有能带弯曲效应的 MIS/MOS 结构。功函数 $\Phi$ 表示在无(电磁)相互作用的距离处将电子从材料(金属或半导体)移动到真空中所需的能量。费米能级 $E_F$ 表示电子占据态的概率为 50%时的能量。

金属和绝缘体与半导体材料的结合产生能带弯曲过程。这种能带能量的变化几乎完全且局部地发生在半导体部分，因为金属比半导体含有更多的自由电荷载流子，所以在整个金属上发生电位平衡[图 4.5(b)]。半导体处的这种能带弯曲过程形成局部空间电荷区。根据施加到系统的(栅极)电压 $U_g$，可以调节能带电平。可以总结四种不同的"情况"来描述该系统的可能场景：累积、耗尽、反转和平带条件。下面以 p 型半导体作为基底的情况进一步描述这些场景。

平带条件：为了补偿图 4.5 所示的能带弯曲过程，必须向 MOS 系统施加一定的电压。在这种状态下，三个能带 $E_V$、$E_C$ 和 $E_0$ 分别归一化为平线和一条水平线(图 4-6)。这种情况所需的(栅极)电压称为平带电压 $U_{fb}$。

累积：施加的电压 $U_g < U_{fb}$，使绝缘体/半导体界面处的移动电荷载流子(大多数电荷载流子由 p 型半导体的"空穴"表示)累积(图 4.6)。空穴仅积聚在半导体材料中，而不进入(理想的)绝缘体。

耗尽：如果电压 $U_g$ 增加($U_g > U_{fb}$)，来自绝缘体/半导体界面的大多数电荷载流子(空穴)将越来越多地从该界面转移到更深的半导体材料。可以说，载流子的数量在这个区域已经耗尽。

反转：$U_g$ 的进一步增加($U_g \gg U_{fb}$)导致界面绝缘体/半导体处大多数电荷载流子进一步耗尽。负电荷的量超过了该区域的 p 型半导体空穴，半导体类型变为局部反转(从 p 型变为 n 型)(Blanco et al.，2010)。

不同条件描述的施加电压对空间电荷区域的厚度有直接影响，这将影响整个传感器电容。

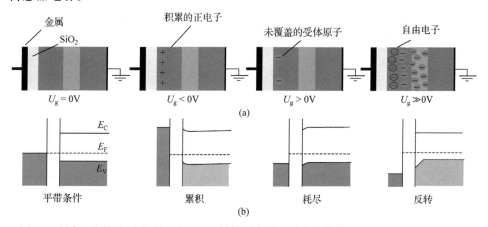

图 4.6　施加不同栅极电压的理想 MOS 结构示意图和对应的能带(Kirkpatrick et al.，2004)

(a) 理想 MOS 结构示意图；(b) 理想 MOS 结构的能带

用电解质和参比电极代替 MOS 结构的金属栅极接触，得到如图 4.6 所示的 EIS 结构。在这种情况下，施加的栅极电压通过参比电极调节。EIS 传感器的氧化物表面可以根据不同的参数(如 pH)改变其在溶液中的电荷。EIS 传感器通常用非常薄(纳米范围)的氧化物层制造。由于厚度较小，在氧化物/电解质界面处或附近由电荷感应的(外部)电磁场会对氧化物/半导体界面处半导体内部的电荷位置和分布产生影响(Kirkpatrick et al.，2004)。位于半导体/氧化物和氧化物/电解质界面的"平面定向"电荷组合决定了 EIS 结构的电子行为，最终可以通过两个平板电容器的简化串联排列来描述(图 4.7)。氧化物上的"电荷平面"产生具有氧化物电容 $C_{ox}$ 的氧化物电容器，半导体内部的平面形成具有电容 $C_{sc}$ 的 Si 空间电荷区域的电容器。也存在电化学双层电容 $C_{dl}$，但与总 EIS 传感器芯片电容($C_{EIS}$)串联，可以忽略，因为 $C_{dl}$ 的值通常远大于 $C_{ox}$ 和 $C_{sc}$(Loeffler et al.，2021)。

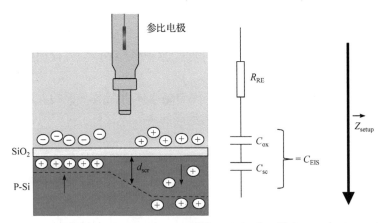

图 4.7　EIS 传感器两个界面(半导体/氧化物和氧化物/电解质)的横截面示意图(Loeffler et al.，2021)

$\oplus$ 和 $\ominus$ 表示表面电荷，会吸引或排斥半导体中本征移动电荷载流子($\oplus$)，从而使空间电荷区厚度($d_{scr}$)变化；EIS 传感器的简化等效电路模型为参比电极电阻($R_{RE}$)、氧化物电容($C_{ox}$)、半导体电容($C_{sc}$)、EIS 传感器芯片电容($C_{EIS}$)和装置整体阻抗($Z_{setup}$)

通常，平板电容器的电容可以根据式(4.1)计算(Kirkpatrick et al.，2004)：

$$C = \varepsilon_0 \varepsilon_r \frac{A_c}{d} \tag{4.1}$$

利用真空介电常数 $\varepsilon_0$、相对介电常数 $\varepsilon_r$、板面积 $A_c$ 和板距离 $d$，该公式适用于计算 EIS 传感器的电容，板距离 $d$ 由氧化物厚度(对于 $C_{ox}$)和空间电荷区厚度($d_{scr}$)定义。虽然氧化物厚度是恒定的，但空间电荷区厚度可以根据表面电位的变化而改变，这可以使 $C_{sc}$ 变化。

$C_{EIS}$ 可以通过测量阻抗来计算，除了直流(DC)信号之外，还必须施加小的交流(AC)电压来测量电容。测量装置包括参比电极，该参比电极可以通过电阻器 $R_{RE}$

在等效电路中简化。$Z_{setup}$ 的表达式为

$$Z_{setup} = R_{RE} + Z_{EIS} \tag{4.2}$$

$$Z_{EIS} = \frac{1}{j\omega C_{EIS}} \tag{4.3}$$

$$\omega = 2\pi f \tag{4.4}$$

利用叠加的 AC 电压频率 $f$，使用电化学设置允许确定传感器芯片的电容 $C_{EIS}$，考虑 $C_{sc}$ 和 $C_{ox}$ 的串联(Lewis et al.，2000)：

$$C_{EIS} = \frac{C_{ox} C_{sc}}{C_{ox} + C_{sc}} \tag{4.5}$$

测量电容信号($C_{EIS}$)与不同施加直流电压阶跃的关系，得出电容-电压($C$-$V$)曲线(Cameron et al.，1991)。典型的 $C$-$V$ 曲线具有类似 S 形的形状，如图 4.8 中 p 型 Si 的 EIS 传感器 $C$-$V$ 曲线所示(n 型 EIS 传感器的 $C$-$V$ 曲线具有相同的形状，但极性相反)。$C_{EIS}$ 由作为两个平板电容器的串联布置电容 $C_{ox}$ 和 $C_{sc}$ 确定。曲线可以细分为三个部分：累积、耗尽和反转。在累积部分中，负(栅极)电压经参比电极施加到芯片。

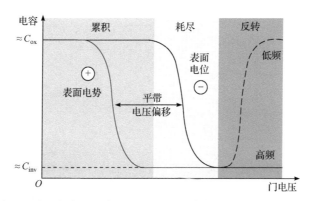

图 4.8　具有正表面电位和负表面电位 p 型 Si 的 EIS 传感器 $C$-$V$ 曲线(Kirkpatrick et al.，2004)

施加电场使带正电的空穴(p 型 EIS 传感器芯片的大多数载流子)在半导体/氧化物界面处积累。由于界面处空穴的吸引，$C_{sc}$ 增加，并急剧超过 $C_{ox}$。在累积部分中，传感器电容 $C_{EIS}$ 主要由 $C_{ox}$ 确定。如果在参比电极处施加的(栅极)电压朝着更正的电位改变，则半导体/氧化物界面处的空穴浓度降低，并且形成耗尽的移动载流子区域。在该耗尽部分中，耗尽区的宽度随着施加电压增加而增加(朝着更正的电位变化)。耗尽区宽度的增加使总电容减小。如果施加的(栅极)电压进一步增加，带负电荷的电子数量可能超过半导体/氧化物界面处带正电荷的空穴数量。这里形成了一小块 n 型硅，称为反转层。在反转状态下，对于低 AC 频率，电荷载

流子在空间电荷区域上的交换是可能的。因此，总电容主要由 $C_{ox}$ 定义。对于高频，电荷波动太快，反转层没有发生(排序)排列，总电容不会再次增加，并保持在反转电容 $C_{inv}$(图 4.8)(Kirkpatrick et al.，2004)。

监测 $C$-$V$ 曲线可用于检测表面电势变化：EIS 传感器表面的电荷(来自离子、带电分子等)直接影响表面电势。根据附加的表面电荷，需要更高或更低的电压来达到与没有附加电荷的情况相同的设置电容，这意味着该表面电位与施加的 DC 电压重叠。因此，可以观察到 $C$-$V$ 曲线的偏移(图 4.8)。通过实现平带情况，给出理想的监测条件。电压偏移对应符号反转的表面电位变化，并且用作(生物)传感器的信号。

对于测量与时间相关的过程，电容 $C_{EIS}$ 可以设置为固定值，相应的电压通过反馈控制被永久地调整，以保持该电容恒定。所选电容必须设置在耗尽区内，并且应为最大传感器电容的 60%左右(理想情况下,适合平带条件)(Ofuji et al.,1999)，在此过程中实时记录调整后的电压,这种测量方式被称为恒定电容(ConCap)模式。在随后的时间间隔内，两种固定表面电荷情况(更多的正电荷或负电荷)的对应曲线如图 4.9 所示。

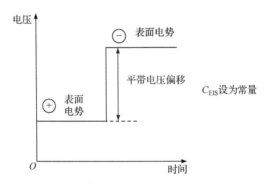

图 4.9　正表面电势和负表面电势情况下 EIS 传感器的 ConCap 曲线(Ofuji et al.，1999)

因此，通过电化学装置读取 EIS 传感器电容可以确定表面电位变化，这一变化也可以由带电分子的结合引起。与所有场效应器件相同的 EIS 传感器容易受到电磁场和光照的影响，因此测量应在黑暗的法拉第箱内进行，以防止此类干扰影响测量。

## 4.2　PAH 修饰的 EIS 传感器在石房蛤毒素检测中的应用

人们利用 PAH 修饰的 EIS 传感器开发了一种新型适配体传感器,用于石房蛤毒素(STX)的高灵敏和免标记检测(图 4.10)。PAH 由于表面积大和官能团丰富，能够提高对毒素敏感的适配体(Apt)结合和固定效率。EIS 结构作为 STX 检测的换能器。通过 *C-V* 和 ConCap 测量，监测适配体和 STX 的特定相互作用引起的传感器电容的变化。适配体的构象变化使传感器表面的电荷变化，从而使传感器电容变化。因此，传感器能够通过监测其电容的变化来检测 STX。

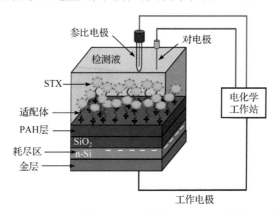

图 4.10　用于 STX 检测的 PAH 修饰的 EIS 生物传感器示意图

### 4.2.1　PAH 修饰的 EIS 传感器的设计与加工

EIS 传感器的设计和加工流程较为成熟，前期已有较多报道(Zhuang et al., 2015)。在海洋生物毒素检测传感器的开发中，EIS 传感器作为换能器。EIS 结构 (Au/n-Si/SiO$_2$)是在硅片(n 型，<100>，电阻率 10～15Ω·cm)上制造的，如图 4.10 所示。将 SiO$_2$ 层(厚 30nm)干氧化到硅晶片上作为绝缘层，HF 用于蚀刻晶片的背面以去除 SiO$_2$ 层。接下来，在晶片的蚀刻侧上沉积 Au 层，作为工作电极的欧姆接触。将晶片切割成所需尺寸的小块，并在超声波浴中依次用丙酮、异丙醇、乙醇和去离子水洗涤，与检测腔装配后用于进一步的实验。

### 4.2.2　PAH 修饰的 EIS 传感器的修饰与表征

层层组装(LbL)静电吸附方法为具有交替电荷的聚离子静电组装提供了一种简单、快速、低成本的有效方法(Loeffler et al., 2021；Hatamie et al., 2018；邹玲，2015)。利用 LbL 方法将带正电荷的 PAH 分子吸附在 SiO$_2$ 栅极绝缘体上，并将带负电荷的适配体分子固定在带正电荷的 PAH 层上(图 4.11)。LbL 固定化的适配体分子通常形成扁平细长的结构(邹玲，2015)。因此，使用低离子强度的溶液可能使 STX 位于德拜长度内的栅极表面附近，从而产生更高的传感信号。在 PAH 吸附之前，通常需要先用食人鱼溶液混合物(H$_2$SO$_4$ 和 H$_2$O$_2$ 的混合物)活化 SiO$_2$ 表面，再使用 PAH 溶液对传感器表面进行改性，以形成聚电解质层(Elgrishi et al., 2018；Wu et al., 2016)。PAH 溶解在 NaCl 溶液(pH 为 5.45)中，SiO$_2$ 表面具有足够的负电荷，以促进几乎完全带正电的 PAH 分子静电吸附(Cusick et al., 2013)。通过改变 PAH 溶液的离子强度可以获得大量吸附的聚电解质分子。对于适配体的固定，通常使用一定浓度的适配体在室温下与 PAH 改性后 SiO₂ 表面作用一段时间，形成对 STX 敏感的具有 PAH/Apt 双层的 EIS 传感器。

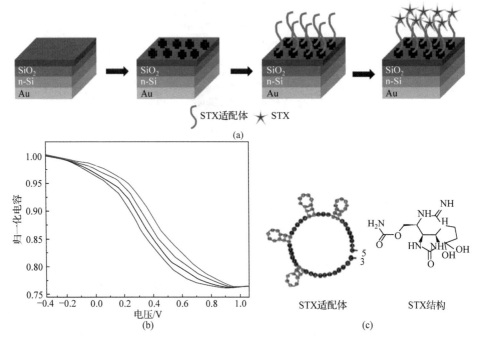

图 4.11 EIS 适配体传感器检测毒素的基本原理

(a) EIS 传感器芯片表面改性步骤；(b) EIS 传感器表面的 *C-V* 曲线；(c) STX 适配体和 STX 的结构

采用原子力显微镜(AFM)表征吸附 PAH 和适配体后 EIS 传感器表面的形态变化。裸露 SiO₂ 表面、PAH 层和 PAH+适配体的 AFM 表征图像如图 4.12 所示。裸露的 SiO₂ 表面看起来完全光滑[图 4.12(a)]。PAH 和适配体吸附后，与裸露的 SiO₂ 表面相比，表面形态发生了明显变化。PAH 吸附后，表面粗糙度上升(表面粗糙度用 RMS 表示，RMS=27.37nm)[图 4.12(b)]。PAH 层的 AFM 图像在传感器表面上显示出均匀的分布，这表明 PAH 分子具有平面取向。此外，如图 4.12(b)中 PAH 层的 AFM 图像所示，可以看到具有一些针孔的蠕虫状结构，这是 LbL 制备的聚电解质膜常见特征。适配体在 PAH 改性的 SiO₂ 传感器表面吸附后，表面形态发生了显著变化，如图 4.12(c)所示。另外，巨大的团簇出现在 PAH+适配体双层的表面，使表面粗糙度进一步增加(RMS=53.45nm)。这些表征结果证实了 PAH+适配体双层在传感器表面上有效固定。

此外，可以使用扫描电镜(SEM)对电极表面进行形态表征，在粗糙的薄膜中观察到成分的不均匀分布(图 4.13)。SEM 照片表明，裸 SiO₂ 表面、PAH 层和 PAH+适

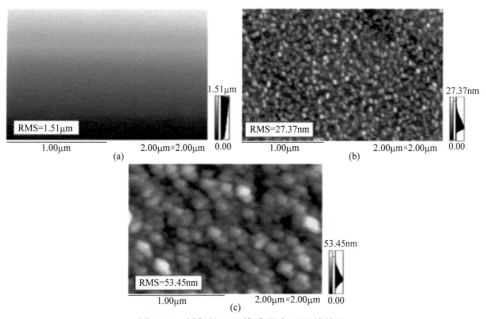

图 4.12　制备的 EIS 传感器表面形貌特性

(a) EIS 传感器的裸露 $SiO_2$ 表面形貌；(b) PAH 层吸附到 $SiO_2$ 表面的形貌；(c) 适配体固定到 PAH 改性的 $SiO_2$ 表面的形貌

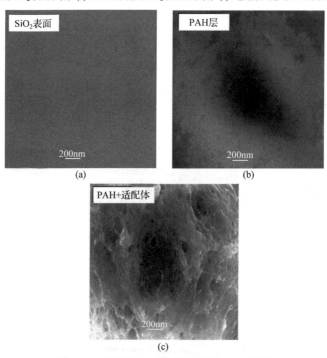

图 4.13　制备的 EIS 传感器表面 SEM 照片

(a) EIS 传感器的裸露 $SiO_2$ 表面形貌；(b) PAH 层吸附到 $SiO_2$ 表面的形貌；(c) 适配体固定到 PAH 改性的 $SiO_2$ 表面的形貌

配体呈现出非常不同的形态：PAH 被吸附到 SiO₂ 表面后，呈现出层状结构[图 4.13(b)]。适配体固定在 PAH 修饰的传感器表面后，SiO₂ 表面的形态发生了变化，并形成了紧凑的结构[图 4.13(c)]。

　　另外，采用荧光检测的参考方法可以进一步确认适配体吸附在 EIS 传感器表面。荧光标记的适配体(FAM 标记的适配体)用于观察适配体在 PAH 层上的有效固定。图 4.14 显示了将 FAM 标记的适配体溶液引入裸露的传感器表面和 PAH 修饰的 EIS 传感器表面时，以及将 FAM 标记的 STX 溶液孵育到用 PAH+适配体双层修饰的 EIS 传感器的荧光测量结果。将 FAM 标记的适配体溶液置于裸露的 EIS 传感器后，没有记录到荧光信号[图 4.14(a)]。主要是因为固定化过程受到传感器 SiO₂ 表面和适配体之间静电排斥的阻碍，它们都带负电。洗涤过程之后，没有 FAM 标记的适配体分子留在传感器表面上。如图 4.14(b)所示，将 FAM 标记的适配体溶液孵育到 PAH 修饰的 EIS 传感器上后，测量到强而均匀的荧光信号，表明适配体分

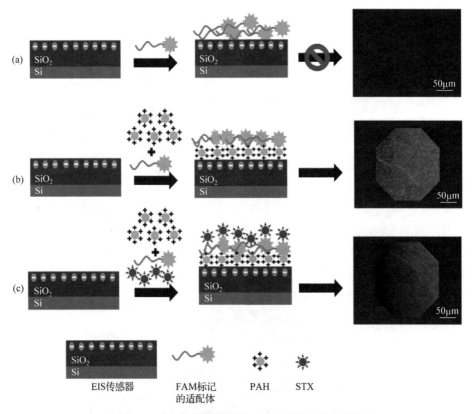

图 4.14　适配体在传感器表面固定的荧光表征结果

(a) 用 FAM 标记的适配体溶液孵育裸露 EIS 传感器；(b) 用 FAM 标记的适配体溶液孵育 PAH 修饰的 EIS 传感器；(c) 用 STX 溶液孵育 PAH+适配体修饰的 EIS 传感器

子有效地固定在带正电的 PAH 层上。即使经过多次漂洗，仍然能检测到荧光信号而且荧光信号强度没有明显降低。与图 4.14(b)相反，在用 FAM 标记的适配体连接 STX 后，检测到较弱的荧光信号[图 4.14(c)]。这些结果证实了 FAM 标记的适配体可以固定在 PAH 层上。

### 4.2.3　PAH 修饰的 EIS 传感器的性能测试

常用电化学三电极测量系统对传感器的性能进行测试。EIS 传感器作为工作电极，使用 Pt 线和 Ag/AgCl(在饱和 KCl 中)电极作为对电极和参比电极。对于电化学测量，可以将 EIS 传感器固定在检测腔中，使敏感材料区域暴露在溶液中，再连接到电化学工作站上进行测量。EIS 传感器的 $C$-$V$ 和 ConCap 测量用于监测传感器制备过程中表面修饰及 PAH 修饰的适配体和 STX 之间相互作用引起的电容变化。$C$-$V$ 测量是利用直流栅极电压扫描及通过参比电极和工作电极叠加小的交流电压来实现的。ConCap 测量是通过改变栅极电压来进行的，施加输出控制电路，以在特定工作点保持电容常数，该特定工作点(通常为最大电容的 60%)通过 $C$-$V$ 曲线来确定。ConCap 测量能够实时动态观察传感器表面电势的变化(Elgrishi et al.，2018)。测量过程通常使用低离子强度溶液，以减少电荷屏蔽效应对测量的影响。为了减少环境光和电磁场对测量的影响，通常用法拉第箱保护整个三电极检测腔。

使用 $C$-$V$ 和 ConCap 方法在每个表面改性步骤之前和之后对 EIS 传感器进行表征。图 4.15、图 4.16 显示了 PAH-适配体固定和 STX 附着在 EIS 传感器上的免标记检测结果。在 PAH-适配体固定和 STX 附着前后，记录 EIS 传感器的 $C$-$V$ 曲线(图 4.15)和 ConCap 响应(图 4.16)。记录的 $C$-$V$ 曲线呈现出典型的高频形状。根据施加的栅极电压的大小和极性，可以区分裸露和修饰后 EIS 传感器 $C$-$V$ 曲线的三个区域：累积、耗尽和反转。EIS 结构的总电容($C_{EIS}$)可以表示为栅极绝缘体的几何电容($C_i$)和半导体可变空间电荷电容($C_{sc}$)的串联，施加到栅极的电压、栅极绝缘体/电解质界面处的电荷(电位)电化学双层电容、吸附单层的电容，通常远大于 $C_i$ 和 $C_{sc}$，因此可以忽略。可以看出，经过表面改性步骤后，$C$-$V$ 曲线累积范围内的最大电容几乎保持不变($C_{EIS} \approx C_i$)，这与电容式 EIS 传感器检测带电大分子或纳米颗粒的结果一致(Lippmann，1881)。在耗尽区中观察到 $C$-$V$ 曲线沿电压轴的正方向偏移，其中偏移的方向和幅度取决于吸附电荷的符号和数量。这表明带电分子的吸附和结合引起界面电位的变化，调制 EIS 结构的平带电压和电容。PAH-适配体与 STX 的静电结合将使耗尽区宽度减小和 $C_{sc}$ 增加，$C$-$V$ 曲线向更正(或更少负)的栅极电压方向偏移。电位偏移的方向和幅度都可以通过动态 ConCap 模式测量直接确定(图 4.16)。此外，实时 ConCap 响应使裸露和改进的 EIS 传感器偏移行为动态可见。暴露于测量溶液之后，带电分子吸附到 SiO₂ 表面而引起的信号变化可以被实时测量，有时也会出现随时间变化的小信号漂移，在大多数情况下，EIS 传感器需要几分钟才能达到平衡条件和相对稳定的信号。通常，PAH-适配体固定和 STX 附着引起的信号变化远大于漂移效应引起的信号变化。

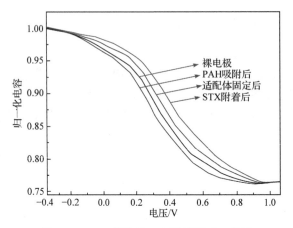

图 4.15　PAH 修饰的 EIS 传感器 $C$-$V$ 曲线

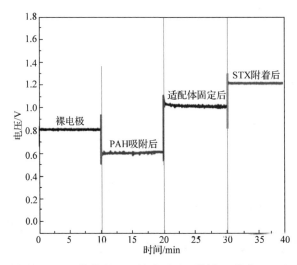

图 4.16　PAH 修饰的 EIS 传感器测量结果(工作点 2.91nF)

STX 附着在 EIS 传感器表面后，通过 $C$-$V$ 曲线的变化和 ConCap 模式下的电位变化来检测传感器电容的变化，反映带电分子附着引起的表面电荷变化。PAH、适配体和 STX 的吸附引起了传感器 $C$-$V$ 曲线的偏移，如图 4.15 所示，可以观察到典型的累积、耗尽和反转区。在 PAH 吸附(pH 5.45)、适配体固定和随后的 STX 附着前后，在测量溶液中获得 $C$-$V$ 曲线(图 4.15)和 ConCap 响应(图 4.16)。正如在先前报告中观察到的那样(Zhuang et al., 2015)，在表面修饰后，*C-V* 曲线累积区中的电容几乎保持不变。在耗尽区，可以记录到沿电压轴 *C-V* 曲线的显著偏移，偏移的方向和幅度根据吸附电荷的符号和数量而变化。这表明带电的大分子固定和相互作用会导致界面电位偏移，从而改变 EIS 结构的平带电压和电容(Suni et al., 2008)。耗尽区通过 PAH 分子附着到 SiO$_2$ 传感器表面而消耗，从而降低 Si 中的空间电荷电容，并改变半导体的空间电荷电容。因此，传感器的总电容将减小，*C-V* 曲线将朝着更高的负栅极电压方向移动。适配体固定后，检测到 *C-V* 曲线向高电压变化。当 STX 被添加到 PAH 修饰的传感器中时，*C-V* 曲线进一步向栅极电压较高的方向移动。STX 和适配体的相互作用产生适配体构象修饰和电荷在传感器表面的重新分布，*C-V* 曲线移动到栅极电压更高的方向。ConCap 测量用于实时监测表面电荷变化引起的电位偏移。PAH、适配体和 STX 附着后，动态 ConCap 测量结果如图 4.16 所示。PAH 吸附后，ConCap 信号降低。适配体固定后，检测到正向偏移，这是因为传感器表面上适配体构象变化引起电位变化。此外，当 STX 附着时，构象发生了变化，电荷重分布，使额外的电位向更高的电压方向移动。

　　将不同浓度的 STX 用于 STX 检测性能的测试。图 4.17 显示了不同浓度 STX 处理耗尽区的放大 *C-V* 曲线。如前所述，STX 附着后，曲线向正方向移动。当添加更高浓度的 STX 时，记录到了更大的偏移。ConCap 结果显示，随着 STX 浓度的升高，电位偏移增大(图 4.18)。

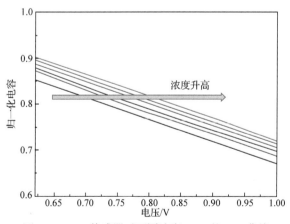

图 4.17　EIS 传感器对不同浓度 STX 的 *C-V* 曲线

　　统计结果表明，STX 对电位偏移的线性响应范围较宽(图 4.19)。电位偏移与 STX 浓度的关系由以下方程描述：电位偏移=0.4842+0.1186×STX 浓度对数值，$R^2$=0.990。同时，PAH 修饰的基于适配体的 EIS 传感器(信噪比为 3)对 STX 检测具有较低的检测限。

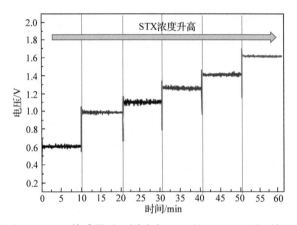

图 4.18　EIS 传感器对不同浓度 STX 的 ConCap 测量结果

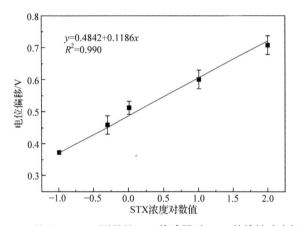

图 4.19　基于 ConCap 测量的 EIS 传感器对 STX 的线性响应结果

　　适配体是从合成的 ssDNA 或 RNA 文库中筛选出来的短寡核苷酸或肽，与靶分子结合具有非常高的亲和力和敏感性。适配体长度通常为 40～100nt，可以通过基于互补配对的链内适应和分子相互作用发生构象变化和三维折叠，形成相对稳定的三维结构，如发夹、茎环、凸环、假结、G-四联体结构等。这些三维结构是适配体和靶标分子结合的基础。当靶标分子存在时，适配体通过匹配空间构象来形成"锁定键"，通过"伪碱基对"的堆叠作用、氢键作用、离子键作用和静电作用形成稳定的组合。适配体是一种新型的识别分子，称为"化学抗体"，与靶标分子结合的选择性和亲和力与抗体相当(Ito et al.，2000)。SELEX 是创新的适配体体外筛选系统，该系统不包含任何被细菌和病毒污染的细胞或动物。选择的适配体序列可以简单地合成并通过 PCR 复制，而不依赖于细胞实验或动物。此外，PCR程序具有周期短、成本低和不同批次之间差异小的优点。适配体的靶点范围很广，从核苷酸、毒素、金属离子、氨基酸、有机染料、抗生素等小分子物质，到酶、生长因子、抗体、蛋白质、核酸等生物大分子，甚至完整的病毒、细菌和细胞都可以用作适配体筛选的靶点。适配体具有优异的化学性质和热稳定性，可以在环境温度下长期保存和运输/移动。即使在变性后，寡脱氧核苷酸的适配体分子也可以在适当的条件下复性。此外，采用适配体作为识别分子的生物传感器可以重复使用，并且可以耐受的实验条件更加广泛。适配体便于官能团标记和化学修饰，可以在筛选之前、其间或之后将官能团引入任意文库中，或者可以在化学制备过程中标记官能团以促进其检测和应用。将碱基编码到任意文库中也可以增加序列的多样性和亲和力。适配体的分子量比抗体小得多，没有免疫原性，具有较强的组织穿透性和良好的生物相容性，可用于药物递送、分子成像和细胞内场景。作为寡核苷酸，适配体的二级结构很容易预测，并且可以使用核酸酶。工具酶可以切割适配体并对其进行修饰，以提高其选择性和亲和力，也有助于改进灵活多样的检测方法(Ito et al., 2000)。

　　通常选择与靶分子具有类似结构的同类分子进行传感器的特异性测试。对于 STX，通常选择包括 DTX、PTX、YTX 和 OA 在内的其他海洋生物毒素来测试传感器的特异性。结果表明，适配体传感器对 STX 有响应，NaCl 用作阴性对照(图 4.20)。与 DTX、PTX、YTX 和 OA 相比，适配体传感器对 STX 的反应更显著，表明该传感器具有良好的选择性。原因可能是 STX-适配体对 DTX、PTX、YTX 和 OA 没有特异性识别，基于 STX-适配体的传感器对其他毒素没有反应，表明该生物传感器对 STX 具有良好的特异性。

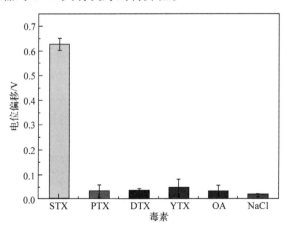

图 4.20　适配体传感器对 STX、NaCl、DTX、PTX、YTX 和 OA 的选择性测试结果

　　通常还需要对传感器稳定性进行测试。将传感器在 4℃下储存 15d，以测试制备的适配体传感器稳定性。传感器在最初的 9d 是稳定的，然后电位偏移逐渐降低(图 4.21)。储存时间过长可能会导致 PAH 修饰的传感器降解、氧化并变得不稳定，从而导致潜在的检测性能下降。此外，该传感器具有较低的检测下限和更宽的检测

范围,而且该方法使用简单,可以用于环境污染评估和海洋生物毒素的免标记检测。

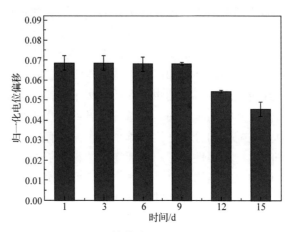

图 4.21　适配体传感器的稳定性测试结果

### 4.2.4　贝肉样品中石房蛤毒素的检测

将本节传感器进一步应用于贝肉样品中石房蛤毒素的检测,通常在贻贝组织提取液中进行。将 STX 添加到贻贝组织提取液中,然后进行检测。真实样本测试包括以下步骤:从贝壳中取出贻贝组织,并用去离子水清洗。然后强涡旋 5min,将一定量的甲醇添加到贻贝组织中,再通过离心法收集上清液。随后,将溶液加热再次离心。将上清液与给定的 STX 混合以形成真实的测试样品。回收率(%)定义为贻贝组织液的电位偏移/缓冲液的电位偏移。测量结果表明,处理样品和未处理样品的回收率没有显著差异,超过 100%,这表明对真实样本的处理并没有导致毒素的显著损失。实验还表明,该传感器对真实样品的检测具有良好的稳定性和回收率,可以用于真实样本测试。

这种 PAH 修饰的 EIS 传感器适合用于 STX 的免标记检测。STX 属于海洋生物毒素,已成为海产品中的重要污染物。STX 检测的参考方法是小鼠生物法和色谱分析,耗时长、成本高、操作复杂。因此,迫切需要开发 STX 检测的辅助替代方法。电化学分析是一种快速、低成本、灵敏的生物分子分析方法。使用 LbL 方法将 PAH 分子静电吸附到 EIS 传感器的 $SiO_2$ 表面,将适配体简单快速地固定到 PAH 层上,制备对 STX 敏感的传感器。C-V 和 CanCop 检测结果表明,该传感器能够实现免标记检测 STX,具有较高的灵敏度和良好的特异性。此外,该传感器具有良好的选择性和稳定性。在贻贝组织提取液中检测到 STX,其回收率为 116%,表明该生物传感器在实际样品测试中的潜在应用潜力。该方法为低成本、快速、免标记检测海洋生物毒素提供了一种方便的新途径。

## 4.3　PAMAM 修饰的 EIS 传感器在石房蛤毒素检测中的应用

　　PAMAM 及其他树状大分子家族是具有内腔和大量表面基团的 3D 纳米合成分子，具有无毒、生物相容、化学固定官能团充足、体内积累有限等优点，能够用作基因递送的合成载体(Owicki et al.，1994)。近年来，其在传感领域的应用越来越受到关注。PAMAM 外围的胺或羧基封端的树枝状聚合物具有能够通过酰胺键与其他分子共轭的优点，酰胺键是自然界中最基本和最广泛的化学键之一。例如，胺封端的 PAMAM 树状大分子可以通过共价酰胺键连接到活化的巯基乙酸(MUA)自组装单层(SAM)上(Miyamoto et al.，2016；George et al.，2000；Nakao et al.，1994a)。PAMAM 具有结构规则、单分散性、亲水性、高机械性和化学稳定性等独特特性，被认为是电化学应用的良好基质(Wang et al.，2016；Yoshinobu et al.，2001)。特别是 PAMAM 中可修饰的表面官能团非常适合用于有机介质和生物催化剂的共价锚定，以产生高度稳定的电化学传感器和生物传感器(Werner et al.，2017；Miyamoto et al.，2011)。在 PAMAM 树状网络外围固定有机分子或生物分子后，这些分子与电极表面之间的电子传递限制了它们在电化学传感器和生物传感器中的应用(Yoshinobu et al.，2015；Kinameri et al.，1988)。

　　PAMAM 被选择作为改性材料，因为它是一种具有内部空隙空间的 3D 结构，适合容纳适配体，而且含有许多末端氨基，这促进了 STX 分子的附着。EIS 传感器的开发可以用 LbL 方法将带正电荷的 PAMAM 层修饰在传感器表面，并用于免标记 STX 的灵敏检测。

　　EIS 传感器是一种易于低成本制造的生物化学敏感器件。带负电荷的酰胺基团指向带正电荷的 PAMAM 分子，进而吸附适配体使其固定在 EIS 表面。在存在带正电聚电解质层的情况下，PAMAM 具有更多的负电荷和空间电阻，因此从溶液到电极表面的电子转移具有更大的电阻，并且使灵敏度提高。进行 *C-V* 和 ConCap 测量，以检测带正电的弱电解质 PAMAM 修饰适配体和 STX 特定相互作用引起的传感器电容变化。适配体的构象变化使传感器表面电荷变化，从而使传感器电容变化。因此，传感器能够通过监测其电容的变化来检测 STX(图 4.22)。

### 4.3.1　PAMAM 修饰的 EIS 传感器的设计与加工

　　EIS 传感器的结构如图 4.22 所示，具有 Au/n-Si/$SiO_2$ 的 EIS 结构可以通过微加工技术制备，一般以硅晶片(n 型，<100>，电阻率 10～15Ω·cm)为基底加工。先通过干氧化在硅晶片上制备 $SiO_2$ 层(厚 30nm)，用作绝缘层，再使用 HF 蚀刻晶片的背面以去除 $SiO_2$ 层。接下来，在晶片的蚀刻侧上沉积金层。将晶片切割成所需尺寸的小块，并在超声波浴中依次用丙酮、异丙醇、乙醇和去离子水清洗，晶

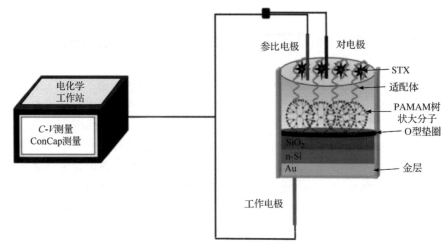

图 4.22　EIS 传感器结构和测量设置示意图

片即可用于进一步实验(Sartore et al., 1992)。

EIS 传感器的表面修饰过程如图 4.23 所示，通过 LbL 方法，将具有交替电荷的分子通过静电吸附和组装的方式吸附到传感器的表面(Hatamie et al., 2018)。先将带正电的 PAMAM 分子吸附在带负电的 SiO₂ 栅极绝缘体上，并将 5′-末端氨基修饰的适配体吸附到带正电 PAMAM 层上。LbL 固定化的适配体通常形成扁平细长的结构。因此，使用低离子强度的溶液，可使 STX 位于德拜长度内的栅极表面附近，从而产生更高的传感器信号。接下来，将 PAMAM 溶液与传感器表面孵育，以形成聚电解质层。PAMAM 溶液的离子强度应足够高，以便吸附更多的 PAMAM 分子。PAMAM 吸附后，用溶液冲洗芯片，以从传感器表面去除未附着的分子。随后，将适配体吸附在 PAMAM 修饰的传感器表面，形成 PAMAM/适配体双层覆盖的传感器。

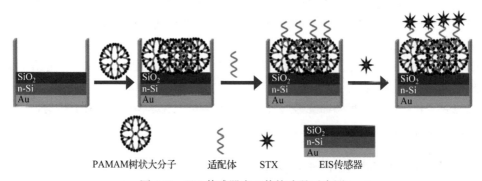

图 4.23　EIS 传感器表面修饰步骤示意图

### 4.3.2　PAMAM 修饰的 EIS 传感器的修饰与表征

通过 AFM 和 SEM 表征 PAMAM 吸附和适配体固定在 EIS 传感器表面的形

貌。使用 SEM 分析裸露的 $SiO_2$ 表面[图 4.24(a)]、PAMAM 层[图 4.24(b)]和覆盖
在 $SiO_2$ 表面上的 PAMAM+适配体[图 4.24(c)]，表明其为紧密结合的复合材料。
图 4.24(b)显示了 PAMAM 固定在裸露的传感器表面后呈白色球形点状。适配体固
定在 PAMAM 修饰的传感器表面后，可以看到组装的纳米片状形貌。PAMAM 在
$SiO_2$ 表面上显示为白点[图 4.23(b)]，$SiO_2$ 表面沉积适配体后，传感器表面的形态
发生了变化，在 PAMAM 改性的传感器上形成了紧密堆积的致密结构[图 4.23(c)]。
使用 AFM 表征可以获得表面粗糙度信息(Yang et al., 2018)。裸露 $SiO_2$ 表面、
PAMAM 吸附后的传感器 $SiO_2$ 表面和适配体固定化的 AFM 图像如图 4.25 所示。裸
露的 $SiO_2$ 表面似乎完全光滑[图 4.25(a)]，吸附 PAMAM 和固定适配体之后，AFM
图像显示 $SiO_2$ 层的表面形貌发生明显变化。PAMAM 吸附后，表面粗糙度上升
(RMS=3.44nm)。从传感器表面各个区域获得的 PAMAM 层 AFM 图像表明，
PAMAM 均匀地分布在传感器整个表面，这表明 PAMAM 分子具有平面取向。此
外，还可以看到许多致密、高度多孔的纳米膜，可能是树枝状聚合物聚集体的密集
堆积形成的，这与报道的用不同数量双层功能化的硅表面吸附 PAMAM/SWNT-LbL
膜一致(Chen et al., 2010；Nakao et al., 1994b)。适配体固定在 PAMAM 改性的 $SiO_2$

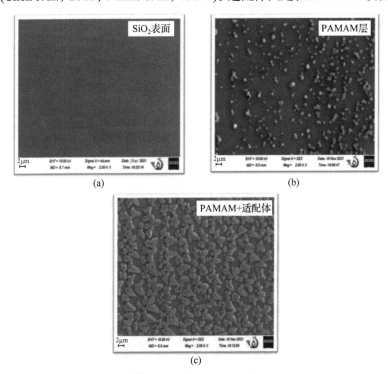

(a)　　　(b)

(c)

图 4.24　SEM 的表征结果

(a) 裸露的 EIS 传感器 $SiO_2$ 表面；(b) PAMAM 层在传感器 $SiO_2$ 表面的吸附；(c) 适配体固定在 PAMAM 改性的
传感器 $SiO_2$ 表面

表面后，表面形态发生了显著变化，如图 4.25(c)所示。另外，巨大的团簇似乎占据了 PAMAM+适配体双层的表面，使表面粗糙度进一步增加(RMS=19.63nm)。因此，AFM 表征结果验证了 PAMAM+适配体双层在传感器表面成功形成。

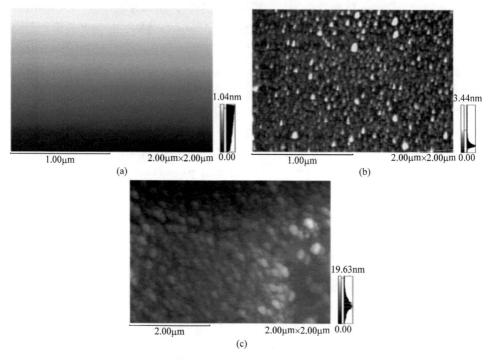

图 4.25　AFM 的表征结果

(a) 裸露的 EIS 传感器 SiO$_2$ 表面；(b) PAMAM 层在传感器 SiO$_2$ 表面的吸附；(c) 适配体固定在 PAMAM 修饰的传感器 SiO$_2$ 表面

采用荧光标记和检测法可以更加直观地证实适配体在 EIS 传感器表面的固定，可以使用 FAM 标记的适配体来观察其在 PAMAM 层上的固定，用 FAM 标记的适配体与 PAMAM 修饰的 EIS 传感器表面孵育。在裸露的传感器 SiO$_2$ 表面和 PAMAM 修饰的 EIS 传感器表面引入 FAM 标记的适配体后，以及将 PAMAM+适配体双层修饰的 EIS 检测器与 STX 孵育后的荧光检测结果如图 4.26 所示。将裸露的 EIS 传感器置于 FAM 标记的适配体溶液中后，未检测到荧光信号[图 4.26(a)]。固定过程受到适配体和传感器 SiO$_2$ 表面之间静电排斥的阻碍，因为两者都带负电。洗涤过程之后，没有 FAM 标记的适配体分子保留在传感器表面上。PAMAM 修饰的 EIS 传感器表面在 FAM 标记的适配体溶液上孵育后，获得了强而均匀的荧光信号[图 4.26(b)]，表明适配体分子有效固定在带正电的 PAMAM 层上。经过多次漂洗步骤，也能检测到荧光信号，荧光强度没有显著降低，原因可能是 PAMAM 分子的树枝状性质，允许更多的适配体附着到传感器表面。与图 4.26(b)相比，用 FAM

标记的适配体连接 STX 后，检测到弱荧光信号[图 4.26(c)]。该实验证实了 FAM 标记的适配体被成功固定并附着在带正电荷的 PAMAM 层上。

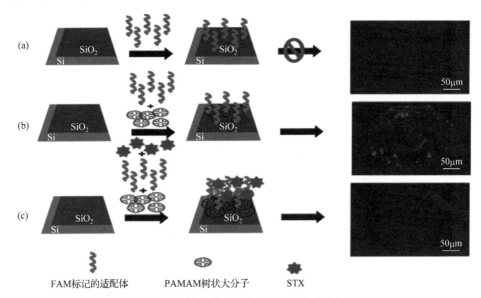

FAM标记的适配体　　　PAMAM树状大分子　　　STX

图 4.26　适配体在传感器表面固定的荧光表征结果

(a) FAM 标记的适配体和不具有 PAMAM 层的 EIS 传感器 SiO$_2$ 表面荧光图像；(b) FAM 标记的适配体和具有 PAMAM 层的 EIS 传感器表面荧光图像；(c) 具有 PAMAM 层和 FAM 标记适配体的 EIS 传感器在 STX 吸附后的荧光图像

### 4.3.3　PAMAM 修饰的 EIS 传感器的性能测试

STX 附着在 EIS 传感器表面，会使传感器表面适配体构象和表面电荷变化，进而引起传感器电容发生变化。通过 $C\text{-}V$ 曲线的偏移和 ConCap 结果的电压变化可以检测传感器电容的变化(图 4.27 和图 4.28)(Das et al.，2013)。裸露电极的 $C\text{-}V$ 曲线因 PAMAM 吸附、适配体固定和 STX 附着而发生偏移，如图 4.27 所示，可以观察到典型的累积、耗尽和反转区域。$C\text{-}V$ 曲线累积区的电容在表面修饰阶段后几乎保持不变。在耗尽区，可以记录到电压轴上 $C\text{-}V$ 曲线的显著偏移，偏移的方向和幅度根据吸收电荷的符号和数量而变化，这表明带电的大分子吸收和相互作用会使界面电位偏移，从而改变 EIS 结构的平带电压和电容(Kanazawa et al.，1985)。带正电的 PAMAM 分子与带负电的 SiO$_2$ 表面附着增宽耗尽区，降低 Si 中的空间电荷电容和半导体的可变空间电荷电容。传感器的总电容将减小，且 $C\text{-}V$ 曲线将向更高的负栅极电压方向移动。适配体结合后，检测到 $C\text{-}V$ 曲线向高电压变化。当 STX 添加到 PAMAM 修饰的传感器时，$C\text{-}V$ 曲线进一步向栅极电压较高的方向移动。STX 和适配体的相互作用使适配体构象修饰和电荷在传感器表面重新分布，$C\text{-}V$ 曲线栅极电压移动到更高的电压。ConCap 测量用于实时监测表面

电荷变化引起的电位偏移。PAMAM 吸附、适配体固定和 STX 附着后,动态 ConCap
测量结果如图 4.28 所示。PAMAM 分子吸附之后,获得了降低的 ConCap 信号。
适配体固定化之后,检测到正向偏移,这是因为传感器表面上适配体构象变化引
起电荷重分布,使额外的电压向更高的电压方向移动。

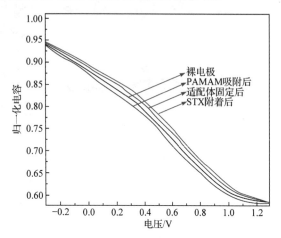

图 4.27　裸电极、PAMAM 层吸附、适配体固定和 STX 附着后 EIS 传感器检测到的 *C-V* 曲线

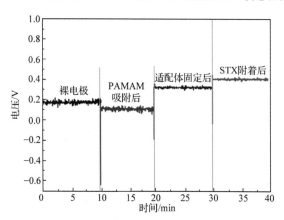

图 4.28　裸电极、PAMAM 层吸附、适配休固定和 STX 附着后 EIS 传感器 ConCap 测量结果
(工作点 3.21nF)

采用不同浓度的 STX 测试 EIS 传感器的响应特性。图 4.29 为 EIS 传感器对
不同浓度 STX 的 *C-V* 响应曲线(局部放大)。STX 附着后,曲线向正方向移动。当
添加更高浓度的 STX 时,可以记录到更大的偏移。ConCap 结果显示,随着 STX
浓度的升高,电位偏移变大(图 4.30)。

不同浓度 STX 响应电位偏移的统计结果表明,该传感器对一定浓度范围内的
STX 具有线性响应(图 4.31)。电位偏移与 STX 浓度对数值的关系满足:电位偏移=

0.1755+0.0983×STX 浓度对数值。此外，这种基于 PAMAM 修饰的适配体生物传感器检测 STX 具有较低的检测限(信噪比为 3)。

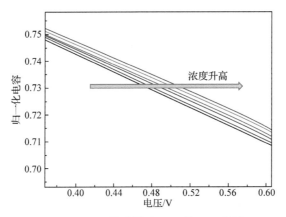

图 4.29　EIS 传感器对 STX 的 *C-V* 曲线

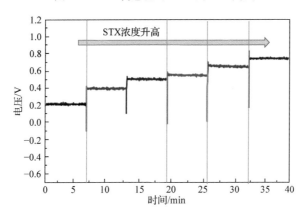

图 4.30　EIS 传感器对 STX 的 ConCap 测量结果

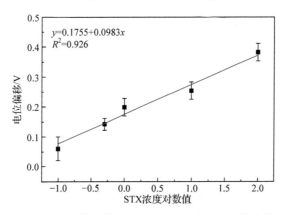

图 4.31　EIS 传感器对 STX ConCap 响应的统计结果

选择结构类似的生物毒素测试传感器的特异性，包括 PTX、DTX、YTX 和 OA。适配体传感器对 STX 有显著的响应(图 4.32)，而对 PTX、DTX、YTX 和 OA 这些生物毒素则没有显著响应，表明该传感器具有良好的选择性。原因可能是适配体对 PTX、DTX、YTX 和 OA 没有特异性识别，因此基于 STX-适配体的传感器对 PTX、DTX、YTX 和 OA 没有响应。结果表明，该传感器对 STX 的检测具有良好的特异性。

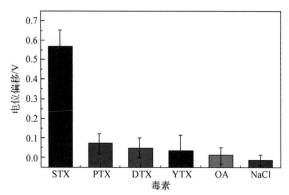

图 4.32　PAMAM 修饰的基于适配体的传感器特异性测试结果

此外，该传感器具有良好的稳定性。将具有 STX 的适配体传感器在 4℃下储存 15d，以测试制备的适配体传感器稳定性。该传感器在最初的 9d 是稳定的，然后检测性能逐渐降低(图 4.33)。储存时间延长，可能会导致敏感材料层破坏、氧化，最终导致电位偏移减少，检测性能下降。该传感器还具有相对较低的检测限，而且该方法操作简单，在环境污染监测和毒素检测中具有潜在的应用前景。

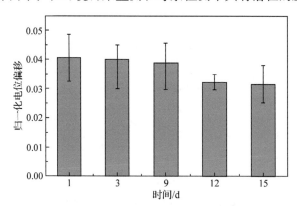

图 4.33　PAMAM 修饰的基于适配体的生物传感器稳定性测试结果

### 4.3.4　贝肉样品中石房蛤毒素的检测

该生物传感器在真实样品检测中的应用是在贻贝组织提取液中进行的。将

STX 添加到贻贝组织提取液中，然后进行相同的测量。与缓冲液中的信号相比，贻贝组织提取液中的信号略有增加，该生物传感器在真实样品检测中具有良好的稳定性和回收率。这一结果表明，本章提出的生物传感器可以成功地应用于实际样品测试。

用 PAMAM 弱聚电解质层改性的 Au/n-p-Si/Si/SiO$_2$ 结构制成的 EIS 传感器，可以用于免标记检测 STX。LbL 技术被应用于带正电 PAMAM 大分子在带负电 SiO$_2$ 层上的静电吸附，以及将带负电荷的适配体简单而快速地固定在带正电 PAMAM 层上。LbL 吸附固定技术的好处是，适配体和 STX 附着都优先发生于 EIS 表面附近的平坦位置，分子电荷位于距离栅极表面的德拜长度内，从而能够产生更高的传感器信号。该适配体传感器对 STX 表现出良好的线性响应。此外，该传感器表现出高选择性，这有利于其未来的应用。可在贻贝组织提取液中以高回收率检测到 STX，表明该生物传感器可用于实际样品测试。因此，该适配体传感器提供了一种免标记、低成本、高效的 STX 检测方法，具有高特异性、低检测限和高选择性，在水和食品质量控制等海洋生物毒素检测的诸多领域带来了创新应用。

## 参 考 文 献

邹玲, 2015. 细胞和分子传感器及其在海洋生物毒素检测中的应用研究[D]. 杭州: 浙江大学.

ALEXANDER J, BENFORD D, BOOBIS A, 2009. Marine biotoxins in shellfish-domoic acid[J]. EFSA, 7(7): 1181.

BADEN D G, BOURDELAIS A J, JACOCKS H, et al., 2005. Natural and derivative brevetoxins: Historical background, multiplicity, and effects[J]. Environmental Health Perspectives, 113(5): 621-625.

BLANCO J, LIVRAMENTO F, RANGEL I M, 2010. Amnesic shellfish poisoning (ASP) toxins in plankton and molluscs from Luanda Bay, Angola[J]. Toxicon, 55(2-3): 541-546.

CAMERON J, FLOWERS A E, CAPRA M F, 1991. Effects of ciguatoxin on nerve excitability in rats (Part I )[J]. Journal of the Neurological Sciences, 101(1): 87-92.

CHEN L, ZHOU Y L, JIANG S H, et al., 2010. High resolution LAPS and SPIM[J]. Electrochemistry Communications, 12(6): 758-760.

COSTA P R, 2016. Impact and effects of paralytic shellfish poisoning toxins derived from harmful algal blooms to marine fish[J]. Fish and Fisheries, 17(1): 226-248.

CUSICK K D, SAYLER G S, 2013. An overview on the marine neurotoxin, saxitoxin: Genetics, molecular targets, methods of detection and ecological functions[J]. Marine Drugs, 11(4): 991-1018.

DAS A, DAS A, CHANG L B, et al., 2013. GaN thin film based light addressable potentiometric sensor for pH sensing application[J]. Applied Physics Express, 6(3): 036601.

DOMINGUEZ R B, HAYAT A, SASSOLAS A, et al., 2012. Automated flow-through amperometric immunosensor for highly sensitive and on-line detection of okadaic acid in mussel sample[J]. Talanta, 99: 232-237.

EHARA H, MAKINO M, KODAMA K, et al., 2015. Crystal structure of okadaic acid binding protein 2.1: A sponge protein implicated in cytotoxin accumulation[J]. ChemBioChem, 16(10): 1435-1439.

ELGRISHI N, ROUNTREE K J, MCCARTHY B D, et al., 2018. A practical beginner's guide to cyclic voltammetry[J]. Journal of Chemical Education, 95(2): 197-206.

GEORGE M, PARAK W J, GERHARDT I, et al., 2000. Investigation of the spatial resolution of the light-addressable potentiometric sensor[J]. Sensors and Actuators A: Physical, 86(3): 187-196.

HATAMIE A, MARAHEL F, SHARIFAT A, 2018. Green synthesis of graphitic carbon nitride nanosheet (g-$C_3N_4$) and using it as a label-free fluorosensor for detection of metronidazole via quenching of the fluorescence[J]. Talanta, 176: 518-525.

ITO E, SATAKE M, OFUJI K, et al., 2000. Multiple organ damage caused by a new toxin azaspiracid, isolated from mussels produced in Ireland[J]. Toxicon, 38(7): 917-930.

JEFFERY B, BARLOW T, MOIZER K, et al., 2004. Amnesic shellfish poison[J]. Food and Chemical Toxicology, 42(4): 545-557.

KANAZAWA K K, GORDON J G, 1985. The oscillation frequency of a quartz resonator in contact with a liquid[J]. Analytica Chimica Acta, 175: 99-105.

KINAMERI K, MUNAKATA C, MAYAMA K, 1988. A scanning photon microscope for non-destructive observations of crystal defect and interface trap distributions in silicon-wafers[J]. Journal of Physics E-Scientific Instruments, 21(1): 91-97.

KIRKPATRICK B, FLEMING L E, SQUICCIARINI D, et al., 2004. Literature review of Florida red tide: Implications for human health effects[J]. Harmful Algae, 3(2): 99-115.

LEE J S, IGARASHI T, FRAGA S, et al., 1989. Determination of diarrhetic shellfish toxins in various dinoflagellate species[J]. Journal of Applied Phycology, 1(2): 147-152.

LEWIS R, MOLGÓ J, ADAMS D, 2000. Ciguatera toxins: Pharmacology of toxins involved in ciguatera and related fish poisonings[J]. Food Science and Technology, 103: 419-447.

LIPPMANN G, 1881. Principe de la conservation de l'électricité, ou second principe de la théorie des phénomènes électriques[J]. Journal de Physique Théorique et Appliquée, 10(1): 381-394.

LOEFFLER C R, BODI D, TARTAGLIONE L, et al., 2021. Improving in vitro ciguatoxin and brevetoxin detection: Selecting neuroblastoma (Neuro-2a) cells with lower sensitivity to ouabain and veratridine (OV-LS)[J]. Harmful Algae, 103: 101994.

MIYAMOTO K, SAKAKITA S, YOSHINOBU T, 2016. A novel data acquisition method for visualization of large pH changes by chemical imaging sensor[J]. ISIJ International, 56(3): 492-494.

MIYAMOTO K, WAGNER T, YOSHINOBU T, et al., 2011. Phase-mode LAPS and its application to chemical imaging[J]. Sensors and Actuators B: Chemical, 154(1): 28-32.

MUNDAY R, REEVE J, 2013. Risk assessment of shellfish toxins[J]. Toxins, 5(11): 2109-2137.

NAKAO M, YOSHINOBU T, IWASAKI H, 1994a. Improvement of spatial-resolution of a laser-scanning ph-imaging sensor[J]. Japanese Journal of Applied Physics Part 2-Letters, 33(3A): 394-397.

NAKAO M, YOSHINOBU T, IWASAKI H, 1994b. Scanning-laser-beam semiconductor pH-imaging sensor[J]. Sensors and Actuators B: Chemical, 20(2-3): 119-123.

NOGUEIRAS M J, GAGO-MARTINEZ A, PANIELLO A I, et al., 2003. Comparison of different fluorimetric HPLC methods for analysis of acidic polyether toxins in marine phytoplankton[J]. Analytical and Bioanalytical Chemistry, 377(7-8): 1202-1206.

OFUJI K, SATAKE M, MCMAHON T, et al., 1999. Two analogs of azaspiracid isolated from mussels, mytilus edulis, involved in human intoxication in Ireland[J]. Natural Toxins, 7(3): 99-102.

OWICKI J C, BOUSSE L J, HAFEMAN D G, et al., 1994. The light-addressable potentiometric sensor-principles and biological applications[J]. Annual Review of Biophysics and Biomolecular Structure, 23: 87-113.

SARTORE M, ADAMI M, NICOLINI C, et al., 1992. Minority-carrier diffusion length effects on light-addressable potentiometric sensor (LAPS) devices[J]. Sensors and Actuators a-Physical, 32(1-3): 431-436.

SATAKE M, ICHIMURA T, SEKIGUCHI K, et al., 1999. Confirmation of yessotoxin and 45,46,47-trinoryessotoxin production by *Protoceratium reticulatum* collected in Japan[J]. Natural Toxins, 7(4): 147-150.

SU K Q, PAN Y X, WAN Z J, et al., 2017. Smartphone-based portable biosensing system using cell viability biosensor for okadaic acid detection[J]. Sensors and Actuators B: Chemical, 251: 134-143.

SUNI I I, 2008. Impedance methods for electrochemical sensors using nanomaterials[J]. Trac-Trends in Analytical Chemistry, 27(7): 604-611.

WALSH J J, TOMAS C R, STEIDINGER K A, et al., 2011. Imprudent fishing harvests and consequent trophic cascades on the West Florida shelf over the last half century: A harbinger of increased human deaths from paralytic shellfish poisoning along the southeastern United States, in response to oligotrophication?[J]. Continental Shelf Research, 31(9): 891-911.

WANG D Z, 2008. Neurotoxins from marine dinoflagellates: A brief review[J]. Mar Drugs, 6(2): 349-371.

WANG J, CAMPOS I, WU F, et al., 2016. The effect of gold nanoparticles on the impedance of microcapsules visualized by scanning photo-induced impedance microscopy[J]. Electrochimica Acta, 208: 39-46.

WANG Z H, NIE X P, JIANG S J, et al., 2011. Source and profile of paralytic shellfish poisoning toxins in shellfish in Daya Bay, South China Sea[J]. Marine Environmental Research, 72(1-2): 53-59.

WERNER C F, MIYAMOTO K, WAGNER T, et al., 2017. Lateral resolution enhancement of pulse-driven light-addressable potentiometric sensor[J]. Sensors and Actuators B: Chemical, 248: 961-965.

WU L, SHA Y H, LI W R, et al., 2016. One-step preparation of disposable multi-functionalized g-C$_3$N$_4$ based electrochemiluminescence immunosensor for the detection of CA125[J]. Sensors and Actuators B: Chemical, 226: 62-68.

YANG C M, ZENG W Y, CHEN C H, et al., 2018. Spatial resolution and 2D chemical image of light-addressable potentiometric sensor improved by inductively coupled-plasma reactive-ion etching[J]. Sensors and Actuators B: Chemical, 258: 1295-1301.

YASUMOTO T, MURATA M, OSHIMA Y, et al., 1985. Diarrhetic shellfish toxins[J]. Tetrahedron, 41(6): 1019-1025.

YASUMOTO T, OSHIMA Y, YAMAGUCHI M, 1978. Occurrence of a new type of shellfish poisoning in tohoku district[J]. Bulletin of the Japanese Society of Scientific Fisheries, 44(11): 1249-1255.

YOSHINOBU T, ECKEN H, POGHOSSIAN A, et al., 2001. Constant-current-mode LAPS (CLAPS) for the detection of penicillin[J]. Electroanalysis, 13(8-9): 733-736.

YOSHINOBU T, MIYAMOTO K, WAGNER T, et al., 2015. Recent developments of chemical imaging sensor systems based on the principle of the light-addressable potentiometric sensor[J]. Sensors and Actuators B: Chemical, 207: 926-932.

ZHUANG J Y, LAI W Q, XU M D, et al., 2015. Plasmonic AuNP/g-C$_3$N$_4$ nanohybrid-based photoelectrochemical sensing platform for ultrasensitive monitoring of polynucleotide kinase activity accompanying DNAzyme-catalyzed precipitation amplification[J]. ACS Applied Materials & Interfaces, 7(15): 8330-8338.

# 第 5 章　光寻址电位传感器在海洋生物毒素检测中的应用

## 5.1　光寻址电位传感器检测原理

光寻址电位传感器(light-addressable potentiometric sensor，LAPS)是一种基于电解质-绝缘体-半导体(electrochemical impedance spectroscopy，EIS)结构的敏感器件。它是离子敏感场效应晶体管(ion-sensitive field-effect transisitor，ISFET)的核心部分(Bergveld，2003)。电解质中的各种物质或离子的电荷附着在传感膜的表面，会诱发浓度相关的表面电位变化，1974 年提出的位点结合模型很好地解释了这一现象(David et al.，1974)。LAPS 易于在硅衬底上实现光激发，对硅表面进行扫描和寻址，从而实现阵列化、微型化和智能化，而且封装要求低、制备工艺简单(Li et al.，2021)。作为化学和生物传感领域最具吸引力的传感器之一，LAPS 通过检测传感器表面的特定识别分子和物体，对目标进行定量分析，包括 pH(Wang et al.，2015；Yang et al.，2015；Yoshinobu et al.，2001a)、多种离子(Wang et al.，2014；Ha et al.，2012)、细胞数量和活性(Liu et al.，2010，2006)、酶(Zhang et al.，2020；Miyamoto et al.，2011a)、脱氧核糖核酸(DNA)(Bronder et al.，2015；Wu et al.，2015)及微流体中的化学成像(Li et al.，2017；Miyamoto et al.，2016b)。因此，LAPS 被广泛应用于离子检测、生物标记检测、图像测量、细胞监测等领域(Liu et al.，2022；Yoshinobu et al.，2021)。例如，研究人员基于还原氧化石墨烯/聚醚酰亚胺/金纳米颗粒的 LAPS 制备了一种检测磷脂酸肌醇蛋白聚糖 3 的生物传感器，检测范围为0.1~100.0μg/mL(Li et al.，2022)。场效应传感器绝缘体表面的表面结合离子诱导电位可与半导体层耦合，从而改变工作模式。实验表明，ISFET 中固定漏源电流下 pH 与栅极电压呈线性相关，EIS 结构中固定电容下 pH 与栅极电压呈线性相关，LAPS 中固定光电流下 pH 与栅极电压呈线性相关，这些都是场效应传感器的典型传感特性(Schöning et al.，2006)。通过这三种器件及其特性，可以发现各种传感器具有相似的行为(Schöning et al.，2006)，但它们的测量方法、表征系统、材料要求和功能可能大相径庭。对于传感器阵列应用，EIS 结构和 ISFET 的制造需要额外的隔离和导电线布线工艺，既复杂又昂贵(Juang et al.，2018)。

利用与 EIS 结构类似的简单装置结构，在底部导电电极上开辟一个额外的开口区域用于半导体层的照明，LAPS 的感应区域可调制交流电(alternative current, AC)信号照明点的尺寸最小化，并将来自每个感应点的信号组合为单个像素来获得化学成像。最复杂的 LAPS 组件是测量系统，因为它集成了交流调制触发的扫描照明和所有测量像素的信号处理。LAPS 在生物和化学传感应用中具有易于封装和可进行二维成像的优点(Yoshinobu et al.，2015)。高空间分辨率和光电流是开发 LAPS 的重要和基本要求，可由半导体层的掺杂浓度、厚度和光电转换率调节和确定。一些半导体材料已被研究用于替代传统的块状硅，包括薄硅(Truong et al.，2018；Yang et al.，2018)、蓝宝石硅(Bratov et al.，2010；Chen et al.，2010)、铟镓锌氧化物(Yang et al.，2021)、氧化亚锡(Yang et al.，2019)和砷化镓(Moritz et al.，2000)。据报道，由于性能、稳定性、成本和可用性等方面的问题，人们仍然希望为 LAPS 提供具有潜在优异传感和光电子特性的新候选半导体层。

### 5.1.1　半导体材料

LAPS 通常以半导体材料为基底进行设计加工。半导体的导电性位于导体和绝缘体之间，可以随外部环境变化而变化，从而具有可控性。最常用于 LAPS 的半导体材料为硅材料，其他还包括锗、氮化镓等。半导体可以分为本征半导体和掺杂半导体两种，掺杂半导体可以分为 n 型和 p 型。LAPS 传感器芯片的基底一般采用掺杂半导体材料。

通常情况下，纯净半导体(本征半导体)内部是没有自由电子的，掺入特定杂质后，会改变其载流子的数量。在纯硅中掺杂少量的 5 价元素(如磷)或 3 价元素(如硼)时，会产生多余的自由电子或空穴(称为"多子")，从而形成 n 型或 p 型半导体。n 型和 p 型半导体的导电性优于本征半导体。在合适的光照射下，半导体由于本征吸收作用，可以产生可自由移动的载流子，称为电子-空穴对，这一特性是 LAPS 检测和成像的基础。

Parak 等(1997)对半导体中的光电流分布进行了理论描述。研究表明，电荷载流子从半导体照明区域向外横向扩散是横向分辨率受限的原因之一。扩散长度由载流子浓度、迁移率和重组率等半导体参数决定。George 等(2000)通过实验研究了电荷载流子浓度对体硅横向分辨率的影响。结果显示，通过减薄半导体晶片，LAPS 的空间分辨率不再受限于块状少数电荷载流子扩散长度，因此微米范围内的空间分辨率是可能实现的。为了进行实验分析，研究人员测量了光产生的电荷载流子平行于传感器表面的有效扩散长度。结果表明，通过增加掺杂密度和减薄半导体衬底，可获得约 15μm 的空间分辨率，可以得出结论：半导体厚度越小，分辨率越高。绝缘体中或界面上存在的电荷可产生距离栅极金属化层数百微米的光电流(Filippini et al.，2002；Hedborg et al.，1999)。研究表明，这些电荷会在半导体中形成一个反转层，该层的导电性会导致电位扩散到远离金属覆盖的区域。

Filippini 等(2002)进行了关于电位和光电流分布的定量描述，使用的是金属-氧化物-半导体电容器，栅极由 Pd 和 Au 构成，之间形成裸 $SiO_2$ 楔形物。据观察，由于几何约束决定的电位分布不同，楔形物中对 $H_2$ 的敏感性大于金属栅极外部。表面的局部响应是通过扫描光脉冲技术获得的，显示光电流与电压曲线暴露于氢气时向电压的负方向偏移。楔形物内有一个二维光电流图案，由两个分裂的光电流峰组成，其间隔取决于 Au 和 Pd 触点之间的距离及环境的成分，楔形物中瞬态响应与 Pd 栅极的瞬态响应相当。通过在裸绝缘体表面上进行测量来检测 $H_2$(或其他分子)，为使用场效应结构进行气体传感提供了新的可能性。描述这种特殊几何形状扫描光脉冲技术响应的半经验模型符合实验特征，并突出了楔形物中电位分布对半导体表面电荷密度的敏感性。

### 5.1.2 光寻址电位传感器的典型结构

LAPS 的典型结构为电解质-绝缘层-半导体结构。当给 LAPS 系统施加一个偏置电压(偏压)$V_g$ 时，根据其大小不同，可以分为三种情况：对 p 型硅施加偏压较小时，无耗尽层产生，此时器件工作在累积区；随着 $V_g$ 的增大，半导体和绝缘层之间开始产生耗尽层，并且耗尽层的厚度随着 $V_g$ 的增大而增加，此时工作在耗尽区；当 $V_g$ 进一步增加，耗尽层将达到最大，此时工作在反转区。

以检测 pH 为例来说明 LAPS 工作的典型电解质-绝缘层-半导体结构[图 5.1(a)]。LAPS 采用掺杂硅作为半导体基底，底部有金属涂层用于欧姆接触，绝缘层通常使用氧化硅或氮化硅层，用于与半导体形成耗尽层和隔离电解液与半导体。氧化硅或氮化硅层的表面基团会与溶液作用形成硅醇基团(Si—OH)和硅胺基团(Si—NH₂)(Wang et al., 2019)。溶液的 pH 变化会引起两种基团的变化，pH 大时，LAPS 表面形成 Si—O⁻基团，电位变负；pH 小时，LAPS 表面形成 Si—$NH_3^+$基团，电位变正(Hafner, 2000)。因此，溶液的 pH 变化会引起传感器表面电位 $V_\eta$ 的变化。光电流-电压($P$-$V$)特性曲线在显示 LAPS 的 pH 敏感性方面起着重要作用。如图 5.1(b)所示，一系列与 pH 光谱相似的乙型曲线反映了 LAPS 在不同 pH 下感应光电流与偏置电压之间的关系。乙型曲线有三个区域：耗尽区没有光电流，累积区光电流接近最大值，工作区 n 型 LAPS 的光电流随着偏置电压的降低而线性增加。LAPS 传统的 pH 检测方法主要采用恒流检测模式，即监测拐点电压($\Delta X$)的变化。当光电流-电压曲线随着溶液 pH 的增加而向正电位移动时，施加在参比电极上的工作电压也会相应改变，以保持光电流不变，从而测量出 $\Delta X$。pH 和拐点电压的转换可通过校准确定。恒流检测模式用于检测与 H⁺浓度相关的电压，直接对应于能斯特(Nernst)方程的灵敏度，LAPS 对表面电位的光电流放大作用却被忽略了。在相同的 pH 条件下，pH 诱导的表面电位与 Nernst 方程得出的结果相同(37℃时约为

59mV/pH)。如果 LAPS 在工作区的放大系数 $k$(nA/mV)较大，则该表面电位可被 $k$ 感测并放大为较大的光电流，在 1nA 的相同系统检测噪声下，可检测到较小的 pH 变化。因此，考虑到相同的检测噪声，传感器检测系统的 pH 分辨率可以更高。此外，恒流检测模式通过持续反馈来测量信号，耗费时间，因此恒压检测模式更适合检测正常细胞生理 pH 范围内的细胞外酸化。

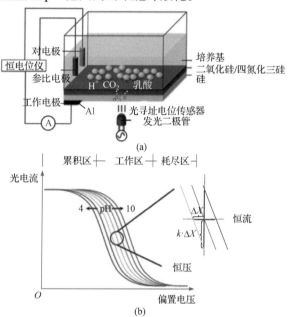

图 5.1 LAPS 的典型结构及其检测 pH 的基本原理示意图(Hu et al., 2013)

(a) LAPS 的典型结构；(b) 不同 pH 条件下光电流-偏置电压曲线的偏移

检测系统为三电极系统，即工作电极(working electrode，WE)、参比电极 (reference electrode，RE)和对电极(counter electrode，CE)。直流偏压 $V_g$ 由锁相放大器施加到 RE 上。对传感器件来说，其表面的有效电压为 $V_g$ 与 $V_\eta$ 之和。同一 $V_g$ 情况下，不同 pH 的 $V_\eta$ 不同，耗尽层的厚度也不同。在传感器件表面施加一定频率的激发光，会产生电子-空穴对，在耗尽层内电场的作用下分离会产生交变的光电流。光电流的频率与激光频率一致，光电流的大小(幅值)可以由锁相放大器采集到。由于累积区无耗尽层，光电流几乎为 0；耗尽区光电流随着耗尽层厚度的增加而增大；在反转层，虽然耗尽层继续增加直至最大，然而受限于半导体内少子的浓度，光电流不再增加而是趋于饱和(Yoshinobu et al.，2021)。因此，通过检测光电流的大小可以获得耗尽层的厚度，进而可以检测 pH 的大小。典型的 p 型 LAPS 在不同 pH 下的光电流-偏置电压($I$-$V$)曲线如图 5.1(b)所示。随着 pH 的增加，曲线向右偏移。

激光照射 LAPS 分为正面照射和背面照射两种。背面照射是光照射在半导体基底上，正面照射则是光在传感器表面的溶液上方照射。背面照射时，载流子需要穿过整个半导体基底，会产生较长的横向扩散距离，因此会导致光电流减弱和空间分辨率降低。正面照射时，可以直接在耗尽层产生电子-空穴对，因此光电流信号幅值大，空间分辨率高。器件表面的溶液和分析物等对光产生散射和吸收作用，会影响光的均匀性。

光生电子仅在光照附近区域产生，改变光照位置，可以获得不同区域的响应。基于此，LAPS 可以实现对分析物的多通量测量、对多种混合分析物的同时检测及在二维平面内的光电流成像等功能。

### 5.1.3　光寻址电位传感器的检测原理及模型

半导体主要有四种方式吸收辐射在其表面光的光子，这四种方式中，本征吸收占主导作用，并产生光生载流子，即电子-空穴对。如果要产生本征吸收，需要满足以下条件(哈达，2014)：

$$h\nu \geqslant E_g \tag{5.1}$$

式中，$h$ 为普朗克常量；$\nu$ 为辐射光的频率；$E_g$ 为半导体的禁带宽度。因此，发生本征吸收的辐射光波长 $\lambda_0(nm)$ 为

$$\lambda_0 \leqslant \frac{hc}{E_g} = \frac{1240}{E_g} \tag{5.2}$$

式中，$c$ 为光速。室温(300K)下硅的禁带宽度约为 1.12eV，用于照射硅基 LAPS 器件使其工作的辐射光波长上限为 1100nm。

当光强增大时，半导体吸收光子产生电子-空穴对，电子-空穴对向耗尽层扩散。在电场作用下，耗尽层中的电子-空穴对分离，产生瞬时电流。光强减小时，耗尽层中的电子-空穴对复合，产生反向瞬时电流。因此，在调制光照射下，LAPS 输出光电流交流信号，并且光电流信号频率与调制光频率相同。

LAPS 的等效电路模型(Yoshinobu et al.，2017)如图 5.2 所示。$Z$ 为串联阻抗，包含溶液电阻、半导体电阻、欧姆接触电阻、双电层电容和外周电路阻抗，$Z_{dark}$ 表示非光照区域的阻抗。在理想情况下，相对 $Z_{dark}$，$Z$ 小到忽略不计，可将非光照区域视为开路。光照区域中的耗尽层电容 $C_d$ 和绝缘层电容 $C_i$ 对光电流交流信号 $I_{photo}$ 进行分流，其中，$C_i$ 分流的电流为 LAPS 的响应信号 $I$，可由下列公式给出(Yoshinobu et al.，2021；Poghossian et al.，2017)：

$$I = I_{photo} \frac{C_i}{C_i + C_d} \tag{5.3}$$

因此，$I$ 与 $C_d$ 存在函数关系。又因 $C_d$ 与 LAPS 表面电位相关，LAPS 响应信号 $I$ 反映了 LAPS 表面电位的信息。实际上，$C_i$ 分流的光生电流 $I_2$ 会被 $Z_{dark}$ 分流，$Z$ 也不可忽略，且由于半导体基底和溶液之间的电容耦合，非光照区域会分流一

部分回流电流 $I_{dark}$，因此 $I$ 将减小，可以得出

$$I = I_2 - I_{dark} = I_{photo} - I_1 - I_{dark}$$

$$I_{photo} = I_1 + I_2 = \left( \frac{Z_i + Z \parallel Z_{dark}}{Z_d} + 1 \right) I_2$$

即

$$I_2 = I_{photo} \frac{Z_d (Z_{dark} + Z)}{(Z_d + Z_i)(Z_{dark} + Z) + Z_{dark} Z}$$

$$Z_d = \frac{1}{j\omega C_d}$$

$$Z_i = \frac{1}{j\omega C_i} \tag{5.4}$$

式中，$I_1$ 和 $I_2$ 分别为 $C_d$ 和 $C_i$ 分流的光生电流；$Z_d$ 和 $Z_i$ 分别为光照区域的耗尽层阻抗和绝缘层阻抗。因此，有

$$I = I_2 \frac{Z_{dark}}{Z_{dark} + Z} = I_{photo} \frac{Z_d Z_{dark}}{(Z_d + Z_i)(Z_{dark} + Z) + Z_{dark} Z} \tag{5.5}$$

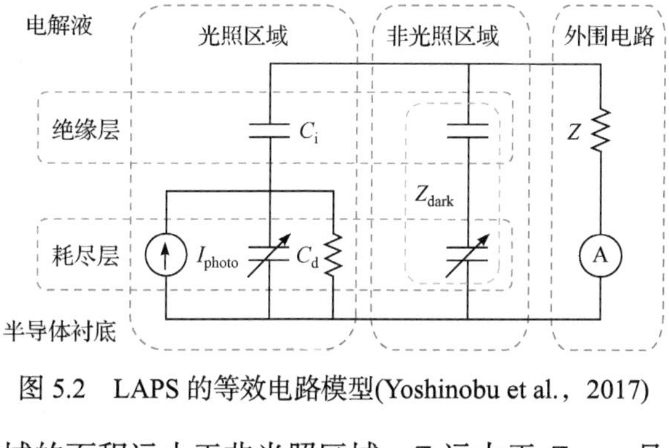

图 5.2　LAPS 的等效电路模型(Yoshinobu et al.，2017)

由于光照区域的面积远小于非光照区域，$Z_i$ 远大于 $Z_{dark}$，且 $Z_{dark} Z$ 项可以忽略，有

$$I_2 = I_{photo} \frac{Z_d}{Z_d + Z_i} = I_{photo} \frac{C_i}{C_i + C_d} \tag{5.6}$$

$$I = I_{photo} \frac{C_i}{(C_i + C_d)\left(1 + \dfrac{Z}{Z_{dark}}\right)} \tag{5.7}$$

可以看出，$I$ 取决于 $Z$ 和 $Z_{dark}$ 的比值。当 $Z = 0$ 或 $Z_{dark} \gg Z$ 时，有

$$I_{max} = I_{photo} \frac{C_i}{C_i + C_d} \tag{5.8}$$

和

$$I = I_{max} \frac{1}{1 + \dfrac{Z}{Z_b}} \tag{5.9}$$

式中，$I_{max}$ 为 $I$ 的最大值；$Z_b$ 为旁路阻抗。当 $I_{photo}$ 恒定时，$I_{max}$ 仅取决于 $C_d$，而 $C_d$ 主要受偏置电压和 LAPS 光照区域表面电位两者的影响。因此，假设 $Z = 0$ 或 $Z_{dark} \gg Z$，则 LAPS 响应的光电流仅由传感表面的光照区域产生，并准确反映该区域的目标物浓度。实际上，$Z \neq 0$，测得的光电流信号除了光照区域的表面电位，也受到非光照区域表面电位的影响，进而受到 $Z_{dark}$ 变化导致的串扰影响。因此，光电流只有尽可能流入外周电路被测量，才能尽可能避免非光照区域影响。

### 5.1.4　光寻址电位传感器的测量模式

LAPS 的测量模式包括恒压模式、恒流模式、扫描光诱导阻抗显微镜(scanning photo-induced impedance microscopy，SPIM)模式、电位跟随(potential-tracking)模式、脉冲驱动(pulse-driven)模式和相位模式。

当 LAPS 表面的电位随着分析物浓度的变化而变化时，电解质–绝缘层–半导体系统的有效直流偏压也随之变化。这种变化可以通过测量 $I$-$V$ 曲线的水平偏移来量化，拐点的位置通常在曲线耗尽区的斜率最大处。拐点水平位置的偏移与分析物浓度的关系可以通过数值计算二阶导数(Owicki et al.，1994；Bousse et al.，1990)或通过模型函数(Miyamoto et al.，2016a)拟合曲线，分析其相关性。

为了满足不同的需求，需要在不同的应用中使用不同的测量模式。恒压模式(George et al.，2000；Motoi et al.，1994a)是 LAPS 成像检测中最常用的测量模式。在该模式下，直流偏置电压固定为 $I$-$V$ 曲线耗尽区电压部分内的一个恒定值，来获得光电流信号的映射。接着利用 $I$-$V$ 曲线耗尽区部分的平均斜率将光电流图转换为电位移图，然后进一步转换为分析物浓度图。恒压模式的优点是检测速度快，且能获得较高的电流信号幅值，但光电流的可测量范围被限制在 $I$-$V$ 曲线的耗尽区部分。当需要测量较大变化的分析物浓度时，需要使用恒流模式(Yoshinobu et al.，2001b)或电位跟随模式(Miyamoto et al.，2016a)。

在恒流模式(Yoshinobu et al.，2001b)中，反馈回路控制直流偏置电压，以保持光电流信号在一个恒定值，并记录所需的直流偏置电压，然后将其转换为分析物浓度的变化。如果光电流信号的初始值在空间上是均匀的，则可以对所有像素设置一个共同的光电流，但这在通常情况下是不可能的。一般情况下，在第一次测量时，记录下光电流信号在所有像素处的初始值。在随后的测量过程中，反馈回路控制直流偏置电压，以重现每个像素处的光电流信号初始值。

SPIM 模式(图 5.3)是检测 I-V 曲线垂直高度的变化来进行阻抗映射的模式 (Yoshinobu et al.，2021；Yoshinobu et al.，2017；Wang et al.，2016)。分析物浓度的变化会导致 LAPS 传感器板的 I-V 曲线沿电压轴水平移动，分析物的串联阻抗会影响 I-V 曲线的垂直高度。在反转区，电流不再依赖于偏置电压。因此，通过记录反转区固定的恒定偏置电压下的光电流，可以直观地看到样品内阻抗的空间分布。SPIM 模式的测量设置和过程与恒压模式相同，只是偏置电压分别设置在反转区和耗尽区。

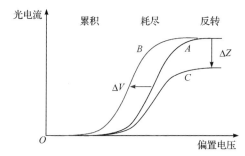

图 5.3　LAPS 检测模式示意图(Liang et al.，2019)
ΔV 为电压偏移；ΔZ 为阻抗变化量；A、B、C 为测得的光电流曲线

在电位跟随模式下(Miyamoto et al.，2016a)，需要检测 I-V 曲线在每个像素处的水平偏移，但该方法不是测量每个像素点的 I-V 曲线，而是在多个直流偏置电压下获得一系列光电流图，并据此重建所有像素点的 I-V 曲线。尽管数据总量是相同的，但后者的速度要快得多，因为每个直流偏置电压在整个测量过程中只扫描一次。每次直流偏置电压变化时，都需要一段稳定时间，直到与溶液接触的整个传感表面的电容在新的直流偏置电压处充电。获得光电流图的偏置电压数量可以相对较小，将每个像素点在 I-V 曲线上稀疏的一组数据点拟合为一个模型函数，如 logistic 函数，以计算水平偏移。电位跟随模式可以跟踪 I-V 曲线更大的偏移，并且对溶液阻抗引起的 I-V 曲线高度变化具有鲁棒性。

脉冲驱动模式(Werner et al.，2017)利用脉冲调制光而不是传统的连续调制光来产生光电流，使用基于高速运放的电荷放大器来获取光电流信号，分析光脉冲引起的快速变化。这种模式可以有效地消除光电流信号中扩散的光生载流子部分的影响，有利于提高 LAPS 的空间分辨率，但是会降低信噪比。同时，由于脉冲调制模式下单次脉冲之后的半导体内部载流子分布需要时间恢复，该模式比连续调制模式更耗费时间。

传统的测量模式依赖于光电流信号的振幅随分析物浓度的变化，相位模式则是依赖于光电流信号相对激发光的相移随分析物浓度的变化(Miyamoto et al.，

2011a)。硅中的晶体缺陷会导致载流子复合率的不均匀性(Kinameri et al.，1988)，振幅图像受到缺陷分布的强烈影响，但相位图像不受缺陷的影响(Miyamoto et al.，2011b)。因此，相位模式相较于常规振幅模式的优点是可以消除影响振幅的某些类型干扰。

### 5.1.5　光寻址电位传感器测量的时空分辨率

1. 空间分辨率

空间分辨率是可以检测到的最小结构尺寸，是评价 LAPS 性能最重要的指标之一。空间分辨率是由光生载流子在半导体层中的横向扩散程度决定的(Yoshinobu et al.，2015；Sartore et al.，1992)。背面照射情况下，根据半导体层厚度 $d$ 的不同分为两种情况：当 $d$ 远大于光的穿透深度时，载流子以照射点为中心在三维方向上扩散[图 5.4(a)]，少数载流子的扩散长度记为 $L$，此时空间分辨率为 $\sqrt{L \times (L+2d)}$ (哈达，2014)；当 $d$ 很小时，扩散方向为二维，空间分辨率为 $L$。

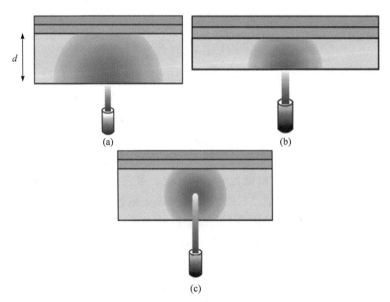

图 5.4　载流子扩散示意图(Yoshinobu et al.，2017)
(a) 背面照射；(b) 厚度减薄；(c) 使用红外光照射

以前的理论计算预测，对于厚半导体衬底，空间分辨率受限于少数电荷载流子的扩散长度(Parak et al.，1997)。有实验研究表明，对于薄半导体衬底，空间分辨率不再受少数电荷载流子扩散长度的限制，因此比厚半导体衬底的空间分辨率更高(Nakao et al.，1994a)。为了定量地理解这些实验结果，扩展了现有理论，以描述薄半导体衬底的空间分辨率。提高空间分辨率的方法包括减小半导体层的厚度 $d$、使用载流子扩散长度 $L$ 较小的半导体材料和改善激光光源等，减小 $d$ 是其中最简单的方法(Yang et al.，2018；George et al.，2000；Motoi et al.，1994；Sartore et al.，1992)[图 5.4(b)]。当 $d$ 小于 100μm 时，传感器芯片变得十分脆弱，在应用中通常需要另外的透光材料(如蓝宝石)提供机械支撑(Chen et al.，2010)。

使用载流子扩散长度 $L$ 较小的半导体材料是改善空间分辨率的另一种方法。值得注意的是，当 $L$ 较小时，响应的半导体层厚度也随之减小，才能减少载流子的扩散损耗，提高光电流信号(Sartore et al.，1992)。减小 $L$ 的方法包括提高硅的掺杂浓度、使用 $L$ 较小的直接带隙半导体 GaN(Das et al.，2013a)和 GaAs(Moritz et al.，2000)。

在对 LAPS 的空间分辨率进行实验研究时，可以采用不同的策略。最常见的方法是修改 LAPS 表面，从而生成人工表面电位模式。通过这种方法，空间分辨率被定义为最小结构的大小，可以通过 LAPS 映射图案的电位分布来分辨。一种可能的修改方法是在部分半导体表面涂上介电材料(如光刻胶或 $LaF_3$)，这使未处理区域和掩蔽区域的表面电位不同(Ito，1998)。另外，也可以在实验前用紫外光照射 LAPS 表面的部分区域，形成表面电位模式(Parak et al.，1997)。为了用这种方法量化空间分辨率，必须探测许多不同大小的图案。

激光光源的改善方法包括使用穿透力更强的波(如红外光)来减小载流子的扩散长度，该方法与直接减少厚度 $d$ 的效果相同[图 5.4(c)]。另外，当使用的红外光的光子能量小于硅的带隙时，可以在半导体内部光聚焦位置产生双光子效应来产生光电流，利用此种方法测量的空间分辨率甚至可以达到 0.8μm(Chen et al.，2010)。

### 2. 时间分辨率

时间分辨率是图像采集中单个像素点的光电流读取所需要的平均时间，时间分辨率的提高对于检测化学反应、粒子扩散等快速的反应过程具有重要的意义。单像素的测量时间包括光电流的采样时间和机械位移平台移动到像素点的时间。通常情况下，调制激光频率为数千赫兹，采样时间为几十个周期，因此单像素的光电流测量时间约为毫秒级。

改善时间分辨率的方法按照光源的数量可以分为单光源和多光源两种情况。在单光源情况下，可以利用微机电系统控制的微型可旋转反射镜反射光源来代替传统的机械位移平台(Das et al.，2015，2014，2013b)。调整反射镜的角度，可以控制光斑的移动位置，该方法分辨率可以达到 0.2ms/像素(Das et al.，2015)。反射镜的旋转会导致每个像素点的光照角度不同，从而影响传感器表面的光斑大小，影响图像的均匀性。基于数字光处理技术的数字微型反射镜可以解决光斑大小不一的问题，调制光由数字微型反射镜阵列开关产生，可以根据需求设置光斑的形状和尺寸(Wagner et al., 2012, 2011)。通过调整光斑尺寸，既可以实现低分辨率的快速测量，也可以实现高分辨率扫描。

使用多光源阵列是改善时间分辨率的另一种方法。利用光源阵列产生不同调制频率的激光照射多个像素位置，此时测得的光电流信号是各个频率产生光电流的叠加，再通过傅里叶变换分离各光电流分量(Wagner et al., 2007; Zhang et al., 2001)。这种测量方法的条件是调制频率的间隔 $\Delta f$ 必须大于等于信号采样频率，而且为了避免谐波干扰，调制频率中最低频率的两倍要大于最高频率(Yoshinobu et al., 2015)。此外，激光光源阵列可以使用光纤材料制作，由于光纤直径很小，可以实现光源阵列高通量化。利用 64 通道的光纤激光阵列，可以实现在 12 mm × 12 mm 范围内 100 fps 成像(Miyamoto et al., 2014)。

## 5.2　光寻址电位传感器在冈田酸检测中的应用

毒素是天然的次级代谢物，通常由微生物、真菌、动物或植物产生，对食物、水资源安全和人类健康产生影响(Campàs et al., 2012)。霉菌毒素具有致癌和致突变的性质，可对肾脏、肝脏、胃肠道、神经系统和血液系统的功能产生不利影响，还会损害生殖功能，导致荷尔蒙失调(Yang et al., 2020)。这些霉菌毒素由分子质量介于 0.14～150kDa 的各种物质组成(Russmann, 2003)，其毒性取决于许多因素，如数量、应用和在生物体内的特定作用模式。这些有毒物质的存在使它们成为生物战剂的有力候选者，并对人类构成风险(Szkola et al., 2014; Alexandra et al., 2008)。谷物、水果、葡萄酒等食物一般含有霉菌毒素，贝类等海产品含有海洋毒素(Goftman et al., 2012)。食品污染可能会对农业和食品工业、经济、生产和娱乐等产生不利影响。这些污染物进入食物链的途径包括农业活动(杀虫剂/除草剂)、工业副产品、医药化合物(药物/抗生素)、军事活动(爆炸物分子)，以及水生动物或浮游植物繁殖产生毒素(Desmet et al., 2012)。

海洋毒素是一类复杂有机化合物，可对人类产生长期影响。海洋温度升高可能导致藻类大量繁殖，从而促进了毒素的出现。根据其化学结构、来源和特征，可将海洋毒素中毒分为六类：①腹泻性贝类中毒(主要由冈田酸和鳍藻毒素引起)；②麻痹性贝类中毒(由石房蛤毒素引起)；③记忆丧失性贝类中毒(由软骨藻酸引起)；④慢性贝类中毒(主要由软骨藻酸引起)、神经性贝类中毒(由短裸甲藻毒素引起)；⑤氮杂螺旋酸中毒(由氮杂螺旋酸引起)；⑥雪卡毒素中毒(由雪卡毒素引起)。由于这些毒素在温暖海洋环境中的含量不断增加，有必要对海产品中的毒素进行大量监测(Stivala et al., 2015)。

腹泻性贝类中毒多是人类食用了受冈田酸(OA)污染的贝类引起的(Taylor

et al.，2013)。OA 是一种著名的海洋毒素，由 *Dinophysis* 和 *Prorocentrum* 藻类产生。冈田酸是一种亲脂性和热稳定性生物毒素，可在不同种类的贝类中蓄积，一般在扇贝、贻贝、牡蛎和蛤蜊中蓄积(Campàs et al.，2008)。抑制蛋白磷酸酶PP1 和 PP2A 活性被认为是 OA 产生毒性的原因(Meštrović et al.，2003；Dounay et al.，2002)。OA 也是一种强效的肿瘤促进剂，对人类和啮齿动物细胞具有细胞毒性和基因毒性作用(Dominguez et al.，2010；Valdiglesias et al.，2010)。2001～2015 年，共报告了 1200 多例 DSP 中毒病例，其中大多数病例来自欧洲和南北美洲，包括比利时、智利和美国圣何塞等(Nicolas et al.，2017)。2011 年 5 月，我国东海附近的两个城市发生了一起涉及 200 多人的 DSP 中毒事件(Li et al.，2002)。OA 主要蓄积在滤食性双壳类软体动物的消化腺中。贝类可将其转化为酯类衍生物的复杂混合物，这可能是为了规避毒性(Doucet et al.，2007)或作为去毒过程的一部分。这种毒素无法通过海产品感官特性的变化检测出来。由于 OA具有热稳定性，很难消除受污染贝类中的 OA，热加工(如蒸煮)不能有效降解 OA，脱水会导致贝类中的 OA 浓度升高(Blanco et al.，2015；Wu et al.，2015)。欧盟第853/2004 号条例规定，双壳类软体动物体内的 OA 最高容许含量为 160μg/kg，以适当的毒性当量系数表示为 160μg/kg 的 OA 当量。为尽量降低对消费者健康的潜在风险，欧盟食品安全局建议将最大可容许摄入量降低至 45μg/kg。由于 OA即使在浓度低到不足以引起急性毒性的情况下也可能对人类构成潜在威胁，因此迫切需要一种适当的分析方法来监测水产品中是否存在 OA。直到 2011 年，检测 OA 的传统方法仍是欧盟建议的小鼠生物法，但小鼠生物法存在选择性低、灵敏度低、使用不便、耗时长等缺点(Takeshi et al.，1978)。因此，欧盟建议采用其他方法，如蛋白磷酸酶抑制测定或免疫测定(Lin et al.，2014)、色谱耦合荧光/质谱法、电化学法，特别是酶联免疫吸附测定法(ELISA)(Hayat et al.，2011)等。亟须开发新的检测方法/技术，要求不仅能快速检测贝类中的 OA，而且操作简单、灵敏度高、成本效益好。免疫传感器是一种用于检测 OA 的工具，但其需要使用昂贵的抗体、酶和报告试剂，而且稳定性和储存条件有限。纳米技术已广泛应用于催化、生物传感、光电和药物化学等多个科学领域。基于纳米材料的生物传感器已被广泛应用于不同领域，不仅限于病原体检测，还在诊断中发挥着重要作用(Azimzadeh et al.，2016)，在灵敏度方面具有相当大的优势。生物传感器的各种成分中，金纳米粒子因具有良好的生物相容性、显著的光学和光热特性，在生物医学研究领域备受关注。

### 5.2.1　光寻址电位传感器的设计与加工

　　双抛 p 型硅(电阻率为 1～10Ω · cm，<100>，厚度 500nm±10nm)4 英寸硅片，采用等离子体增强化学气相沉积镀一层厚 30nm 氧化层，背面镀一层厚 30nm 的

Cr 层和一层厚 150nm 的 Au 层作为欧姆接触。使用前切成约 0.5cm × 0.5cm 的小方形芯片备用。

多位点 LAPS 芯片的制作流程和实物如图 5.5 所示，将蓝膜修剪成与芯片大小相同的尺寸，在膜上制作三个大小相同的圆孔，左上角剪出小三角形缺口用于标记位置。将蓝膜贴附到硅片表面，即完成多位点 LAPS 芯片的制作。

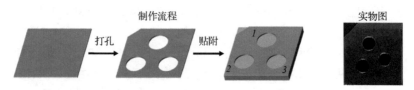

图 5.5 多位点 LAPS 芯片的制作流程和实物图(Tian et al.，2023)

### 5.2.2 适配体传感器的制备与表征

在现代生命科学中，核酸适配体和 DNA 传感器因具有简单、快速、灵敏的特性而被广泛应用于各种传感器的设计。近年来，基于三螺旋分子开关(triple-helix molecular switch，THMS)的适配体传感器和 DNA 传感器被广泛应用于不同靶标的检测和分析(Tian et al.，2023；Zhou et al.，2020)。如图 5.6 所示，THMS 通常由两部分组成：①一个带有两个吊臂片段的靶特异性适配体序列或在 THMS 其他部分存在时形成发夹结构的 DNA 序列；②被夹在适配体序列或 DNA 序列的两个吊臂片段之间的序列，有时被称为信号转导探针(signal transduction probe，STP)。THMS 结构是在优化条件下通过 Watson-Crick 和 Hoogsteen 碱基配对自主形成的(Tian et al.，2023；Zheng et al.，2011)。通常，使用信标和双螺旋 DNA 分子开关系统降低了对目标的检测和适配体对目标的结合能力。THMS 结构具有原适配体的高选择性、强亲和性及不需要对原适配体进行荧光基团标记等独特特性，可以弥补上述两种体系的缺点(Tian et al.，2023)，因此在电化学、光学等适配体传感器中均有广泛的应用。

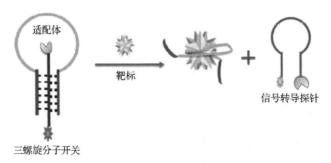

图 5.6 基于 THMS 的荧光适配体传感器原理(Bagheri et al.，2018)

"-"和"•"分别表示 Watson-Crick 和 Hoogsteen 碱基对

由于 DNA 分子在很宽的 pH 范围内带负电荷, 因此对表面电荷敏感的 LAPS 可以应用于免标记 DNA 杂交的检测(Bronder et al., 2015)。DNA 分子在半导体栅极表面的吸附结合会改变半导体中的空间电荷分布, 从而导致输出信号变化。研究表明, DNA 杂交信号强烈依赖于溶液的离子强度和 DNA 分子电荷与栅极之间的距离(Poghossian et al., 2014; Zhang et al., 2008)。因此, DNA 固定化方法和分子方向将对 DNA 杂交信号产生显著的影响。通常, 由于 DNA 和带有典型负电荷栅极绝缘体 $SiO_2$ 的半导体芯片表面之间具有静电斥力, DNA 分子无法直接静电固定在其表面上(Wu et al., 2015)。在 DNA 固定方法中, 基于阳离子聚电解质/ssDNA 双分子层的静电吸附方法具有简单、快速的特点, 在半导体场效应设备中越来越受到关注(Wang et al., 2015; Wu et al., 2015; Gennady et al., 2010)。带正电的弱聚电解质聚(丙烯胺盐酸盐)(poly(allylamine hydrochloride), PAH)修饰在 LAPS 表面用于 DNA 的吸附和检测, 获得了较好的传感信号(Wang et al., 2015; Wu et al., 2015)。

传感器芯片制备过程如下。①芯片清洗: 丙酮、异丙醇各清洗 3min, 超纯水洗净, 氮气吹干备用。②芯片处理: 新鲜配制的 $H_2SO_4$ 和 $H_2O_2$ 混合溶液处理芯片表面 10min, 该过程重复三次。③聚(丙烯胺盐酸盐)(PAH)吸附: 芯片上滴加 PAH(3g/L, pH 为 5.45), 匀浆机低速离心 10min。④cSTP 修饰: cSTP(TE 缓冲液稀释, tris-HCl, EDTA pH 为 8.2)滴涂到芯片表面, 室温下孵育 60min。⑤封闭: 1%的 BSA(超纯水配置, pH 为 5.45)滴涂在芯片表面, 室温下孵育 60min。每个步骤结束后均用超纯水洗净, 氮气吹干。制备完成的传感器芯片用于后续 OA 的检测实验。

用紫外可见吸收光谱和 TEM 表征合成的 AuNPs 和 AuNPs-适配体。AuNPs 和 AuNPs-适配体的 TEM 照片(图 5.7)显示, AuNPs 的直径约为 13nm, AuNPs-适配体的 TEM 照片与 AuNPs 相似。原因可能是报告 DNA 链太小, TEM 表征 DNA 与 AuNPs 的技术参数不同, 因此无法在表征 AuNPs 的同时显示出 DNA。

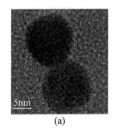 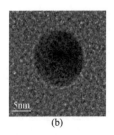

(a) (b)

图 5.7 AuNPs 和 AuNPs-适配体的 TEM 表征结果(Tian et al., 2023)

(a) AuNPs 的 TEM 照片; (b) AuNPs-适配体的 TEM 照片

采用紫外可见吸收光谱进行进一步表征。如图 5.8 所示，AuNPs 的特征吸收峰在 521nm 处，AuNPs-适配体的特征吸收峰在 525nm 处，相较于 AuNPs 的特征吸收峰红移了 4nm，原因可能是粒子间等离子体耦合作用，表明了 AuNPs-适配体成功合成。

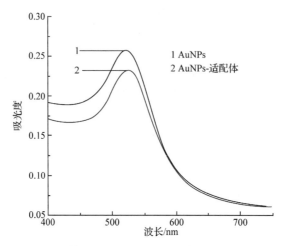

图 5.8　AuNPs、AuNPs-适配体波长 400～750nm 的紫外可见吸收光谱(Tian et al.，2023)

纳米金溶液中的 AuNPs 之间存在静电斥力，使得 AuNPs 可以稳定地分布在溶液中。当溶液中加入高浓度的盐溶液时，带电荷的盐离子会中和 AuNPs 表面的电荷，从而导致 AuNPs 之间的距离缩短，产生聚沉。当向制备的纳米金溶液中快速加入 NaCl 时，由于 AuNPs 的聚集，颗粒增大，溶液颜色由酒红色变为蓝色，同时 AuNPs 的吸收峰由 521nm(加入 NaCl 前)移动至 670nm(加入 NaCl 后)。当在 AuNPs 表面修饰 DNA 后，由于带负电荷的 DNA 包裹在 AuNPs 表面，修饰 DNA 后的纳米金溶液在加入高浓度盐溶液时依然可以保持稳定。当同样向 AuNPs-适配体中加入 NaCl 后，溶液颜色依然为酒红色，并且吸收峰的位置也未发生变化。AuNPs 和 AuNPs-适配体加入盐溶液后的颜色变化和吸收光谱的吸收峰位置变化进一步证明了 AuNPs-适配体成功合成(图 5.9)。

通过水接触角测量来表征 PAH 是否成功修饰在 LAPS 芯片表面。利用水接触角测量仪 OCA 15，采用固滴法测量水接触角，探针液体采用超纯水。图 5.10 为水接触角 θ 的测量结果。食人鱼溶液是强氧化剂，当利用它处理 SiO₂ 表面时，由于羟基化过程，硅片表面的大部分有机物都可以被去除，硅片表面变得高度亲水，水接触角由处理前的 68.42°减小为 6.63°。当 PAH 吸附后，水接触角增加至 38.94°，这可以解释为 SiO₂ 表面的羟基被 PAH 分子覆盖后，阳离子氨基基团暴露在芯片表面，表明 PAH 成功修饰在 LAPS 芯片表面。

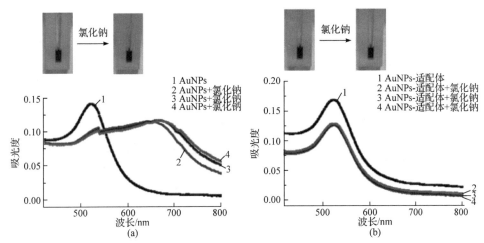

图 5.9　AuNPs 和 AuNPs-适配体加入 NaCl 前后的照片(左上角插图)和 420~800nm 波长内的
紫外可见吸收光谱

(a) AuNPs 加入氯化钠前后；(b) AuNPs-适配体加入氯化钠前后；
曲线 1：加入 NaCl 前；曲线 2、3、4：加入 NaCl 后每隔 2min 的扫描结果(Tian et al.，2023)

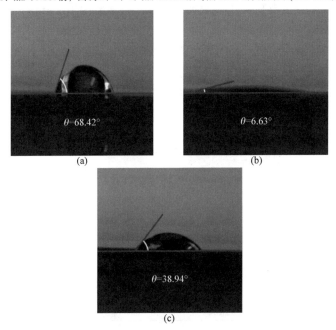

图 5.10　LAPS 芯片表面水接触角测量(Tian et al.，2023)
(a) SiO$_2$ 表面；(b) 食人鱼溶液处理后；(c) PAH 吸附后

可以利用荧光染色法来表征 cSTP 是否固定在 LAPS 芯片表面。图 5.11 为
PAH/SiO$_2$ 有无吸附 cSTP 的荧光图像。结果表明，PAH/SiO$_2$ 是不发出荧光的，当
加入 FAM 修饰的 cSTP 后，观察到明亮且均匀的荧光信号，验证了 cSTP 分子成

功吸附到带正电的 PAH 层上。

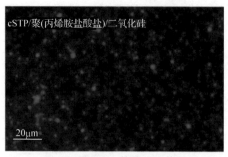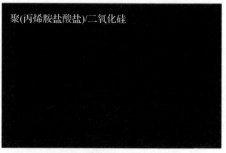

图 5.11　LAPS 传感芯片修饰 PAH 和 cSTP 过程的荧光图像(Tian et al.，2023)

### 5.2.3　适配体传感器的性能测试

LAPS 芯片的修饰和检测 OA 过程的 *I-V* 响应曲线如图 5.12 所示。当在 SiO$_2$ 表面修饰 PAH 层后，由于 PAH 层带正电荷，p 型硅硅片表面正电荷增加，*I-V* 曲线向左偏移(Wu et al.，2016)，偏移量为 72.2mV。加入 cSTP 后，cSTP 吸附到 PAH 层上，由于 DNA 带负电荷，*I-V* 曲线反向偏移，偏移量为 105.4mV。接着利用 BSA 封闭芯片上的非特异性结合位点，由于 BSA 的等电点在 pH 为 4.7 左右，因此在 pH 为 5.45 的环境下带弱的负电荷，*I-V* 曲线产生了向右的微小偏移，偏移量为 2.2mV。最后加入 OA 与 THMS 的混合液，溶液中释放出的游离 STP 被捕获到芯片表面，*I-V* 曲线继续向右偏移，偏移量为 17.8mV。由于溶液中释放出的 STP 量与溶液中的 OA 量成正比，LAPS 芯片上结合的 STP 量与 OA 的浓度成正比，因此 LAPS *I-V* 曲线的偏移量与 OA 的浓度成正比。

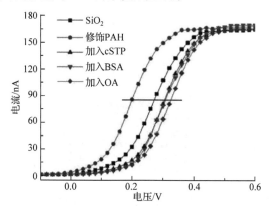

图 5.12　不同浓度 cSTP 的 *I-V* 响应曲线(Tian et al.，2023)

LAPS 对不同浓度 OA 的响应曲线和拟合关系如图 5.13 (a)所示。以加入 OA 前后 *I-V* 曲线的电压偏移量($\Delta P = P_c - P_0$，其中 $P_c$ 为加入 OA 后 *I-V* 曲线的偏置电压)作为 OA 的响应。检测结果显示，随着 OA 浓度的增加，电压偏移量 $\Delta P$ 越来越大。

当浓度增加到 100nmol/L 后，随着 OA 浓度的增加，$\Delta P$ 的增加量变化不大，$\Delta P$ 和 OA 浓度之间具有较宽的线性响应范围，响应曲线为 $\Delta P=11.52\times OA$ 浓度对数值+ 19.59，相关系数为 0.9811[图 5.13 (b)]。表明该传感器可以用于 OA 的检测。

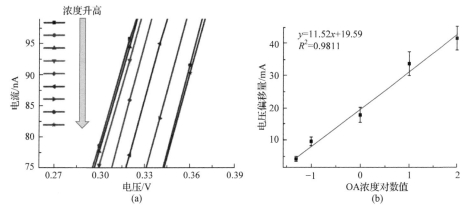

图 5.13　多位点 LAPS 对不同浓度 OA 的响应曲线和拟合关系(Tian et al.，2023)

(a) 不同浓度 OA 的 $I$-$V$ 响应曲线；(b) 电压偏移量 $\Delta P$ 与 OA 浓度对数值的拟合关系($n=3$)

### 5.2.4　贝肉样品中冈田酸的检测

通过向贻贝提取物中加入不同浓度的 OA 标准品，来验证 LAPS 检测实际样品中 OA 的能力。结果表明，LAPS 检测 OA 的回收率为 94.9%～107.1%，变异系数小于 15%，证明该传感器可以用于实际样品中 OA 的检测。

为了评估该传感器的特异性，对其他三种 DSP 类毒素 DTX-1、PTX 和 YTX 的响应进行检测。图 5.14 为传感器对 OA 和其他三种毒素响应的归一化结果，表

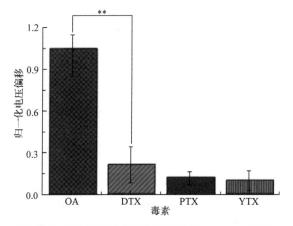

图 5.14　LAPS 的特异性检测结果(Tian et al.，2023)

**表示 OA 与 DTX 的响应差异有显著性($P<0.01$)

明传感器对 OA 的响应(1.000 ± 0.08425)显著高于对其他三种毒素的响应(DTX-1：0.2117 ± 0.07497；PTX：0.1174 ± 0.02572；YTX：0.09872 ± 0.04070)($P<0.05$，$n$=3)，原因是 OA 适配体对 OA 分子具有特异性识别作用而对其他三种毒素没有。该检测系统对 OA 检测具有良好的特异性。

## 参 考 文 献

哈达, 2014. 电子舌在环境监测和药物评价中的应用研究[D]. 杭州: 浙江大学.

ALEXANDRA M, KARINA G, MANUELA F, et al., 2008. Development of qualitative and semiquantitative immunoassay-based rapid strip tests for the detection of T-2 toxin in wheat and oat[J]. Journal of Agricultural and Food Chemistry, 56(8): 2589-2594.

AZIMZADEH M, RAHAIE M, NASIRIZADEH N, et al., 2016. An electrochemical nanobiosensor for plasma miRNA-155, based on graphene oxide and gold nanorod, for early detection of breast cancer[J]. Biosensors and Bioelectronics, 77: 99-106.

BAGHERI E, ABNOUS K, ALIBOLANDI M, et al., 2018. Triple-helix molecular switch-based aptasensors and DNA sensors[J]. Biosensors and Bioelectronics, 111: 1-9.

BERGVELD P, 2003. Thirty years of ISFETOLOGY: What happened in the past 30 years and what may happen in the next 30 years[J]. Sensors and Actuators B: Chemical, 88: 1-20.

BLANCO J, ARÉVALO F, CORREA J, et al., 2015. Effect of the industrial steaming on the toxicity, estimated by LC-MS/MS, of mussels exposed for a long time to diarrhetic shellfish poisoning (DSP) toxins[J]. Food Chemistry, 177: 240-247.

BOUSSE L J, PARCE J W, OWICKI J C, et al., 1990, Silicon micromachining in the fabrication of biosensors using living cells[C]. Hilton Head: IEEE 4th Technical Digest on Solid-State Sensor and Actuator Workshop.

BRATOV A, ABRAMOVA N, IPATOV A, 2010. Recent trends in potentiometric sensor arrays: A review[J]. Analytica Chimica Acta, 678(2): 149-159.

BRONDER T S, POGHOSSIAN A, SCHEJA S, et al., 2015. DNA immobilization and hybridization detection by the intrinsic molecular charge using capacitive field-effect sensors modified with a charged weak polyelectrolyte layer[J]. ACS Applied Materials & Interfaces, 7(36): 20068-20075.

CAMPÀS M, DE LA IGLESIA P, LE BERRE M, et al., 2008. Enzymatic recycling-based amperometric immunosensor for the ultrasensitive detection of okadaic acid in shellfish[J]. Biosensors and Bioelectronics, 24(4): 716-722.

CAMPÀS M, GARIBO D, PRIETO-SIMÓN B, 2012. Novel nanobiotechnological concepts in electrochemical biosensors for the analysis of toxins[J]. The Analyst, 137(5): 1055-1067.

CHEN L, ZHOU Y, JIANG S, et al., 2010. High resolution LAPS and SPIM[J]. Electrochemistry Communications, 12(6): 758-760.

DAS A, CHEN T C, LIN Y T, et al., 2013a. Ultra-high scanning speed chemical image sensor based on light addressable potentiometric sensor with analog micro-mirror[C]. Baltimore: SENSORS, 2013 IEEE.

DAS A, CHEN T C, YANG C M, et al., 2014. A high-speed, flexible-scanning chemical imaging system using a light-addressable potentiometric sensor integrated with an analog micromirror[J]. Sensors and Actuators B: Chemical, 198: 225-232.

DAS A, DAS A, CHANG L B, et al., 2013b. GaN thin film based light addressable potentiometric sensor for pH sensing application[J]. Applied Physics Express, 6(3): 036601.

DAS A, YANG C M, CHEN T C, et al., 2015. Analog micromirror-LAPS for chemical imaging and zoom-in application[J]. Vacuum, 118: 161-166.

DAVID E Y, SAMUEL L, THOMAS W H, 1974. Site-binding model of the electrical double layer at the oxide/water interface[J]. Journal of the Chemical Society, Faraday Transactions 1: Physical Chemistry in Condensed Phases, 70: 1807-1818.

DESMET C, BLUM L J, MARQUETTE C A, 2012. High-throughput multiplexed competitive immunoassay for pollutants sensing in water[J]. Analytical Chemistry, 84(23): 10267-10276.

DOMINGUEZ H J, PAZ B, DARANAS A H, et al., 2010. Dinoflagellate polyether within the yessotoxin, pectenotoxin and okadaic acid toxin groups: Characterization, analysis and human health implications[J]. Toxicon, 56(2): 191-217.

DOUCET E, ROSS N N, QUILLIAM M A, 2007. Enzymatic hydrolysis of esterified diarrhetic shellfish poisoning toxins and pectenotoxins[J]. Analytical and Bioanalytical Chemistry, 389(1): 335-342.

DOUNAY A B, FORSYTH C J, 2002. Okadaic acid: The archetypal serine/threonine protein phosphatase inhibitor[J]. Current Medicinal Chemistry, 9(22): 1939-1980.

FILIPPINI D, LUNDSTRÖM I, 2002. Hydrogen detection on bare SiO$_2$ between metal gates[J]. Journal of Applied Physics, 91(6): 3896-3903.

GENNADY A, EVTUGYN T H, 2010. Layer-by-layer polyelectrolyte assembles involving DNA as a platform for DNA sensors[J]. Current Analytical Chemistry, 7: 8-34.

GEORGE M, PARAK W J, GERHARDT I, et al., 2000. Investigation of the spatial resolution of the light-addressable potentiometric sensor[J]. Sensors and Actuators A: Physical, 86: 187-196.

GOFTMAN V V, BELOGLAZOVA N V, NJUMBE EDIAGE E, et al., 2012. Rapid immunochemical tests for qualitative and quantitative determination of T-2 and HT-2 toxins[J]. Analytical Methods, 4(12): 4244.

HA D, HU N, WU C X, et al., 2012. Novel structured light-addressable potentiometric sensor array based on PVC membrane for determination of heavy metals[J]. Sensors and Actuators B: Chemical, 174: 59-64.

HAFNER F, 2000. Cytosensor® Microphysiometer: Technology and recent applications[J]. Biosensors & Bioelectronics, 15: 149-158.

HAYAT A, BARTHELMEBS L, SASSOLAS A, et al., 2011. An electrochemical immunosensor based on covalent immobilization of okadaic acid onto screen printed carbon electrode via diazotization-coupling reaction[J]. Talanta, 85(1): 513-518.

HEDBORG E, WINQUIST F, SUNDGREN H, et al., 1999. Charge migration on hydrophobic and hydrophilic silicon dioxide[J]. Thin Solid Films, 340: 250-256.

HU N, WU C, HA D, et al., 2013. A novel microphysiometer based on high sensitivity LAPS and microfluidic system for cellular metabolism study and rapid drug screening[J]. Biosensors and Bioelectronics, 40(1): 167-173.

ITO Y, 1998. High-spatial resolution LAPS[J]. Sensors and Actuators B: Chemical, 52: 107-111.

JUANG D S, LIN C H, HUO Y R, et al., 2018. Proton-ELISA: Electrochemical immunoassay on a dual-gated ISFET array[J]. Biosensors and Bioelectronics, 117: 175-182.

KINAMERI K M C, MAYAMA K, 1988. A scanning photon microscope for non-destructive observations of crystal defect and interface trap distributions in silicon-wafers[J]. Journal of Physics E: Scientific Instruments, 21(1): 91-97.

LI F, ZHANG J, HU S, et al., 2021. Possibility of combining carbon dots and liquid exfoliated graphene as a carbon-based light addressable potentiometric sensor[J]. ACS Sensors, 6(3): 1218-1227.

LI G, WANG B, ZHAO L, et al., 2022. Label-free detection of glypican-3 using reduced graphene oxide/polyetherimide/gold nanoparticles enhanced aptamer specific sensing interface on light-addressable potentiometric sensor[J]. Electrochimica Acta, 426: 140808.

LI H, MORIMOTO K, KATAGIRI N, et al., 2002. A novel β-$N$-acetylglucosaminidase of clostridium paraputrificum M-21 with high activity on chitobiose[J]. Applied Microbiology and Biotechnology, 60(4): 420-427.

LI X L, LIU S B, FAN P P, et al., 2017. A bubble-assisted electroosmotic micropump for a delivery of a droplet in a microfluidic channel combined with a light-addressable potentiometric sensor[J]. Sensors and Actuators B: Chemical, 248: 993-997.

LIANG T, QIU Y, GAN Y, et al., 2019. Recent developments of high-resolution chemical imaging systems based on light-addressable potentiometric sensors (LAPSs)[J]. Sensors, 19(19): 4294.

LIN C, LIU Z S, WANG D X, et al., 2014. Sensitive and reliable micro-plate chemiluminescence enzyme immunoassay for okadaic acid in shellfish[J]. Analytical Methods, 6(18): 7142-7148.

LIU Q, CAI H, XU Y, et al., 2006. Olfactory cell-based biosensor: A first step towards a neurochip of bioelectronic nose[J]. Biosensors and Bioelectronics, 22(2): 318-322.

LIU Q, YE W, YU H, et al., 2010. Olfactory mucosa tissue-based biosensor: A bioelectronic nose with receptor cells in intact olfactory epithelium[J]. Sensors and Actuators B: Chemical, 146(2): 527-533.

LIU Y Y, SUN Z K, YANG X L, et al., 2022. Analysis of dynamical robustness of multilayer neuronal networks with inter-layer ephaptic coupling at different scales[J]. Applied Mathematical Modelling, 112: 156-167.

MEŠTROVIĆ V, PAVELA-VRANČIČ M, 2003. Inhibition of alkaline phosphatase activity by okadaic acid, a protein phosphatase inhibitor[J]. Biochimie, 85(7): 647-650.

MIYAMOTO K, ITABASHI A, WAGNER T, et al., 2014. High-speed chemical imaging inside a microfluidic channel[J]. Sensors and Actuators B: Chemical, 194: 521-527.

MIYAMOTO K, SAKAKITA S, YOSHINOBU T, 2016a. A novel data acquisition method for visualization of large pH changes by chemical imaging sensor[J]. ISIJ International, 56(3): 492-494.

MIYAMOTO K, SATO T, ABE M, et al., 2016b. Light-addressable potentiometric sensor as a sensing element in plug-based microfluidic devices[J]. Micromachines, 7(7): 111.

MIYAMOTO K, WAGNER T, YOSHINOBU T, et al., 2011a. Phase-mode LAPS and its application to chemical imaging[J]. Sensors and Actuators B: Chemical, 154(1): 28-32.

MIYAMOTO K, YOSHIDA M, SAKAI T, et al., 2011b. Differential setup of light-addressable potentiometric sensor with an enzyme reactor in a flow channel[J]. Japanese Journal of Applied Physics, 50(4S): 04DL08.

MORITZ W, GERHARDT I, RODEN D, et al., 2000. Photocurrent measurements for laterally resolved interface characterization[J]. Fresenius' Journal of Analytical Chemistry, 367: 329-333.

NAKAO M, YOSHINOBU T, IWASAKI H, 1994a. Improvement of spatial-resolution of a laser-scanning phimaging sensor[J]. Japanese Journal of Applied Physics, 33(3A): L394-L397.

NAKAO M, YOSHINOBU T, IWASAKI H, 1994b. Scanning-laser-beam semiconductor pH-imaging sensor[J]. Sensors and Actuators B: Chemical, 20(2-3): 119-123.

NICOLAS J, HOOGENBOOM R L A P, HENDRIKSEN P J M, et al., 2017. Marine biotoxins and associated outbreaks following seafood consumption: Prevention and surveillance in the 21st century[J]. Global Food Security, 15: 11-21.

OWICKI J C, BOUSSE L J, HAFEMAN D G, et al., 1994. The light-addressable potentiometric sensor: Principles and biological applications[J]. Annual Review of Biophysics and Biomolecular Structure, 23: 87-113.

PARAK W J, HOFMANN U G, GAUB H E, et al., 1997. Lateral resolution of light-addressable potentiometric sensors: An experimental and theoretical investigation[J]. Sensors and Actuators A: Physical, 63: 47-57.

POGHOSSIAN A, SCHÖNING M J, 2014. Label-free sensing of biomolecules with field-effect devices for clinical applications[J]. Electroanalysis, 26(6): 1197-1213.

POGHOSSIAN A, WERNER C F, BUNIATYAN V V, et al., 2017. Towards addressability of light-addressable potentiometric sensors: Shunting effect of non-illuminated region and cross-talk[J]. Sensors and Actuators B: Chemical, 244: 1071-1079.

RUSSMANN H, 2003. Toxine[J]. Bundesgesundheitsblatt-Gesundheitsforschung-Gesundheitsschutz, 46(11): 989-996.

SARTORE M, ADAMI M, NICOLINI C, et al., 1992. Minority carrier diffusion length effects on light-addressable potentiometric sensor (LAPS) devices[J]. Sensors and Actuators A: Physical, 32(1-3): 431-436.

SCHÖNING M J, POGHOSSIAN A, 2006. BioFEDs (field-effect devices): State-of-the-art and new directions[J]. Electroanalysis, 18(19-20): 1893-1900.

STIVALA C E, BENOIT E, ARÁOZ R, et al., 2015. Synthesis and biology of cyclic imine toxins, an emerging class of potent, globally distributed marine toxins[J]. Natural Product Reports, 32(3): 411-435.

SZKOLA A, LINARES E M, WORBS S, et al., 2014. Rapid and simultaneous detection of ricin, staphylococcal enterotoxin B and saxitoxin by chemiluminescence-based microarray immunoassay[J]. The Analyst, 139(22): 5885-5892.

TAKESHI Y, YASUKATSU O, MAGOICHI Y, 1978. Occurrence of a new type of shellfish poisoning in the tohoku district[J]. Nippon Suisan Gakkaishi, 44(11): 1249-1255.

TAYLOR M, MCINTYRE L, RITSON M, et al., 2013. Outbreak of diarrhetic shellfish poisoning associated with mussels, British Columbia, Canada[J]. Marine Drugs, 11(5): 1669-1676.

TIAN Y, LIU S, LIU Y, et al., 2023. Triple-helix molecular switch-based light-addressable potentiometric aptasensor for the multi-channel highly sensitive label-free detection and spatiotemporal imaging of okadaic acid[J]. Sensors and Actuators B: Chemical, 389: 133892.

TRUONG H A, WERNER C F, MIYAMOTO K, et al., 2018. A partially etched structure of light-addressable potentiometric sensor for high-spatial-resolution and high-speed chemical imaging[J]. Physica Status Solidi A, 215(15): 1700964.

VALDIGLESIAS V, MÉNDEZ J, PÁSARO E, et al., 2010. Assessment of okadaic acid effects on cytotoxicity, DNA damage and DNA repair in human cells[J]. Mutation Research/Fundamental and Molecular Mechanisms of Mutagenesis, 689(1-2): 74-79.

WAGNER T, MIYAMOTO K, WERNER C F, et al., 2011. Utilising digital micro-mirror device (DMD) as scanning light source for light-addressable potentiometric sensors (LAPS)[J]. Sensor Letters, 9(2): 812-815.

WAGNER T, MOLINA R, YOSHINOBU T, et al., 2007. Handheld multi-channel LAPS device as a transducer platform for possible biological and chemical multi-sensor applications[J]. Electrochimica Acta, 53(2): 305-311.

WAGNER T, WERNER C F, MIYAMOTO K, et al., 2012. Development and characterisation of a compact light-addressable potentiometric sensor (LAPS) based on the digital light processing (DLP) technology for flexible chemical imaging[J]. Sensors and Actuators B: Chemical, 170: 34-39.

WANG J, CAMPOS I, WU F, et al., 2016. The effect of gold nanoparticles on the impedance of microcapsules visualized by scanning photo-induced impedance microscopy[J]. Electrochimica Acta, 208: 39-46.

WANG J, YANG Z, CHEN W, et al., 2019. Modulated light-activated electrochemistry at silicon functionalized with metal-organic frameworks towards addressable DNA chips[J]. Biosensors & Bioelectronics, 146: 111750.

WANG J, ZHOU Y, WATKINSON M, et al., 2015. High-sensitivity light-addressable potentiometric sensors using silicon on sapphire functionalized with self-assembled organic monolayers[J]. Sensors and Actuators B: Chemical, 209: 230-236.

WANG J C, YE Y R, LIN Y H, et al., 2014. Light-addressable potentiometric sensor with nitrogen-incorporated ceramic $Sm_2O_3$ membrane for chloride ions detection[J]. Journal of the American Ceramic Society, 98(2): 443-447.

WERNER C F, MIYAMOTO K, WAGNER T, et al., 2017. Lateral resolution enhancement of pulse-driven light-addressable potentiometric sensor[J]. Sensors and Actuators B: Chemical, 248: 961-965.

WU C S, BRONDER T, POGHOSSIAN A, et al., 2015. Label-free detection of DNA using a light-addressable potentiometric sensor modified with a positively charged polyelectrolyte layer[J]. Nanoscale, 7(14): 6143-6150.

WU C S, POGHOSSIAN A, BRONDER T S, et al., 2016. Sensing of double-stranded DNA molecules by their intrinsic molecular charge using the light-addressable potentiometric sensor[J]. Sensors and Actuators B: Chemical, 229: 506-512.

WU H Y, YAO J H, GUO M M, et al., 2015. Distribution of marine lipophilic toxins in shellfish products collected from the Chinese market[J]. Marine Drugs, 13(7): 4281-4295.

YANG C M, CHEN C H, AKULI N, et al., 2021. A revised manuscript submitted to sensors and actuators B: Chemical illumination modification from an LED to a laser to improve the spatial resolution of IGZO thin film light-addressable potentiometric sensors in pH detections[J]. Sensors and Actuators B: Chemical, 329: 128953.

YANG C M, CHIANG T W, YEH Y T, et al., 2015. Sensing and pH-imaging properties of niobium oxide prepared by rapid thermal annealing for electrolyte-insulator-semiconductor structure and light-addressable potentiometric sensor[J]. Sensors and Actuators B: Chemical, 207: 858-864.

YANG C M, YANG Y C, CHEN C H, 2019. Thin-film light-addressable potentiometric sensor with SnOx as a photosensitive semiconductor[J]. Vacuum, 168: 108829.

YANG C M, ZENG W Y, CHEN C H, et al., 2018. Spatial resolution and 2D chemical image of light-addressable potentiometric sensor improved by inductively coupled-plasma reactive-ion etching[J]. Sensors and Actuators B: Chemical, 258: 1295-1301.

YANG Y, LI G, WU D, et al., 2020. Recent advances on toxicity and determination methods of mycotoxins in foodstuffs[J]. Trends in Food Science & Technology, 96: 233-252.

YOSHINOBU T, ECKEN H, POGHOSSIAN A, et al., 2001a. Alternative sensor materials for light-addressable potentiometric sensors[J]. Sensors and Actuators B: Chemical, 76: 388-392.

YOSHINOBU T, ECKEN H, POGHOSSIAN A, et al., 2001b. Constant-current-mode LAPS (CLAPS) for the detection of penicillin[J]. Electroanalysis, 13(8-9): 733-736.

YOSHINOBU T, MIYAMOTO K, WAGNER T, et al., 2015. Recent developments of chemical imaging sensor systems based on the principle of the light-addressable potentiometric sensor[J]. Sensors and Actuators B: Chemical, 207: 926-932.

YOSHINOBU T, MIYAMOTO K, WERNER C F, et al., 2017. Light-addressable potentiometric sensors for quantitative spatial imaging of chemical species[J]. Annual Review of Analytical Chemistry, 10(1): 225-246.

YOSHINOBU T, SCHÖNING M J, 2021. Light-addressable potentiometric sensors for cell monitoring and biosensing[J]. Current Opinion in Electrochemistry, 28: 100727.

ZHANG G J, ZHANG G, CHUA J H, et al., 2008. DNA sensing by silicon nanowire: Charge layer distance dependence[J].

Nano Letters, 8(4): 1066-1070.

ZHANG Q T, WANG P, PARAK W J, et al., 2001. A novel design of multi-light LAPS based on digital compensation of frequency domain[J]. Sensors and Actuators B: Chemical, 73(2-3): 152-156.

ZHANG W, LIU C, ZOU X, et al., 2020. Micrometer-scale light-addressable potentiometric sensor on an optical fiber for biological glucose determination[J]. Analytica Chimica Acta, 1123: 36-43.

ZHENG J, LI J S, JIANG Y, et al., 2011. Design of aptamer-based sensing platform using triple-helix molecular switch[J]. Analytical Chemistry, 83(17): 6586-6592.

ZHOU X, ZHANG W, WANG Z, et al., 2020. Ultrasensitive aptasensing of insulin based on hollow porous $C_3N_4/S_2O_8^{2-}$/AuPtAg ECL ternary system and DNA walker amplification[J]. Biosensors and Bioelectronics, 148: 111795.

# 第 6 章　石英晶体微天平器件在海洋生物毒素检测中的应用

石英晶体微天平(quartz crystal microbalance，QCM)是基于石英晶体压电效应制成的质量敏感型传感器，具有纳克级的灵敏度，可以反映石英晶片界面的质量变化并进行数据的实时在线数字传输。本章首先对 QCM 检测原理进行介绍，包括石英晶体的压电效应、QCM 的工作原理及应用模型。其次，介绍用于冈田酸(okadaic acid，OA)免标记检测的压电适配体传感器。该生物传感器以与 OA 特异性结合的 OA 适配体作为生物敏感元件，以纳米金作为信号放大元件，以 QCM 为传感器进行信号检测，实现了对 OA 的定量检测。分别介绍 AuNPs 的合成和修饰、QCM 器件的修饰和表征、QCM 传感器的性能测试及贝肉样品中冈田酸的检测。最后，对该传感器的优缺点和现实意义进行评述并展望。

## 6.1　石英晶体微天平检测原理

### 6.1.1　石英晶体的压电效应

QCM 的检测基于石英晶体的压电效应。石英晶体由具有单晶结构的二氧化硅构成，是各向异性的晶体，共有三十个晶面，晶体内部每个晶格均为正六边形结构。石英晶体可以划分为 $x$ 轴、$y$ 轴和 $z$ 轴，如图 6.1(a)所示。当向 $x$ 轴或 $y$ 轴施加作用力时，$x$ 轴方向上会表现出压电效应，而 $y$ 轴和 $z$ 轴方向不产生压电效应。

1880 年，Curie 兄弟首先发现了压电效应(Curie et al.，1880)，他们观察到当无外力作用于压电晶体时，其内部的电荷分布均匀，电偶极矩矢量和为 0，晶体表面无极化电荷产生；在晶体的 $x$ 轴或 $y$ 轴施加外力时，会使其表面形变，内部电荷分布的均匀性被打破，从而引起极化现象，并在极化方向的晶体表面产生极化电荷；去除外力后，形变恢复，极化电荷消失，这种外部压力和表面电荷之间的可逆现象被定义为压电效应，如图 6-1(b)所示。具有压电效应的晶体除了石英晶体外，还包括电气石、蔗糖和罗谢尔盐等晶体。随后，Lippmann 于 1881 年利用数学运算推导出逆压电效应(Lippmann，1881)，即在晶体表面的极化方向施加或去除外电场使其表面形变产生或消失这一可逆过程的现象。继而，Curie 兄弟通

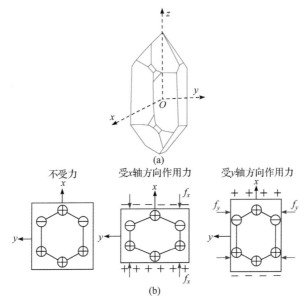

图 6.1 石英晶体的坐标轴分布和压电效应原理

(a) 石英晶体坐标系; (b) 压电效应示意图, 其中 "+" "−" 表示正负电荷

过实验验证了该理论的正确性(Man et al., 2015)。至此, 证明了压电晶体在电和机械形变方面的完全可逆性。QCM 的工作原理就是基于石英晶体的逆压电效应。

石英晶体是各向异性的晶体, 在加工中有不同的切割方向, 因此可以分为不同的切型, 常见的有 AT 切、BT 切、CT 切、DT 切、ET 切、ST 切和 SC 切。不同的切型会呈现不同的压电、温频和弹性等物理特性, 其中 35°旋转 Y 切的 AT 切型具有压电性能好、温频特性优良等优势, 在 QCM 传感器中最为常见。

### 6.1.2 石英晶体微天平的工作原理

QCM 是一种质量敏感型传感器。1959 年, Sauerbrey 研究了 AT 切型石英晶体的频率偏移量与其表面物质质量变化的关系(Sauerbrey, 1959), 即 Sauerbrey 方程。这一研究对 QCM 的诞生具有重要的意义, 其推导过程如下。

当外部交变电场作用在石英晶体时, 存在逆压电效应, 会使石英晶体产生形变, 进而产生振荡, 振荡产生的体声波可以在晶体上传播。当晶体的厚度远小于石英晶体的长宽或直径, 且只考虑晶体在厚度方向的振动时, 晶体的振荡频率为

$$f = \frac{1}{2}\frac{n}{t}\sqrt{\frac{c_{66}}{\rho}} \tag{6.1}$$

式中, $c_{66}$ 为弹性刚度系数; $t$ 和 $\rho$ 分别为晶体的厚度和密度; $n$ 为厚度方向的泛音次数(奇数)。

当满足以下条件时，可以产生驻波：

$$2t = n\lambda \tag{6.2}$$

式中，$\lambda$ 为声波波长。

晶体在基频 $f_0$ 处发生谐振的条件是 $n$ 为 1。此时，晶体厚度是波长的二分之一，由式(6-1)可得此时谐振频率为

$$f_0 = f = \frac{1}{2}\frac{n}{t}\sqrt{\frac{c_{66}}{\rho}} = \frac{1}{2t}\sqrt{\frac{c_{66}}{\rho_q}} = \frac{\left(\mu_q / \rho_q\right)^{\frac{1}{2}}}{2t} \tag{6.3}$$

式中，$t$ 为晶体厚度；$\rho_q$ 为石英晶体的密度；$\mu_q$ 为石英晶体的剪切模量(刚性模量)。

石英晶体的厚度可表示为

$$t = \frac{m}{A\rho_q} \tag{6.4}$$

由式(6.3)和式(6.4)可得

$$f_0 = \frac{A}{2m}\sqrt{\rho_q\mu_q} \tag{6.5}$$

式中，$A$ 为石英晶体的电极面积；$m$ 为石英晶体的电极质量。

当电极表面被刚性物质均匀覆盖时，谐振频率变化量$\Delta f$ 与电极表面物质质量变化量$\Delta m$ 的关系为

$$f = f_0 + \Delta f = \frac{A}{2\left(m + \Delta m\right)}\sqrt{\rho_q\mu_q} \tag{6.6}$$

则

$$\Delta f = -\frac{2f_0^2\Delta m}{A\sqrt{\rho_q\mu_q}}\frac{1}{1 + \dfrac{\Delta m}{m}} \tag{6.7}$$

当吸附的物质质量变化量远远小于晶体本身的质量时，可得

$$\Delta f = -\frac{2f_0^2\Delta m}{A\sqrt{\rho_q\mu_q}} \tag{6.8}$$

式(6-8)即为 Sauerbrey 方程(Zhou et al.，2021)。Sauerbrey 方程表明，石英晶体的谐振频率变化量与其表面吸附样品的质量变化量具有线性关系。根据这一原理，QCM 可通过测量频率变化来衡量样品的质量变化，实现质量信号变化的检测。当物质吸附在晶体表面时，频率降低。这个模型假定没有能量耗散发生，在晶体表面的质量沉积和形成的薄膜遵循晶体的振动，这一方程适用于具有类似声学性质的、薄的、刚性的和均匀的薄膜(Ferreira et al.，2009)。

生物传感工具的开发中使用 QCM 作为换能器，主要利用了质量和频率之间的线性关系，如 Sauerbrey 方程所述，但这种方法通常是有偏差的，已发现观察频率变化受到多种干扰的影响，导致与 Sauerbrey 方程有效的条件存在相当大的偏差。例如，当谐振器处于液体环境中时，液体与晶体传感器层的接触黏合会使能量流失。基于此，Kanazawa 液相模型给出了解决方案。此外，Martin 等(1991)还考虑到质量和液体负荷同时对传感器信号的影响，给出总频率的变化模型。

### 6.1.3　石英晶体微天平的应用模型

#### 1. QCM 气相模型

以常见的 AT 切型为例来介绍 QCM 气相模型。将修饰后的 QCM 传感器置于待测物环境时，QCM 表面会吸附待测气体物质，进而使 QCM 表面质量变化。根据式(6.8)的 Sauerbrey 方程，可以由谐振频率变化量计算出吸附物质的质量变化量，从而检测待测气体物质的浓度变化。

由 Sauerbrey 方程可知，QCM 传感器对质量的分辨率取决于晶体的频率分辨率。传感器可分辨的频率变化量越小，其可检测的质量变化量也越小。检测系统的模型准确且对干扰因子修正准确时，QCM 传感器的分辨率可以达到纳克级别，具有很高的灵敏度。

#### 2. QCM 液相模型

当 QCM 的检查环境由气相变为液相时，其检测模型也相应发生变化。学术界比较认可的两种模型为 Kanazawa 液相模型和 BVD 液相等效电路模型(Krim, 1999)，其中 BVD 液相等效电路模型是对 Kanazawa 液相模型进行修正和补偿的模型。

Kanazawa 液相模型适用于 QCM 传感器单面接触液体负载的情况，在理想黏性液体状态下，QCM 谐振频率的变化量与黏性液体参数的关系为

$$\Delta f \approx -f_0^{\frac{3}{2}} \sqrt{\frac{\rho_1 \eta_1}{\pi \rho_q \mu_q}} \tag{6.9}$$

式中，$f_0$ 为 QCM 无负载时的基频；$\eta_1$ 和 $\rho_1$ 分别为负载的黏度和密度；$\mu_q$ 和 $\rho_q$ 分别为晶体的刚性模量和密度。

实际检测中，直接套用 Kanazawa 液相模型会形成检测误差，因为大部分液体负载通常是溶液状态而不是纯黏性液体。Kang 等(2018)对 Kanazawa 液相模型进行了改进以适应实际应用(Kang et al.，2018)。为了减少非纯黏性液体的影响，该模型建立了一层质量层来模拟 QCM 表面电极检测过程中存在的沉积质量层负载，实现同时描述液体载荷和质量层。该模型公式为

$$\Delta f \approx -\frac{2f_0^2}{n\sqrt{\rho_q\mu_q}}\left(\rho_s + \sqrt{\frac{\rho_q\mu_q}{4\pi f_0}}\right) \tag{6.10}$$

式中，$n$ 为 QCM 的泛音次数；$\rho_s$ 为表面吸附质量层的面密度。

### 3. QCM 液滴负载检测模型

QCM 液滴负载检测模型与液相模型的区别是液体的量非常微小，可以形成液滴。石英晶体产生的厚度剪切波可以通过液滴与电极接触面传递到液滴中，并在阻尼作用下衰减直至为零，传播深度标记为 $\delta$，如图 6.2 所示。实际检测中液滴尺寸通常很小，且 QCM 无负载时的谐振频率 $f_0$ 很高，因此传播深度 $\delta$ 通常非常小，此时液滴半径 $r \approx r_a \approx r_d$($r_a$ 为有效液滴半径，$r_d$ 为实际液滴半径)(Kanazawa et al., 1985)。液滴负载对 QCM 频率的影响在 $\delta$ 范围内，因此液滴负载的有效质量层也是 $\delta$ 范围的液体质量，即液滴负载模型的频率变化与液滴总质量无关，只取决于有效质量层(Dultsev et al., 2018)。液滴负载模型公式为

$$\Delta f \approx -\sqrt{\frac{\pi\rho_l\eta_l}{f_0}}\int_0^{r_d} S_{f(r)}r\mathrm{d}r \tag{6.11}$$

式中，$S_{f(r)}$ 为质量敏感度函数；$\rho_l$ 和 $\eta_l$ 分别为液体负载的密度和黏度。

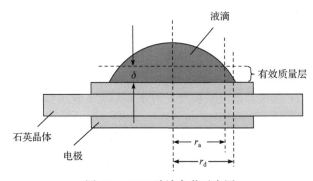

图 6.2 QCM 液滴负载示意图

以上为常见的三种应用模型，虽然 QCM 技术还存在一些缺陷，但它仍然可以成功使用标准振荡器技术和频率计数，对传感器的谐振频率进行连续监测，且成本低、操作和数据分析简单。通过与参考值的比较，可以进一步得到谐振频率的变化量，消除大部分液体负载效应，因为这些效应在样品和对照中是一样的。同时，近年来的深入研究已经开始利用偏差背后的物理原理，并使 QCM 成为一种更通用的工具，能够感测固定化层的许多材料特定参数，如弹性模量、表面电荷密度和黏度。黏弹性的变化可以作为与质量吸附或解吸无关的构象变化指示剂，QCM 研究集中在从生物传感事件中推断出有关蛋白质和 DNA 构象变化的信息的

可能性及研究细胞生物学的不同方面，如涉及细胞黏附的过程、分化和应激反应等(Ferreira et al., 2009)。

# 6.2　石英晶体微天平器件在冈田酸检测中的应用

在我国食品安全检测中，OA 是腹泻性贝类毒素(diarrhetic shellfish poisoning，DSP)中最值得关注的对象之一，因此此类毒素的高灵敏检测具有重要意义。QCM 作为基于石英晶体压电效应的表面敏感型分析技术，是精度可达纳克级的质量检测仪器。适配体可以实现高亲和力、高特异性的靶点识别(Taghdisi et al., 2015)。当配体存在时，适配体构象从自由弯曲模式变为适配体/配体的三级结构复合体(Breaker，2004)，具有成本低、周期短、易于合成和修饰、稳定性高等优点，是一种很有潜力的抗体替代品。此外，金纳米颗粒(gold nanoparticles，AuNPs)电子密度大，且易于与生物分子结合而不影响其活性，在传感检测中可以标记生物识别分子从而提高检测性能。基于以上识别元件及传感系统，构建用于 OA 免标记检测的 QCM 适配体传感器。

## 6.2.1　金纳米颗粒的合成和修饰

近年来，纳米技术(在纳米尺度上的研究与应用)不断被应用在各个领域，其中纳米金是研究较广泛的纳米结构。AuNPs 的直径为 1～100nm，常分散于水溶液中构成水溶胶，又称胶体金(Kleo et al., 2012)。AuNPs 是一种无毒、易于合成的纳米颗粒，并表现出独特的化学、物理和光学性能，包括化学惰性、较大的比表面积、生物相容性及良好的理化性质等。基于此，AuNPs 被广泛用于提高传感器的检测性能。此外，AuNPs 可以较好地被生物活性分子修饰，如 DNA、蛋白质和生物素等。基于这些特性，已有报道利用生物活性分子功能化的 AuNPs 实现免标记核苷酸检测的信号放大(Wang et al., 2016；Liu et al., 2014；Kleo et al., 2012)。此外，由于其电子密度大，AuNPs 也被报道可以用于质量信号放大。AuNPs 可应用于开发 DNA 检测的生物传感器中，达到增大检测范围和降低检测限的目的。

对于 AuNPs 的合成，有两种基本的策略，即"自上而下"和"自下而上"的方法。自上而下的方法从大块材料开始合成 AuNPs，并使用不同的方法将其裂成纳米颗粒。自下而上的方法从原子水平开始合成纳米粒子(Amina et al., 2020)，合成方法包括激光烧蚀(Tangeysh et al., 2013)、离子溅射(Birtcher et al., 2005)、紫外和红外照射(Sakamoto et al., 2009；Zhou et al., 1999)、气溶胶技术(Krinke et al., 2002)，将 $Au^{3+}$ 还原为 Au。AuNPs 的制备包括两个主要阶段：第一阶段，金前驱体通常是一种金盐水溶液，使用柠檬酸三钠、碱性硼氢化物、肼、羧酸、羟胺(Daniel et al., 2004)等还原剂将其还原为金纳米颗粒；第二阶段，金纳米颗粒的稳定性是由一种特定的封盖剂实现的，封盖剂阻碍了金属纳米颗粒的团聚。

在许多研究应用中，根据特定目的对 AuNPs 进行了表面功能化。功能化可以提高 AuNPs 的稳定性、单分散性(通过防止颗粒聚集)和生物相容性，以及特异性和生物分析的适用性(Chen et al., 2017)。一般来说，AuNPs 表面修饰主要有三个目的：①配体可以附着，支持 AuNPs 的胶体稳定性；②作为进一步功能化反应的中间连接体；③功能配体如生物分子抗体、DNA、酶等可以固定功能化，有助于研究应用范围的扩展。表面功能化的方法主要有：①直接附着和物理吸附，主要由静电和疏水相互作用驱动，通过孵育溶液的 pH 改变 AuNPs 和被固定的功能分子电荷状态；②形成自组装单分子层，主要基于 AuNPs 表面与含硫、氮、氧等原子配体构建的极性键(Wakamatsu et al., 2005)；③聚合物涂层，使用聚合物涂层作为配体固定化的中间层，是制备 AuNPs 表面改性阳离子的常用策略(Masereel et al., 2011)；④共价固定，常通过酰胺偶联，EDC/NHS 或 EDC/磺基-NHS 是最通用的反应方案；⑤生物亲和偶联，研究中常见的亲和偶联包括亲和素-生物素、蛋白 A/G-免疫球蛋白、抗原抗体识别等。

在用于冈田酸检测的 QCM 制备中，需要合成 AuNPs 并将报告 DNA(reporter DNA)固定在其表面，此步骤参考了前期文献报道(Liu et al., 2006)。在磁力搅拌下，将 HAuCl$_4$ 加热至煮沸回流后，加入柠檬酸三钠溶液，待混合液颜色呈现无色—黑色—酒红色变化后，继续煮沸一刻钟后停止，搅拌冷却至室温即合成 AuNPs。在修饰过程中，将巯基化 DNA、乙酸钠和硫醇类还原剂 TCEP 混合孵育，保持DNA 巯基活化，随后与 AuNPs 溶液避光孵育固定 reporter DNA，混合溶液离心去除上清液后，沉淀即为功能化 AuNPs。

同时，利用紫外可见吸收光谱和透射电子显微镜表征制备好的 AuNPs 和AuNPs-DNA。AuNPs 的 TEM 照片[图 6.3(a)]显示，AuNPs 的直径平均为 13nm，且分散性良好。由于一些粒子的重叠，会出现一些颜色较深且直径较大的斑点。AuNPs-DNA 的 TEM 照片[图 6.3(b)]也显示合成 AuNPs-DNA 分散性良好，且与AuNPs 的图像相似。所得结果与文献报道一致(Jing et al., 2014; Zhang et al., 2012)。reporter DNA 属于生物大分子，AuNPs 属于无机物，TEM 表征生物大分子和无机物的技术参数差别较大，因此无法在表征 AuNPs 的同时观测到 DNA 分子。

随后，采用紫外可见吸收光谱进行进一步表征，结果如图 6.4 所示。AuNPs的特征吸收峰在 521nm 处，AuNPs-DNA 的特征吸收峰在 525nm 处，相较于 AuNPs的特征吸收峰红移了 4nm。根据之前的文献报道(Jing et al., 2014; Zhang et al., 2013)，原因可能是粒子间等离子体耦合作用。表征结果表明，reporter DNA 成功修饰在 AuNPs 表面。

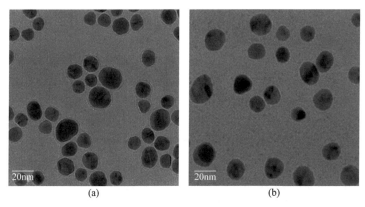

图 6.3　AuNPs 和 AuNPs-DNA 的 TEM 表征结果

(a) AuNPs 的 TEM 照片；(b) AuNPs-DNA 的 TEM 照片

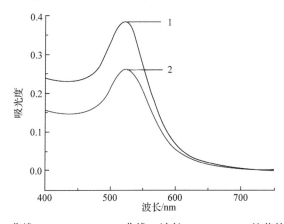

图 6.4　AuNPs(曲线 1)、AuNPs-DNA(曲线 2)波长 400～750nm 的紫外可见吸收光谱

合成 AuNPs-DNA 的浓度参考文献报道计算(Haiss et al.，2007)，$C=A_{450}/\varepsilon_{450}$，其中 $C$ 为浓度，$A_{450}$ 为吸光度，$\varepsilon_{450}$ 为摩尔吸光系数，即利用 AuNPs-DNA 的紫外可见吸收光谱在 450nm 处的吸收光谱值进行计算，计算浓度约为 15nmol/L。

### 6.2.2　石英晶体微天平器件的修饰和表征

石英晶体微天平作为一种压电传感换能器，经常基于纳米材料、有机物、生物活性分子等功能化应用于各个领域。在对 QCM 的功能化修饰中，压电适配体传感器系统包含一个巯基化捕获 DNA(capture DNA)、一个对 OA 具有特异性的适配体 DNA 和一个用于信号放大的 reporter AuNPs-DNA。由于适配体(OA34)与 OA 结合具有高亲和力(平衡解离常数为 77nmol/L)(Eissa et al.，2013)，因此选择 OA34 进行研究。AuNPs 直径为 13nm，该尺寸的 AuNPs 可以高质量地合成，并且重现性高(Liu et al.，2006)。capture DNA 和 reporter DNA 分别与适配体的 3′和 5′端部分互补。将 OA 适配体作为识别元件，使用 AuNPs(AuNPs-DNA)实现信号放大，QCM 器件作为信号检测传感器。

使用带有金电极的 10MHz AT 切型石英晶体作为换能器。①芯片清洗：传感器芯片的金电极表面先用 1mol/L 氢氧化钠清洗 30min，1mol/L 盐酸清洗 5min，接着用新鲜制备的食人鱼溶液(浓硫酸和 30%过氧化氢的混合物)清洗 1.5min，超纯水洗净后氮气吹干备用。②DNA 链的活化：capture DNA 与 TCEP 室温混合孵育 1h。③DNA 固定：将活化后的 capture DNA 溶液滴涂在传感芯片金膜区域，室温下孵育过夜。④封闭：超纯水洗净固定 DNA 后的芯片后用氮气吹干，疏基己醇(MCH)滴涂在金膜区域 0.5h，用于封闭非特异性结合位点，孵育完成后用超纯水洗净，氮气吹干。制备完成的压电传感器芯片可用于后续 OA 的检测实验。

此外，ssDNA 在 QCM 器件金电极表面的固定修饰对传感器的检测性能具有重要影响，因此对修饰后的 QCM 进行了电化学表征。图 6.5(a)为 QCM 器件表面的裸金电极(曲线 1)、ssDNA/Au(曲线 2)和 MCH/ssDNA/Au(曲线 3)的 CV 扫描结果。疏基化 ssDNA 通过 Au—S 键自组装结合到清洁的金电极表面。经过 ssDNA 修饰后，循环伏安法检测到的峰电流显著降低，氧化峰右移，还原峰左移。接着引入 MCH 封闭剩余的活性位点，峰值电流进一步减小，氧化峰进一步右移，还原峰进一步左移。法拉第电流的减小和峰电位的偏移主要是因为 ssDNA 和 MCH 分子的修饰影响了金电极表面的电子转移，金电极表面的导电性降低。图 6.5(b)为裸金电极表面经 ssDNA 固定化和 MCH 封闭后的奈奎斯特图。结果表明，在 ssDNA 固定和 MCH 封闭后，电荷转移电阻($R_{ct}$)显著增加。这进一步证实了 QCM 金电极表面成功修饰了 ssDNA 和 MCH，实现了 ssDNA 的固定和 MCH 的封闭。

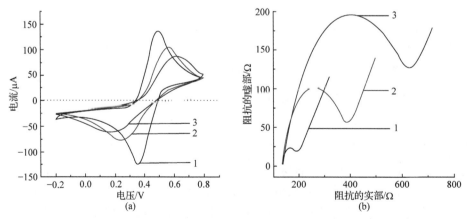

图 6.5　捕获链 ssDNA 在 QCM 器件金电极表面固定过程的电化学表征结果

(a) 循环伏安曲线；(b) 奈奎斯特图；裸金电极(曲线 1)、固定 DNA(曲线 2)和孵育 MCH(曲线 3)在含有 K$_4$[Fe(CN)$_6$]和 K$_3$[Fe(CN)$_6$]的 PBS 溶液中扫描

### 6.2.3　石英晶体微天平传感器的性能测试

传感器构建完成，应对其各项性能进行评估测试，分别对其灵敏度、稳定性、特异性等进行评估测试。

#### 1. 检测原理

压电适配体传感器检测过程中，首先利用 Au—S 键使 capture DNA 自组装固定到 QCM 器件的金电极表面。然后，利用 MCH 封闭非特异性结合位点，将适配体与 OA 的混合液引入反应室。由于适配体与 OA 可以形成特定的三级结构，且结合的亲和力高于 DNA 双链杂交，因此与 OA 结合的适配体不会与 capture DNA 交联，如图 6.6(a)所示。其次，与 capture DNA 结合的适配体杂交结合 AuNPs-DNA。OA 含量越多，结合在 QCM 芯片表面的 OA 适配体和 AuNPs-DNA 量越少，QCM 频率变化越小。检测系统如图 6.6(b)所示。制备好的传感器芯片放入 QCM 检测设备中。该检测设备实现了信号测量和数据采集，蠕动泵用于进样。

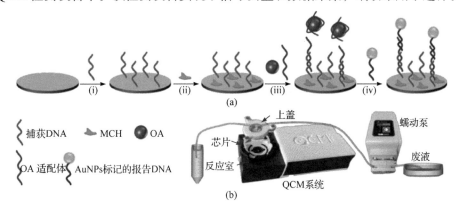

图 6.6　压电适配体传感器的检测原理及检测系统

(a) 压电适配体传感器检测原理示意图；(b) QCM 检测系统示意图

该适配体传感器的典型响应时间曲线由两个主要阶段组成(图 6.7)。将适配体和 OA 的混合液引入检测腔，随着适配体传感器表面 capture DNA 与适配体的结合，传感器的频率降低(第 I 阶段)。洗涤未结合的分子后，频率略有上升。在第 II 阶段，引入 reporter AuNPs-DNA 与传感器表面上的适配体杂交来放大信号。第 II 阶段的频率偏移量(429.16Hz)比第 I 阶段(40.79Hz)的频率偏移量大了近 10 倍。洗涤自由分子后，频率略有上升。由于结合在芯片表面的 DNA 量受 OA 浓度的影响，因此传感器频率偏移量与 OA 浓度成正比。

#### 2. 灵敏度

测量传感器第 II 阶段不同浓度 OA 的实时频率响应，如图 6.8(a)所示。为清

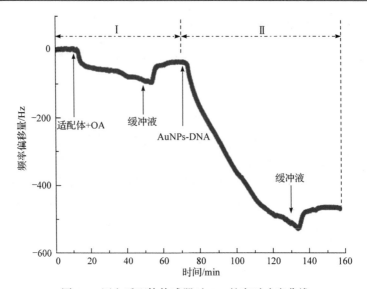

图 6.7　压电适配体传感器对 OA 的实时响应曲线

第 I 阶段为检测区，加入 OA 与适配体混合溶液进行检测；第 II 阶段为放大区，加入 AuNPs-DNA 进行信号放大

楚起见，对频率偏移量进行了归一化($\Delta F$)处理以供进一步分析。随着 OA 浓度的增加，频率信号的变化越来越小。频率响应 $\Delta F_C$ 是通过不同 OA 浓度的频率偏移量 $\Delta F$ 与基线频率偏移量的差值来计算的($\Delta F_C = \Delta F_0 - \Delta F$)。$\Delta F_C$ 和 OA 浓度之间具有较宽的线性响应范围，$\Delta F_C = 137.7 \times$OA 浓度对数值$+78.1$，相关系数为 0.9885[图 6.8(b)]。

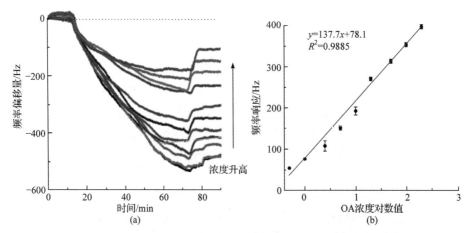

图 6.8　压电适配体传感器对不同浓度 OA 的响应曲线和浓度拟合曲线

(a) 压电适配体传感器对不同浓度 OA 的响应曲线；(b) 频率响应与 OA 浓度对数值之间的标准曲线

与已报道的基于免疫的微纳传感器相比，如基于表面等离子体共振的免疫传

感器(Garibo et al.，2014)、基于 QCM 的免疫传感器(Tang et al.，2002)和基于声表面波的免疫传感器(Zou et al.，2017)，该压电适配体传感器检测范围更宽，检测限更低(表 6.1)。

**表 6.1　免疫传感器与压电适配体传感器检测 OA 性能的比较**

| 传感器 | 检测范围 | 检测限 | 参考文献 |
| --- | --- | --- | --- |
| 基于表面离子体共振的免疫传感器 | 1.2～5.3ng/mL | 1.2ng/mL | Garibo et al.，2014 |
| 基于 QCM 的免疫传感器 | 1.9～16μg/mL | 1.9μg/mL | Tang et al.，2002 |
| 基于声表面波的免疫传感器 | 10～150ng/mL | 5.5ng/mL | Zou et al.，2017 |
| 压电适配体传感器 | 0.40～161ng/mL | 0.26ng/mL | 本书 |

**3. 稳定性**

测试新鲜制备的适配体传感器芯片在 4℃下储存 0～15d 时对 OA 的频率响应，以验证传感器的稳定性(图 6.9)。

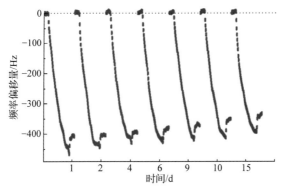

图 6.9　压电适配体传感器的稳定性检测结果

制备的 QCM 传感器分别检测储存 1d、2d、4d、6d、9d、10d、15d 的 5nmol/L OA 响应

传感器在第 6d(−383.95Hz)的频率偏移量约为最初响应(−403.04Hz)的 95%，第 15d 的频率偏移量(−339.30Hz)是第 1d 的 85%。结果表明，压电适配体传感器在 4℃下储存 15d 后仍保持与 OA 特异性结合的活性，并具有良好的稳定性。

**4. 特异性**

将 DTX-1、PTX 和 YTX 三种 DSP 用于测试该适配体传感器的特异性。传感器对 OA 和其他三种毒素的响应结果如图 6.10 所示。在其他三种毒物中，该生物传感器对 DTX-1 的响应最强，为 32.11Hz ± 4.988Hz。对 OA 的响应(192.20Hz ±

5.353Hz)显著高于($P<0.001$, $n=3$)对 DTX-1 的响应，主要原因可能是 OA 适配体对其他毒素没有特异性识别作用。结果表明，该传感器对 OA 检测有良好的特异性。

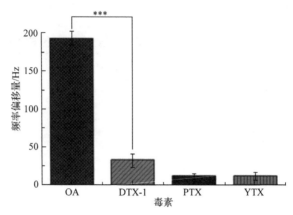

图 6.10　压电适配体传感器的特异性检测结果

***表示 $P<0.001$，OA 与 DTX 的响应有显著差异

　　综上，适配体传感器对 OA 的检测具有较宽的线性检测范围，响应曲线为 $\Delta F_C=137.7 \times$ OA 浓度对数值 $+ 78.1$。AuNPs 提升了适配体传感器的灵敏度，将频率响应信号放大了约 10 倍。适配体在化学稳定性和识别能力方面的优势使得该传感器具有较高的稳定性和特异性。此外，DNA 序列合成、巯基化 capture DNA 在芯片表面的固定及 QCM 系统的使用过程简单方便，实现了操作简单的 OA 检测。由于石英晶体芯片、QCM 仪器(尺寸为 66mm × 50mm × 26mm，质量为 43g)和注射泵(尺寸为 276mm × 126mm × 53mm，质量为 4.3kg)均是小型便携的，因此该传感系统具有较好的便携性。由于传感器芯片可以重复使用，这种方法的耗材成本低于 60 元，大大降低了检测成本。

### 6.2.4　贝肉样品中冈田酸的检测

　　为测试传感器检测实际样品的能力，将不同浓度的 OA 标准品添加到贻贝提取物中进行检测。贝肉的毒素主要存在于消化腺中，为了验证使用的贝肉样品是无毒的，本小节分别制备了未处理的贻贝提取物和处理过的贻贝提取物(去除消化腺)。此外，采用商业 DSP ELISA 试剂盒来验证提出的适配体传感器用于实际样品检测的有效性。检测结果表明，压电适配体传感器对未处理和处理过的贻贝提取物的回收率分别为 94.5%～108.3%和 96.1%～106.0%，商用试剂盒的回收率分别为 95.7%～107.1%(未处理)和 92.4%～108.1%(处理)。压电适配体传感器的 OA回收率结果与商用试剂盒的结果基本一致，这表明本章提出的压电适配体传感器具有检测贝类样品中 OA 的能力。

　　至此，建立了一种用于免标记定量和特异性检测 OA 的压电适配体传感器。

该传感器集成了 OA 适配体、AuNPs 放大作用和 QCM 检测技术。结果表明，该传感器具有灵敏度高、特异性好、成本低、操作简单和携带方便等特点。此外，该适配体传感器还具有检测贻贝样品中 OA 浓度的能力。与以往报道的微纳免疫传感器相比，该适配体传感器在 OA 检测中检测限更低，检测范围更广。并且，由于传感系统具有小型便携的优势，因此对于 OA 的现场检测具有重要的价值。相比于其他文献报道的适配体传感器，本章的压电适配体传感器在灵敏度和检测时间方面可能有待进一步提高(Yang et al.，2021；Ramalingam et al.，2019；Gu et al.，2017)，才能在实际场景中得到广泛应用。黑磷-金结合物、氧化石墨烯、金属有机框架等纳米材料可用于提高传感器的检测性能。因此，可以将纳米材料应用于 OA 的检测中，进一步提升 OA 检测的灵敏度。此外，可以尝试新的检测手段如电化学等，来实现更快速便捷的检测以提高检测效率。

## 参 考 文 献

AMINA S J, GUO B, 2020. A review on the synthesis and functionalization of gold nanoparticles as a drug delivery vehicle[J]. International Journal of Nanomedicine, 15: 9823-9857.

BIRTCHER R C, KIRK M A, FURUYA K, et al., 2005. *In situ* transmission electron microscopy investigation of radiation effects[J]. Journal of Materials Research, 20(7): 1654-1683.

BREAKER R R, 2004. Natural and engineered nucleic acids as tools to explore biology[J]. Nature, 432(7019): 838-845.

CHEN Y, XIANYU Y, JIANG X, 2017. Surface modification of gold nanoparticles with small molecules for biochemical analysis[J]. Accounts of Chemical Research, 50(2): 310-319.

CURIE J, CURIE P, 1880. Developpement par compression de l'électricité polaire dans les cristaux hémièdres à faces inclinées[J]. Bulletin de Minéralogie, 3: 90-93.

DANIEL M C, ASTRUC D, 2004. Gold nanoparticles: Assembly, supramolecular chemistry, quantum-size-related properties, and applications toward biology, catalysis, and nanotechnology[J]. Chemical Reviews, 104(1): 293-346.

DULTSEV F N, NEKRASOV D V, 2018. Treatment of the resonance curve recorded during measurement of the signal of particle rupture from the QCM surface[J]. Sensors and Actuators B: Chemical, 267: 70-75.

EISSA S, NG A, SIAJ M, et al., 2013. Selection and identification of DNA aptamers against okadaic acid for biosensing application[J]. Analytical Chemistry, 85(24): 11794-11801.

FERREIRA G N M, DA-SILVA A C, TOME B, 2009. Acoustic wave biosensors: Physical models and biological applications of quartz crystal microbalance[J]. Trends in Biotechnology, 27(12): 689-697.

GARIBO D, CAMPBELL K, CASANOVA A, et al., 2014. SPR immunosensor for the detection of okadaic acid in mussels using magnetic particles as antibody carriers[J]. Sensors and Actuators B: Chemical, 190: 822-828.

GU H, HAO L, DUAN N, et al., 2017. A competitive fluorescent aptasensor for okadaic acid detection assisted by rolling circle amplification[J]. Microchimica Acta, 184(8): 2893-2899.

HAISS W, THANH N T K, AVEYARD J, et al., 2007. Determination of size and concentration of gold nanoparticles from UV-Vis spectra[J]. Analytical Chemistry, 79(11): 4215-4221.

JING X, CAO X, WANG L, et al., 2014. DNA-AuNPs based signal amplification for highly sensitive detection of DNA methylation, methyltransferase activity and inhibitor screening[J]. Biosensors & Bioelectronics, 58: 40-47.

KANAZAWA K K, GORDON J G, 1985. The oscillation frequency of a quartz resonator in contact with liquid[J]. Analytica Chimica Acta, 175(SEP): 99-105.

KANG H W, OTANI N, HIROSHI M, et al., 2018. Investigation of the extracellular matrix effect for the QCM/CCD cell activity monitoring system[J]. Journal of Nanoscience and Nanotechnology, 18(8): 5777-5784.

KLEO K, SCHAEFER D, KLAR S, et al., 2012. Immunodetection of inactivated *Francisella tularensis* bacteria by using a quartz crystal microbalance with dissipation monitoring[J]. Analytical and Bioanalytical Chemistry, 404(3): 843-851.

KRIM J, 1999. Quartz microbalance studies of superconductivity-dependent sliding friction: Reply[J]. Physical Review Letters, 83(6): 1261.

KRINKE T J, DEPPERT K, MAGNUSSON M H, et al., 2002. Microscopic aspects of the deposition of nanoparticles from the gas phase[J]. Journal of Aerosol Science, 33(10): 1341-1359.

LIPPMANN G, 1881. Principe de la conservation de l'électricité, ou second principe de la théorie des phénomènes électriques[J]. Journal de Physique et le Radium, 10 (1): 381-394.

LIU J, LU Y, 2006. Preparation of aptamer-linked gold nanoparticle purple aggregates for colorimetric sensing of analytes[J]. Nature Protocols, 1(1): 246-252.

LIU L, XIA N, LIU H, et al., 2014. Highly sensitive and label-free electrochemical detection of microRNAs based on triple signal amplification of multifunctional gold nanoparticles, enzymes and redox-cycling reaction[J]. Biosensors and Bioelectronics, 53: 399-405.

MAN K, SABOURIN V M, GANDHI C D, et al., 2015. Pierre Curie: The anonymous neurosurgical contributor[J]. Neurosurgical Focus FOC, 39(1): E7.

MARTIN S J, GRANSTAFF V E, FRYE G C, 1991. Characterization of a quartz crystal microbalance with simultaneous mass and liquid loading[J]. Analytical Chemistry, 63(20): 2272-2281.

MASEREEL B, DINGUIZLI M, BOUZIN C, et al., 2011. Antibody immobilization on gold nanoparticles coated layer-by-layer with polyelectrolytes[J]. Journal of Nanoparticle Research, 13(4): 1573-1580.

RAMALINGAM S, CHAND R, SINGH C B, et al., 2019. Phosphorene-gold nanocomposite based microfluidic aptasensor for the detection of okadaic acid[J]. Biosensors and Bioelectronics, 135: 14-21.

SAKAMOTO M, FUJISTUKA M, MAJIMA T, 2009. Light as a construction tool of metal nanoparticles: Synthesis and mechanism[J]. Journal of Photochemistry and Photobiology C-Photochemistry Reviews, 10(1): 33-56.

SAUERBREY G, 1959. Verwendung von schwingquarzen zur wägung dünner schichten und zur mikrowägung[J]. Zeitschrift Fur Physik, 155(2): 206-222.

TAGHDISI S M, DANESH N M, LAVAEE P, et al., 2015. An aptasensor for selective, sensitive and fast detection of lead(II) based on polyethylencimine and gold nanoparticles[J]. Environmental Toxicology and Pharmacology, 39(3): 1206-1211.

TANG A X J, PRAVDA M, GUILBAULT G G, et al., 2002. Immunosensor for okadaic acid using quartz crystal microbalance[J]. Analytica Chimica Acta, 471(1): 33-40.

TANGEYSH B, TIBBETTS K M, ODHNER J H, et al., 2013. Gold Nanoparticle synthesis using spatially and temporally shaped femtosecond laser pulses: Post-irradiation auto-reduction of aqueous $AuCl_4^-$ [J]. Journal of Physical Chemistry C, 117(36): 18719-18727.

WAKAMATSU S, NAKADA J, FUJII S, et al., 2005. Self-assembled nanostructure of Au nanoparticles on a self-assembled monolayer[J]. Ultramicroscopy, 105(1-4): 26-31.

WANG Z, XIA J, SONG D, et al., 2016. Lab le-free quadruple signal amplification strategy for sensitive electrochemical P53 gene biosensing[J]. Biosensors and Bioelectronics, 77: 157-163.

YANG W, ZHANG G, NI J, et al., 2021. From signal amplification to restrained background: Magnetic graphene oxide assisted homogeneous electrochemiluminescence aptasensor for highly sensitive detection of okadaic acid[J]. Sensors and Actuators B: Chemical, 327: 128872.

ZHANG B, LIU B, TANG D, et al., 2012. DNA-based hybridization chain reaction for amplified bioelectronic signal and ultrasensitive detection of proteins[J]. Analytical Chemistry, 84(12): 5392-5399.

ZHANG K, TAN T, FU J J, et al., 2013. A novel aptamer-based competition strategy for ultrasensitive electrochemical detection of leukemia cells[J]. Analyst, 138(21): 6323-6330.

ZHOU B, DAS A, ZHONG M, et al., 2021. Photoelectrochemical imaging system with high spatiotemporal resolution for visualizing dynamic cellular responses[J]. Biosensors and Bioelectronics, 180: 113121.

ZHOU Y, WANG C Y, ZHU Y R, et al., 1999. A novel ultraviolet irradiation technique for shape-controlled synthesis of gold nanoparticles at room temperature[J]. Chemistry of Materials, 11(9): 2310-2312.

ZOU L, TIAN Y, ZHANG X, et al., 2017. A competitive love wave immunosensor for detection of okadaic acid based on immunogold staining method[J]. Sensors and Actuators B: Chemical, 238: 1173-1180.

# 第7章　声表面波器件在海洋生物毒素检测中的应用

## 7.1　声表面波检测原理

### 7.1.1　声表面波器件简介

声表面波(surface acoustic wave，SAW)是指在固体表面传播的一种弹性波，最初由英国物理学家 Rayleigh 发现。1965 年金属叉指换能器(interdigital transducer，IDT)的发明使 SAW 的应用得到了快速的发展(White et al.，1965)。IDT 是 SAW 器件最重要的组成部分，能实现机械信号和电信号之间的相互转换。IDT 结构如图 7.1(a)所示，将两个形状相同的梳状电极沉积在一压电基底上。其中，$P$ 和 $W$ 分别表示周期和孔径。SAW 器件的工作原理如图 7.1(b)所示，其中 IDT 可分为输入和输出两种。施加交流电信号后，将产生一个电场，该电场可分解成一个垂直分量和一个水平分量。逆压电效应使电极材料产生与表面垂直和平行的声波。该声波信号的频率同激励频率一致，可以沿着基片表面传播从而被另一端的 IDT 接收，并转换成电信号输出(王镝，2013)。当声波传播的路径表面有质量的变化则会影响声波的传播速度。因此，通过对声波信号频率和相位等参数变化的检测来实现对待测物质的检测。

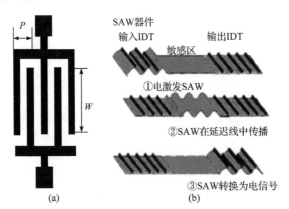

图 7.1　SAW 的基本原理

(a) IDT 的基本结构；(b) 声波的激发与接收

### 7.1.2　声表面波的工作原理与类型

根据 IDT 布局，可将 SAW 器件分成延迟线型和谐振型两种，结构如图 7.2

所示，其中(a)为延迟线型的结构，包含一个发射 IDT 和一个接收 IDT。可在两个 IDT 直接加入一个放大器用来补偿延迟线的插入损失，若此时回路的相位差为 2π 的倍数，就能构成延迟线型振荡器，频率可达吉赫兹数量级(王秀坤，2011)。一般来说，延迟线型 SAW 器件的频率低、插损大且 Q 值(品质因素)比较小，但是线性检测范围比较大，因此延迟线型也是 SAW 器件最常用一种结构类型。谐振型 SAW 器件的 IDT 两边各有一组反射栅条，每一组反射栅条可以构成一个谐振腔，因此发射 IDT 和接收 IDT 都处于谐振腔内。谐振腔能够对声波信号进行过滤，从而可以提高对频率的选择性(胡佳，2012)。谐振型又可以分成双端谐振型和单端谐振型两种，结构分别如图 7.2(b)和(c)所示。通常来说，谐振型 SAW 器件的频率高、插损小且 Q 值大(胡佳，2012)。两种不同类型的谐振型又各有特点：单端谐振型的优点在于振荡电路简单、频率稳定、噪声较小和能耗较低等，但是其波段系数比较小，一旦超过这个范围将会导致电路不起振；双端谐振型 SAW 器件则比较容易起振，因此双端谐振型 SAW 器件在检测范围较宽的情况下更有优势，但双端谐振型的电路比较复杂且成本高，限制了其应用(王镝，2013)。

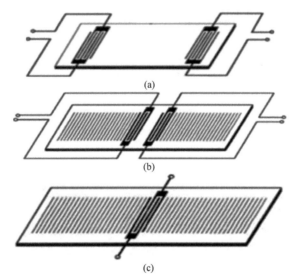

图 7.2　IDT 的布局示意图

(a) 延迟线型；(b) 双端谐振型；(c) 单端谐振型

压电材料上产生的声波模式主要取决于压电基底材料、切型及器件结构。表 7.1 为不同声波的比较，并给出灵敏度、噪声、偏振方向、基板厚度和典型器件的参数等(胡佳，2012)。

**表 7.1  不同声波的比较**

| 声波类型 | 灵敏度/噪声<br>灵敏度典型值<br>/[(Hz/MHz)/(ng/cm²)] | 偏振<br>方向 | 基板<br>厚度 | 典型器件 | 工作<br>环境 |
|---|---|---|---|---|---|
| 瑞利波 | 高/小<br>0.20 | 垂直<br>剪切<br>纵模 | $\gg \lambda$ | 石英基片<br>厚度 760μm<br>频率 158MHz<br>波长 $\lambda=20$μm<br>波速 $\nu=3160$m/s | 气相 |
| 水平剪<br>切波 | 中/小<br>0.019 | 水平<br>剪切 | $3\lambda \sim 10\lambda$ | 石英基片<br>厚度 203μm<br>频率 101MHz<br>波长 $\lambda=50$μm<br>波速 $\nu=5060$m/s | 气相<br>液相 |
| Lamb 波 | 高/中<br>0.38 | 垂直<br>剪切<br>纵模 | $\ll \lambda$ | 氧化锌薄膜<br>厚度 3.5μm<br>频率 5.5MHz<br>波长 $\lambda=100$μm<br>波速 $\nu=550$m/s | 气相<br>液相 |
| 表面<br>横波 | 高/小<br>0.18 | 水平<br>剪切 | $\gg \lambda$ | 石英基片<br>厚度 500μm<br>频率 250MHz<br>波长 $\lambda=20$μm<br>波速 $\nu=5000$m/s | 气相<br>液相 |
| 乐甫波 | 高/小<br>0.38 | 水平<br>剪切 | $\gg \lambda$ | 复合结构<br>厚度 505μm<br>频率 112MHz<br>波长 $\lambda=40$μm<br>波速 $\nu=4480$m/s | 气相<br>液相 |

瑞利波为应用最为广泛的一种声波模式,如图 7.3 所示,其表面质点沿着逆时针方向作椭圆振动。瑞利波存在一个垂直分量,这会使瑞利波在液相环境中产生比较严重的衰减,因此瑞利波 SAW 器件比较适合用于气体的检测。水平剪切波的质点则是沿着与基底表面平行的方向运动,同时由于水平剪切波 SAW 器件的 IDT 是与液体隔开的,因此器件可以在液相环境中工作。乐甫波和表面横波的偏振方向都是与基底平行且垂直于声波的传播方向,因此与水平剪切波一样都可在液相环境中工作。由于在液态介质中乐甫波传感器具有很高的灵敏度,因此本章选择乐甫波传感器来检测溶液中 OA 的含量。

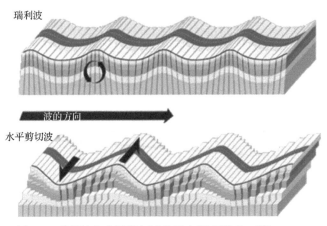

图 7.3 瑞利波和水平剪切波的质点振动模式(王镝，2013)

## 7.2 基于声表面波器件的免疫传感器在冈田酸检测中的应用

### 7.2.1 声表面波器件的设计与加工

本小节研究使用的乐甫型声表面波传感器基底选用的是压电材料。压电材料在施加电场激励后通过逆压电效应可以产生声波，这是声表面波器件最基本的工作原理。经过对温度系数、机电耦合系数等参数的比较，这里选用了 ST 切型的石英作为压电材料。之所以选择 ST 切型的石英作为基底材料，是因为相比较其他两种乐甫波传感器常用的压电基底 36°YX 铌酸锂和 36°YX 钽酸锂，ST 切型的石英的灵敏度高且容易加工。先使用丙酮、异丙醇和去离子水将石英晶片冲洗干净，之后利用光刻技术在其表面沉积 20nm/200nm 厚的 Ti/Au 金属作为叉指电极。所有的输入、输出叉指电极都包括 50 对叉指，叉指采用分裂指形状。分裂指形状电极可以改善单指条结构产生的布拉格反射对频率传输的影响(王镝，2013)。叉指的重复单元 $\lambda=28\mu m$，传感器的中心谐振频率为 160MHz 左右。输入输出叉指间距为 $200\lambda$，声波孔隙为 $75\lambda$。为了实现乐甫型声表面波，还需要采用等离子体增强化学气相沉积法(plasma-enhanced chemical vapor deposition, PECVD)在叉指上沉积一层波导层 $SiO_2$。$SiO_2$ 的最优厚度是 $4.5\mu m$ 左右，但是由于加工工艺的限制，这里采用的传感器波导层的厚度只有 $3\mu m$。最后，在波导层上方，输入、输出叉指中间位置沉积一层 200nm 厚的金层，便于后续生化分子的固定。

乐甫波传感器采用微机电加工工艺进行加工，SAW 芯片如图 7.4 所示。本章使用的乐甫波传感器是四层结构，第一层是用于产生压电效应的压电材料，这里选用的是 4 英寸 ST 切型石英。第二层是传感器的核心部分，叉指电极层。叉指电极选用 200nm 厚的金作为材料，为了增加金电极与底部压电基底的黏附力，在

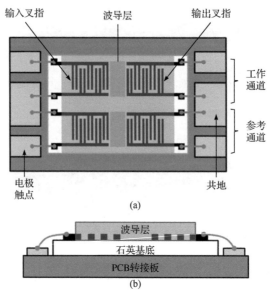

图 7.4　SAW 芯片的示意图(Zhang et al.，2014)

(a) SAW 芯片的正面示意图；(b) SAW 芯片的侧面示意图

电极下先沉积了 20nm 厚的金属 Ti 作为黏附层。叉指电极采用分裂指结构，输入、输出叉指电极各含 50 对分裂指，叉指间距周长为 28μm。第三层为波导层，波导层利用 PECVD，将 SiO₂ 沉积在整个传感器表面，这样形成的波导层具有声波聚集效应，进一步增加传感器的灵敏度。第四层结构是波导层顶部 200nm 厚的 Au 层，这一层是利用溅射技术完成的，主要目的是便于后续生化试剂在传感器表面的固定。所有的加工过程中，使用了三块掩膜版进行多次光刻，包括金属层电极和顶部固定金层的刻蚀、波导层的刻蚀。掩膜版采用软件 AutoCAD 或 L-edit 绘图。

　　SAW 传感器的加工流程如图 7.5 所示，SAW 器件的具体加工过程如下：

　　(1) 将 4 英寸 ST 型切石英芯片经过标准清洗后，依次溅射 20nm 厚的 Ti 和 200nm 厚的 Au。Ti 作为黏附层，用来增加 Au 在石英上的黏附。

　　(2) 将光刻胶(采用正胶)旋转涂布在金属层上，采用光刻技术，在掩膜版下经紫外光对芯片曝光显影，电极和引线以外的区域暴露，将暴露部分的金属 Au 和 Ti 依次腐蚀掉，得到所需的电极与引线图形。接着，将芯片表面的光刻胶洗去。

　　(3) 采用 PECVD 在芯片上沉积一层 3μm 厚的 SiO₂ 作为波导层，波导层的图案样式依旧按照第二块光刻板进行光刻腐蚀。

　　(4) 在刻蚀出的波导层顶部，溅射出 200nm 厚的 Au 层，Au 层的图案样式按照第三块光刻板进行光刻腐蚀。

　　(5) 芯片的基本加工完成后，需要将 4 英寸玻璃基底上的芯片划分成独立单元，进行单独封装。

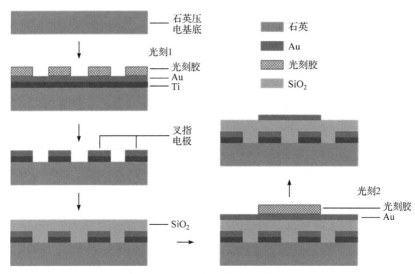

图 7.5 SAW 传感器的加工流程

## 7.2.2 声表面波传感器检测系统

整个声表面波传感器的检测系统如图 7.6 所示,主要分成三个部分:液路控制、信号采集和数据处理。液路控制的核心部件是注射泵,通过注射泵可以将样品等溶液以一定的速度加入流通池里,且注射泵的应用可以避免手动加样引起的误差。信号采集主要由 SAW 传感器和聚二甲基硅氧烷(PDMS)流控芯片两个器件及网络分析仪(E5071C)组成。PDMS 流控芯片上有两个细孔,用来连接进样和废液排出的聚四氟乙烯管路,从而实现液体在传感器表面的流入与排出。网络分析仪用来检测传感器的信号,计算机通过 LabVIEW 记录网络分析仪测得的数据。

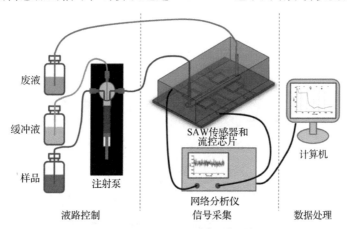

图 7.6 SAW 传感器检测系统示意图

### 7.2.3　免疫传感器的构建与表征

**1. OA-BSA 偶联物的制备**

先将 100μg OA 溶于 80μL DMSO 中，向里面加入 10μL EDC(20mg/mL)和 10μL NHS(10mg/mL)，室温轻轻振荡反应 2h。然后将 350μL 溶解了 592μg 的 BSA 溶液逐滴加入上述反应液里，室温轻轻振荡反应。4h 后将反应物移入透析袋中，将袋口用夹子夹住，放入 PBS 中 4℃透析 3 天，每隔 12h 换一次 PBS。最后用 NanoDrop 超微量分光光度计检测蛋白浓度。

**2. OA-BSA 免疫传感器的构建**

整个免疫传感器的制备过程可以分成以下几个步骤。

(1) 彻底清洗干净传感器芯片：首先将传感器芯片用 1mol/L 的 NaOH 溶液浸泡 30min，然后用超纯水冲洗三遍后氮气吹干；接着用 1mol/L 的 HCl 溶液清洗芯片 5min，超纯水冲洗三遍后氮气吹干；最后用食人鱼洗液(30%$H_2O_2$ 与 98%$H_2SO_4$ 混合物，体积比为 1∶3)清洗 1～2min，时间不宜太久以防金膜脱落，超纯水冲洗后氮气吹干。

(2) 免疫传感器的制备：取 5μL 的葡萄球菌 A 蛋白(Staphylococcal protein A, SPA)(1mg/mL)均匀涂抹在镀金的反应区域(注意不能将溶液涂到叉指电极区域)，室温下反应 30min，用超纯水冲洗三遍后氮气吹干。取 5μL 浓度为 20μg/mL 的 BSA-Mab 孵育到芯片金膜区，4℃孵育过夜。取出，超纯水冲洗后氮气吹干，使用 1%的明胶室温封闭金膜上的非特异性位点，1h 后超纯水冲洗三遍，氮气吹干后备用。

(3) 芯片安装：将清洗好的 SAW 芯片与 PDMS 流控芯片贴合，在金膜区域构成一个微小的工作腔。图 7.7 为安装好的芯片实物图。

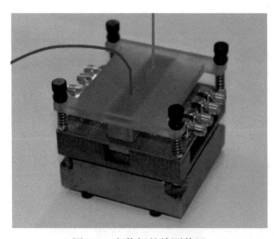

图 7.7　安装好的检测装置

(4) 检测流程：进样前先用注射泵吸入一定量的 PBS 溶液并且以 25μL/min 的流速注射到传感器芯片上，当基线平稳后以 25μL/min 的流速注入 150μL 的 OA-BSA(0.05mg/mL)到金膜上，室温孵育 1h。之后，加入 500μL 的 PBS 冲洗去未固定的 OA-BSA 至基线平稳。继续加入 150μL 不同浓度的 OA 和 OA-MAb 混合溶液，同芯片上的 OA 竞争性结合反应 1h，然后注入 500μL 的 PBS 以洗去未结合到芯片表面的抗体，接着注入 150μL 的 AuNPs-IgG 溶液与芯片上固定的一抗反应 30min，加入 500μL 的 PBS 冲洗掉未与一抗结合的二抗。最后，加入 50μL 盐酸羟胺(20mmol/L)和 50μL 氯金酸(10mmol/L)的混合溶液反应 5min，加入 500μL 的 PBS 溶液冲洗。在金染色液的作用下，标记到二抗上的纳米金被还原增大，从而起到信号放大的作用。

### 7.2.4　传感器的性能测试

#### 1. 免疫传感器的检测原理

SPA 是一种从 A 型金黄色葡萄球菌提取的细胞壁蛋白，由于该蛋白能够特异性地与抗体的 Fc 段特异性结合而不会掩盖抗体的抗原结合位点，因此常被用来固定和纯化抗体分子(Turkova，1999)。SPA 与金电极具有非常强的亲和力，远远大于蛋白和抗体间的静电吸附，可以牢固地吸附到金电极上。因此，本小节选择 SPA 固定到传感器的金膜表面，用来固定抗体。由于 OA 的分子量小、免疫原性弱，不足以产生抗体，因此不适合采用夹心法和直接免疫法分析。本小节采用竞争性免疫法来分析贝肉样品中 OA 的含量。

免疫传感器的检测原理如图 7.8 所示。先通过 SPA 将 BSA 抗体固定在传感器金膜区域，再将 OA-BSA 通过与 BSA 抗体直接的特异性结合作用固定在传感器上。然后，加入含有一定浓度的 OA 与 OA 的单抗，此时溶液中游离的 OA 与

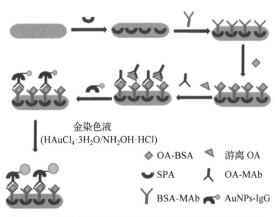

图 7.8　免疫传感器制备和竞争性免疫分析示意图

固定在传感器上的 OA-BSA 竞争性地与溶液中的 OA 单抗结合。溶液中游离的 OA 浓度越高，与传感器表面 OA-BSA 结合的单抗越少，从而与单抗结合的二抗也相应减少，引起的相位变化也变小。反之，溶液中游离的 OA 浓度越低，引起的相位变化越大。

### 2. 电化学方法表征传感器表面 OA-BSA 的固定

由于一抗孵育过夜时间较长，因此分别采用循环伏安法和电化学阻抗谱两种电化学技术来表征 OA-BSA 在传感器表面的固定过程。采用经典的三电极体系来测试整个固定过程，使用的工作电极为金电极，因此整个电极修饰过程同 SAW 传感器修饰过程一致。每一步修饰好的电极使用超纯水清洗干净并且用氮气吹干，置于含有铁氰化钾(K$_3$[Fe(CN)$_6$])和亚铁氰化钾(K$_4$[Fe(CN)$_6$])的氯化钾溶液中进行测试。在−0.2～+0.2V 电位下，使用循环伏安法以 50mV/s 的速率扫描。循环伏安法是最为常用的电化学分析方法之一，循环伏安法的峰电流公式为

$$i_p = 2.69 \times 10^5 n^{3/2} A D^{1/2} v^{1/2} C \tag{7.1}$$

式中，$i_p$ 为峰电流；$n$ 为电子转移数；$D$ 为扩散系数(cm$^2$/s)；$v$ 为电压扫描速率(V/s)；$A$ 为电极面积(cm$^2$)；$C$ 为被测物质的浓度(mol/L)。峰电流与扫描速率、电极面积、氧化还原物质的浓度正相关(杜立萍，2013)。本小节主要影响峰电流的因素是蛋白固定过程中电极面积的变化，因此可以采用循环伏安法来表征整个电极的修饰固定过程。所得结果如图 7.9(a)所示，曲线由 a 到 e 依次为裸金电极、固定了 SPA 的金电极、固定了 SPA/BSA-MAb 的金电极、明胶封闭的 SPA/BSA-MAb/gelatin 金电极、SPA/BSA-MAb/gelatin/OA-BSA 金电极的循环伏安曲线。随着电极表面固定物质的增多，金电极的面积减小，因此峰电流也逐渐减小。

电化学阻抗谱技术又称交流阻抗法，是一种良好的电化学界面表征技术，可以用于表征电极表面修饰固定过程。当电极表面被蛋白修饰后，其表面被覆盖，

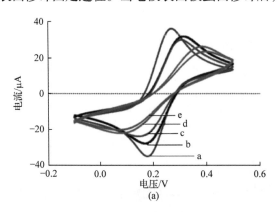

(a)

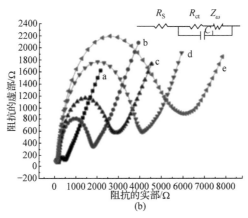

图 7.9　OA-BSA 固定过程的表征

(a) 循环伏安法；(b) 电化学阻抗谱

从而降低了电活性探针同电极之间的电子转移速率，导致电子的转移阻抗增加 (Owino et al., 2007)。图 7.9(b)所示的电化学阻抗谱奈奎斯特图中插图为电化学系统的 Randle 等效电路模型。其中 $R_S$ 为工作电极和参比电极之间溶液的阻抗，$Z_\omega$ 为电解质中大量离子运动产生的扩散阻抗，$R_{ct}$ 为电子转移阻抗，$C_1$ 为电极/溶液界面的双电层电容。电化学阻抗谱法的测试条件：扫描频率为 0.1～100kHz，测量电位为−0.2V，交流信号的幅值为 5mV。图 7.9(b)是电极修饰过程中不同状态下的电化学阻抗谱，可以看出干净的裸电极阻抗最小，其对应的循环伏安曲线的峰电流也最大。随着电极上不断修饰蛋白和抗体等，电极的电子转移阻抗增大。这是因为当电极表面孵育上 SPA 后，电极表面被 SPA 覆盖，其电子传递受到阻碍，电极阻抗也明显增大。在接下来的电极修饰过程中，随着 BSA-MAb、gelatin 和 OA-BSA 的固定修饰，电极阻抗逐渐增大。传感器表面固定的分子越多，电极表面电子转移阻抗也就越大，因此电极阻抗越大。循环伏安法和电化学阻抗谱的结果都说明 OA-BSA 分子通过生物分子特异性吸附和结合的方式成功固定在金电极表面。

### 3. 纳米金信号放大

图 7.10 为 SAW 检测 125ng/mL OA 的实时曲线，加入 OA-BSA 后，传感器表面的质量增加，因此相位下降。加入 PBS 将未结合的 OA-BSA 洗去后，传感器表面分子质量减小，因此相位相应地上升一些。孵育一抗和二抗后，由于质量的增加，相位都有轻微的下降。由图 7.10 可以看出，加入二抗以后相位有所下降，但变化不是很大，加入金染色液后相位的变化明显增大。在加入金染色液前，相位下降 4.23°，通过纳米金信号放大后，相位下降了 79.12°，信号增强了约 20 倍。

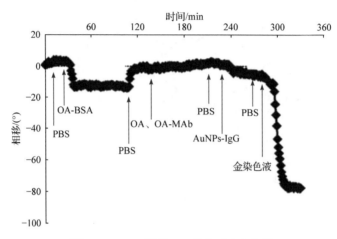

图 7.10 SAW 检测 OA 的实时响应曲线

### 4. 实验条件的优化

在整个实验过程中，OA-BSA 的浓度和抗体的孵育时间是很重要的参数。固定在金膜上的 OA-BSA 会和溶液里面游离的 OA 竞争性地同 OA 的抗体结合，这在整个检测过程中是一个非常关键的步骤。OA-BSA 对 SAW 传感器芯片相移的影响可以从图 7.11 看出。当 OA-BSA 浓度在 0.001～0.05mg/mL 时，相移随着浓度的增加而明显发生变化，这说明在这个浓度范围，OA-BSA 固定到金电极上的数量明显增加。当 OA-BSA 浓度超过 0.05mg/mL 时，相移增加，但不是很明显。说明当 OA-BSA 浓度大于 0.05mg/mL 时，固定在传感器金膜上的蛋白已经趋于饱和。因此，选择 0.05mg/mL 作为 OA-BSA 固定到传感器芯片上的固定浓度。

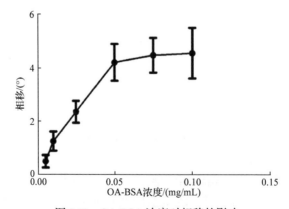

图 7.11 OA-BSA 浓度对相移的影响

抗原和抗体的结合需要一定的时间，如果时间太短，抗原和抗体来不及结合便会被清洗掉；如果时间太长，则会影响整个实验的流程。因此，需要验证不同孵育时间下 0.05mg/mL 的 OA-BSA 对传感器相移的影响。图 7.12 给出了 10～100min 时 OA-BSA 对传感器相移的影响。当孵育 10～60min 时，随着孵育时间的增加，相位发生明显的移动。当孵育时间超过 60min 后，OA-BSA 也会随着时间的增加而引起相位发生移动，但是变化不是非常明显。考虑到实验的需求，最终选择 60min 作为抗原抗体结合的时间。

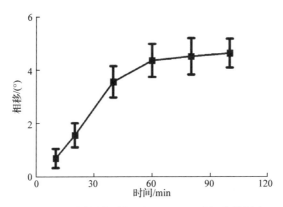

图 7.12　不同孵育时间下 OA-BSA 对相移的影响

### 7.2.5　贝肉样品中冈田酸的检测

#### 1. 免疫传感器的检测范围及检测限

图 7.13 为 SAW 免疫传感器在最优的实验条件下对不同浓度 OA 的实时响应曲线及传感器相移与 OA 浓度之间的标准曲线。为了更清楚地看清区别，图中仅截取了加入纳米金标记的二抗后的一段实时曲线。可以看出，随着 OA 浓度的增加，SAW 传感器的相移减小，这是因为本节采取的是竞争性免疫分析法：溶液里面 OA 的浓度越大，结合的 OA-MAb 越多，同传感器表面固定的 OA-BSA 结合越少，从而结合到传感器上面的二抗就越少；溶液里面 OA 浓度越大，结合到传

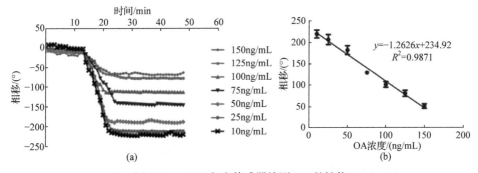

图 7.13　SAW 免疫传感器检测 OA 的性能

(a) 传感器对不同浓度 OA 的响应曲线；(b) 传感器相移与 OA 浓度之间的标准曲线

感器上的纳米金标记的二抗就越多，相位移动得越大。由图 7.14(b)可以得知，在 10～150ng/mL 的 OA 浓度范围内，传感器的相移与 OA 浓度之间呈线性关系，且该传感器的检测限为 5.45ng/mL。

**2. 免疫传感器的特异性测试**

免疫传感器的选择性是评价其是否具有实用性的一个重要因素。为了检测该传感器的特异性，选用几种其他的毒素、样品提取液和 PBS 来进行检测分析，其中毒素的浓度为 100ng/mL。由于标准溶液溶解在 PBS 中，因此将 PBS 作为对照组。将这几种物质分别与固定在传感器表面的 OA-BSA 一起竞争性结合溶液中一定量的 OA-MAb，在带纳米金标记的二抗反应后放大。测得 OA、DTX-1、PTX、YTX、贝肉提取液和 PBS 引起的传感器相位下降值(相移)分别为 103°±9.16°、208°±10.50°、223°±7.54°、222°±12.4°、223°±12.2°和 229°±12.4°。结果如图 7.14 所示，OA 组引起的传感器相移与对照组有明显差别。数据结果经过 student's $t$ 检验，可以看出 OA 引起的相移显著小于其他组($P < 0.05$)，说明 DSP 类其他毒素及贝肉基质对该传感器的检测结果基本没有影响，由此说明该传感器对于贝肉样品中 OA 的检测具有很好的特异性。

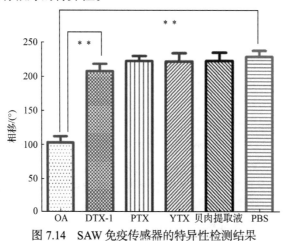

图 7.14　SAW 免疫传感器的特异性检测结果

**3. 免疫传感器的准确性测试**

通常来说，ELISA 是用于免疫检测最常用的一种方法，也是常用来检验免疫传感器及其他相关方法准确性的标准方法。因此，同时采用 SAW 免疫传感器和 ELISA 方法分别检测了贝肉样品中的 OA 含量，并且将结果进行比较。图 7.15 给出了两种检测方法之间的相关性，其相关系数达到 0.9891，说明该免疫传感器检测方法对贝肉样品中 OA 的检测具有一定的准确性，并且能够用于实际样品检测。

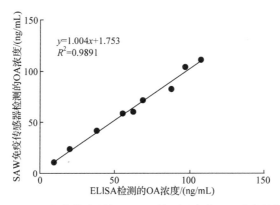

图 7.15　SAW 免疫传感器与 ELISA 检测贝肉中 OA 浓度的相关性

#### 4. 实际样品分析

由于采集到的贝肉样品中 OA 含量较低，因此向 LC-MS/MS 方法检测的不含 OA 的贝肉样品里面添加一定量的 OA，然后利用免疫传感器来检测样品中 OA 的浓度，从而检测该免疫传感器的实际应用性。每份样品平行测定三次，结果如表 7.2 所示，样品的回收率为 91.8%～104.5%，表明该免疫传感器有望用于贝肉样品中 OA 的检测。

表 7.2　SAW 免疫传感器在 OA 实际样品检测中的回收率

| 样品编号 | 添加 OA 浓度/(ng/mL) | 检出 OA 浓度/(ng/mL) | 回收率/% |
| --- | --- | --- | --- |
| 1 | 10 | 9.6±1.1 | 96.0 |
| 2 | 22 | 20.2±1.9 | 91.8 |
| 3 | 41 | 38.1±2.5 | 92.9 |
| 4 | 53 | 55.4±2.7 | 104.5 |
| 5 | 60 | 62.3±3.1 | 103.8 |
| 6 | 72 | 68.6±2.8 | 95.3 |
| 7 | 86 | 87.5±2.2 | 101.7 |
| 8 | 101 | 96.8±3.0 | 95.8 |
| 9 | 112 | 107.8±2.6 | 96.3 |

## 7.3　基于声表面波器件的适配体传感器在冈田酸检测中的应用

### 7.3.1　声表面波器件的设计与加工

SAW 器件设计与加工的具体流程与 7.2.1 小节相同。

　　1990 年，Gold 和 Robertson 小组分别报道了体外筛选能够与非核酸类靶分子特异性结合的核苷酸序列，即指数富集的配体系统进化(SELEX)(Ellington et al.，1992；Robertson et al.，1990；Tuerk et al.，1990)。SELEX 技术的基本流程如图 7.16 所示。

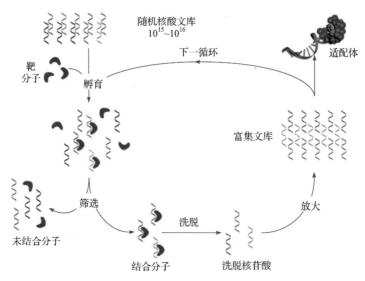

图 7.16　SELEX 技术的基本流程(Song et al.，2008)

　　首先，通过化学合成获得一个随机的核苷酸文库，该文库一般包括 $10^{15} \sim 10^{16}$ 个不同序列的核苷酸片段，这些片段两端的序列是固定的，中间片段则是随机的。其次，将含有靶分子的溶液与合成的核苷酸文库混合孵育(若是筛选 RNA 适配体，则需要先将 DNA 文库转化成 RNA 文库)，经过一系列的冲洗步骤，与靶分子不能结合的或者结合力很弱的核苷酸分子将会被洗脱，剩下的核苷酸则是可以与靶分子特异性结合的。再次，将与靶分子结合的核苷酸片段洗脱下来，通过 PCR 或者反转录 PCR(RT-PCR)技术，得到与靶分子具有不同程度亲和能力的核苷酸混合物。由于 PCR 扩增产生的是双链 DNA，因此在与靶分子结合前需要将其变性，形成单链 DNA。最后，进行第二轮的筛选，反复循环重复该过程，最终得到核苷酸片段，进行克隆和测序，并进行生物活性和结构的分析。这个核苷酸片段被称为该靶分子的适配体，与抗体一样，能够与靶分子产生特异性的结合。靶分子与抗原抗体结合的结构基础在于核苷酸片段的三维结构及柔韧性。不同于核苷酸双链，单链结构在溶液中可以形成不同的空间构象。当与靶分子结合后，适配体的构象也会发生一定的改变，形成发夹、假结、凸环等不同的三级结构。这些结构的形成有助于增大靶分子与适配体的接触面积，使得适配体能够与靶分子特异性紧密结合。

由于适配体与靶分子特异性结合的亲和常数与抗体抗原结合常数接近，因此也将适配体称为"化学抗体"(邓昆，2013；Brody et al.，2000)。相比于抗体，适配体具有一些非常明显的优势，具体如下：①成本低、周期短、易获得。一般来说，抗体主要通过免疫动物后获得，整个周期比较长，且成本比较高，而适配体主要通过人工合成获得，因此比较容易得到且时间较短。②容易修饰。适配体是一段核苷酸片段，关于 DNA 修饰的技术已经非常成熟，适配体可以修饰上不同的化学基团或者一些生物蛋白，如巯基、氨基、生物素和亲素等。③稳定性好。适配体一旦筛选出来就可以进行大批量的化学合成，且基本上可以保持性质不变，但是抗体的批次之间会有明显的差异，而且较难大规模地生产。④结合的目标分子范围广。适配体的靶分子范围很广，从无机小分子到生物大分子几乎都可以筛选出特异性结合的适配体，但并不是所有的分子都能制备出特异性的抗体，如小分子的毒素和农药等。⑤特异性强。适配体分子识别靶分子的能力要远远强于抗体，可以识别出化学结构极为相似的化合物，如只有一个官能团差异的茶碱和咖啡因分子(Jenison et al.，1994)。⑥分子量小。一般来说，抗体的分子质量在几十到几百千道尔顿，是适配体分子质量的几十到上千倍。适配体的这些特点有助于其在传感器表面的固定。

由于适配体具有这些优点，关于适配体的研究越来越多，包括疾病诊断、药物研发、食品检测及生物芯片等多个领域(Xiao et al.，2012；Barthelmebs et al.，2011；Stadtherr et al.，2005)。在海洋毒素的检测方面，有关适配体检测方面的报道非常少，已经筛选出适配体的毒素只有几种，包括 OA、STX 和 PbTx-2(田瑞云，2014；Eissa et al.，2013；Handy et al.，2013)。纳米金是指粒径为 $1\sim100nm$ 的金微粒，又被称为胶体金，是一种研究得比较早且应用比较广泛的纳米材料。纳米金具有很好的生物相容性，能够与巯基和氨基发生化学反应，而且能够在合成过程中在其表面修饰上一些功能基团(如羧基和氨基)，使得纳米金可以和不同生物分子结合(欧丽娟，2011；Wang et al.，2001)。

本节将构建一种基于声表面波的用于 OA 检测的适配体传感器，采用三明治结构，并且结合纳米金放大技术来增强传感器的灵敏度。

### 7.3.2 声表面波传感器检测系统

DNA 适配体能够特异性地识别靶分子并且形成特定的三级结构，同时能够与其互补链形成双链结构，适配体链与靶分子的结合强于 DNA 双链之间的结合(Xiao et al.，2005；Dittmer et al.，2004；Nutiu et al.，2003)。因此，当 DNA 适配体处于互补双链与靶分子同时存在的环境下，更倾向于与靶分子特异性结合形成适配体-靶分子的三级结构。利用 DNA 适配体的这一特性，设计一个三明治结构 DNA 适配体，检测溶液中的 OA 浓度，具体如图 7.17 所示。先将与 OA

适配体 5′ 端互补的巯基修饰固定链通过 Au—S 键自组装到传感器芯片的金膜区域，然后采用 MCH 封闭芯片上活性位点，并且克服固定链在芯片上的倒伏，使固定链"站立"起来，便于后面同适配体链的杂交。与 OA 适配体链杂交反应后，再加入一定浓度的带有纳米金标记的探针链，与 OA 适配体链的 3′ 端结合，从而形成一个带有纳米金标记的三明治结构 DNA 适配体传感器。当溶液中存在 OA 分子的时候，OA 适配体链与 OA 分子结合后从三明治结构上脱离下来，从而探针链从传感器上脱落。此时，传感器上的分子质量变小，相位增大。随着溶液中 OA 浓度的增大，与之结合的 OA 适配体链增多，传感器表面的质量明显减小。

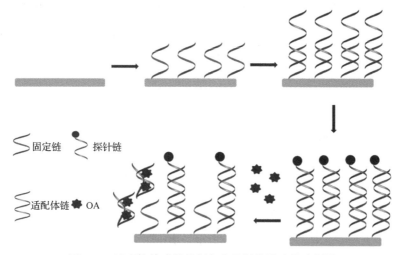

图 7.17　适配体传感器的制备和分析检测过程示意图

### 7.3.3　适配体传感器的构建与表征

#### 1. 纳米金的制备和表征

采用已有文献中经典的方法，即柠檬酸三钠还原法合成颗粒尺寸为 13nm 的纳米金溶液。先将需要使用的玻璃器皿在王水里面浸泡一夜，用超纯水冲洗干净，100℃烘干后备用。将 1g 氯金酸粉末溶于 100mL 超纯水中，配成 1%(质量分数)的氯金酸储液，于 4℃避光保存。取 4.12mL 氯金酸储液加入 100mL 超纯水中，油浴锅中搅拌加热至沸腾，然后迅速加入 10mL 1%(质量分数)柠檬酸三钠溶液。此时，发现溶液的颜色在 5min 内呈现无色—黑色—酒红色的变化。继续煮沸 15min，停止加热后冷却至室温，4℃避光保存。

取 100μL 制备好的纳米金于 96 孔板中，在酶标仪 400~800nm 扫描纳米金的吸光度,测得该纳米金的最大吸收峰在 520nm 左右，与文献报道相符(Hill et al.,

2006；Liu et al.，2006)。取 4μL 制备好的纳米金溶液滴在铜网上面晾干，于透射电子显微镜(TEM)下观察纳米金的粒径大小、分散程度，结果如图 7.18 所示，合成的纳米金颗粒大小均匀(13nm ± 1nm)且分散性好。

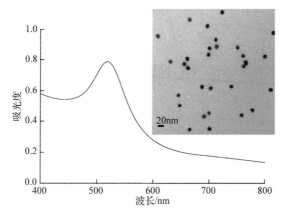

图 7.18　纳米金的紫外可见吸收光谱和透射电子显微镜下的形貌

### 2. 纳米金颗粒标记巯基修饰的探针链

修饰步骤主要根据文献(Liu et al.，2006)进行，对其略有改动。具体步骤：取一个 10mL 的带盖子小玻璃瓶，放入氢氧化钠溶液中浸泡 1h，用去离子水冲洗干净，晾干后备用。将合成的巯基修饰的探针链 1000r/min 离心 1min 后，使用 TE 缓冲液配制成储液。配制 TCEP 溶液(该溶液须现用现配)。取 9μL 巯基化的探针链加入 200μL EP 管中，然后再加入 1μL 乙酸钠溶液(pH 为 5.2)和 1.5μL TCEP 溶液，室温下孵育 1h。孵育结束后，将上述反应液与 3mL 制备的纳米金溶液一起加入用氢氧化钠处理的玻璃瓶中，轻轻摇匀后盖上盖子，室温下避光孵育 16h。孵育后，再加入 30μL 的 tris-乙酸缓冲液(pH 为 8.2)，轻轻混匀。再逐滴加入 300μL 氯化钠溶液，轻轻摇匀后室温下避光放置一天。取 500μL 上述反应液于 1.5mL 的 EP 管中，室温下 16110g 离心 15min 后弃上清液。用 500μL 的 NaCl、tris-乙酸缓冲液(pH 为 8.2)将沉淀重悬，继续 16110g 离心 10min。弃掉上清液后，此时已经去掉溶液中大部分游离的 DNA，最后使用 300mmol/L NaCl、25mmol/L tris-乙酸(pH 为 8.2)重悬沉在底部的纳米金标记的探针链，4℃避光保存。

### 3. SAW 传感器芯片的修饰

SAW 传感器芯片修饰的具体步骤：①清洗芯片。在修饰电极前，需要对电极进行彻底清洗，从而获得干净的表面。先采用氢氧化钠溶液浸泡传感器表面金膜区域 30min，纯水冲洗后用氮气吹干。再用盐酸溶液清洗 5min，纯水冲洗吹干后用 5μL 食人鱼溶液清洗金膜区域 1~2min，氮气吹干后备用。②固定链的活化。

取 9μL 固定链加入 0.2mL 的 EP 管中，再加入 1μL 的 TCEP 溶液，室温下反应 1h。③固定链的修饰。将上述活化后的固定链滴涂到传感器芯片的金膜区域，室温下孵育过夜。④封闭。固定链修饰过夜后，纯水冲洗吹干，采用 MCH 室温下封闭 30min。⑤孵育适配体链。封闭 30min 后用纯水冲洗干净，氮气吹干，取 10μL 的 OA 适配体链与芯片上的固定链室温杂交反应 1h。⑥固定探针链。纯水冲洗除去未结合的适配体链后，氮气吹干，再加入 10μL 修饰了纳米金颗粒的探针链，室温下孵育 1h。用纯水冲洗掉多余的探针链，氮气吹干，此时完成传感器芯片的制备。

### 7.3.4　传感器的性能测试

#### 1. 样品的检测

使用 NaCl、tris-乙酸缓冲液(pH 为 8.2)配制不同浓度的 OA、DTX-1、PTX 和 YTX 等待测物。传感器制备完成后，将其安装到检测系统上。然后，将 400μL 不同的待测物使用注射泵以 25μL/min 的流速注射到传感器芯片上，检测传感器相位的幅值变化。

#### 2. 适配体传感器构建过程的表征

采用循环伏安法和电化学阻抗技术对适配体传感器探针链的固定过程进行表征。循环伏安法和电化学阻抗技术的测试条件同 7.2.4 小节。图 7.19(a)中曲线 a 表示裸金电极，曲线 b 为修饰了固定链的金电极，相比于裸金电极，修饰了固定链的峰电流明显降低。说明表面修饰了固定 DNA 链后，形成的自组装分子层阻碍了电极表面电子的传输，从而导致峰电流下降。使用 MCH 进一步封闭电极表面的活性位点后，在电极表面形成一层致密的单分子层，从而进一步阻碍了电子的传递，峰电流差加大。

电化学阻抗法测试的结果如图 7.19(b)所示，曲线 a 为裸金电极的电化学阻抗谱，其电阻非常小，说明金电极表面有大量的电子转移。当电极表面固定 DNA 链后，电化学阻抗谱的半径明显变大，说明电极阻抗增大。随着 MCH 分子在电极上封闭，进一步阻碍电子传递，阻抗进一步增大。该结果与循环伏安法检测的结果基本一致，由此说明 DNA 固定链成功地通过自组装方式被固定在金电极表面。

#### 3. 纳米金信号放大

图 7.20 为检测 100ng/mL OA 的实时曲线。当加入 OA 适配体链(60bp)后，传感器表面的质量增加，相位下降，此时相位的幅值下降大约 0.28°。加入 PBS 将未结合的 OA-BSA 洗去后，传感器表面分子质量减小，相位又相应地上升一些。接着，加入纳米金标记的探针链(28bp)后，相位有一个很大的下降，相移为 5.32°，相比适配体链加入前的幅值，相差接近 20 倍。

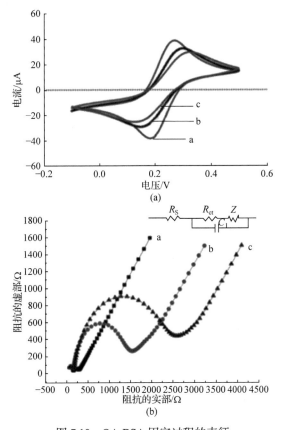

图 7.19　OA-BSA 固定过程的表征

(a) 循环伏安法；(b) 电化学阻抗谱；a 表示裸金电极；b 表示修饰了固定链的金电极；c 表示 MCH 封闭的金电极在含有 0.1mol/L KCl 的 5mmol/L $K_4[Fe(CN)_6]$和 5mmol/L $K_3[Fe(CN)_6]$溶液中的测试结果；循环伏安法的扫描速度为 100mV/s

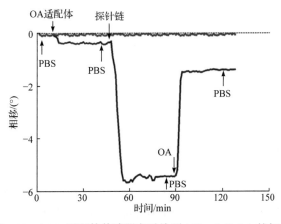

图 7.20　SAW 适配体传感器实时检测 100ng/mL OA 的相移

#### 4. 实验条件的优化

当适配体链和探针链依次通过 DNA 杂交反应被固定到传感器芯片后，传感器表面质量的增加会使相位减小。DNA 固定到传感器芯片的量越大，引起的相移越大，说明 DNA 的杂交效率越大。在适配体传感器的构建过程中，固定链与探针链同适配体链结合反应的温度与时间是非常重要的。在其他条件不变的情况下，验证不同杂交时间(10~60min)下 DNA 杂交反应引起的相位变化情况，如图 7.21(a)和(b)所示。横坐标为不同的反应时间，纵坐标为 DNA 链杂交引起的传感器相移。当反应时间为 10~30min 时，固定链-适配体链、适配体链-探针链的杂交效率随着时间的延长而增加，但是当反应时间大于 30min 后，杂交效率逐渐趋于平稳，说明杂交反应基本上已经反应完全。因此，选择 30min 作为 DNA 链杂交反应的时间。

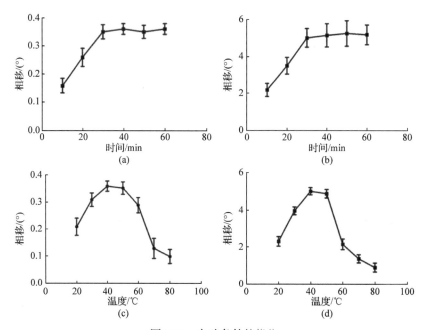

图 7.21　实验条件的优化

(a) 不同反应时间下固定链与适配体链的结合能力；(b) 不同反应时间下探针链与适配体链的结合能力；(c) 不同反应温度下固定链与适配体链的结合能力；(d) 不同反应温度下探针链与适配体链的结合能力

在 DNA 单双链杂交反应中，如果温度过低，DNA 单链也许会生成局部二级结构，导致双链杂交反应不能顺利进行；如果温度过高，DNA 双链会因为变性解开而生成 DNA 单链。因此，合适的反应温度是适配体传感器构建中非常重要的一个因素。在相同的固定条件下，分别验证了 20℃、30℃、40℃、50℃、60℃、70℃和 80℃下，固定链、探针链和 OA 适配体链的杂交情况，如图 7.21(c)和(d)所示。当反应温度为 20～40℃时，DNA 的杂交效率随着温度的升高而增加；当反应温度为 40～50℃时，出现一个平台，此时 DNA 杂交效率不会随着温度的升高而有明显变化；当反应温度超过 50℃时，DNA 的杂交效率反而随着温度的升高而下降。因此，选择 40℃作为杂交反应的温度。

### 7.3.5　贝肉样品中冈田酸的检测

1. 适配体传感器的检测范围及检测限

在最佳的实验条件下，按照传感器的构建和检测过程，将不同浓度的 OA 溶液通过注射泵注入传感器反应室，反应 30min 后使用 PBS 清洗 10min。图 7.22(a) 为传感器检测 OA 的实时检测曲线。当加入适配体链后，由于发生 DNA 双链杂交反应，适配体链被固定在传感器表面从而引起质量的增加，因此相位的幅值明显下降。当探针链通过与适配体链发生杂交反应而被固定在传感器表面后，其幅值发生更大的下降。随后，加入一系列不同浓度的 OA 溶液，由于适配体链特异性地与 OA 分子结合后从传感器表面脱落，传感器表面质量减轻，相位上升。经过测试，发现传感器相移与 OA 浓度在 1～100ng/mL 呈线性关系 [图 7.22(b)]，其线性方程为 $y=0.0335x+0.4505$，线性相关系数为 0.984。检测限为 0.3ng/mL。

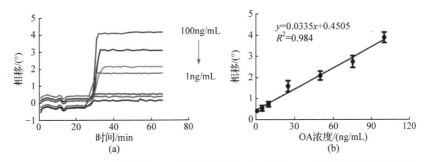

图 7.22　SAW 适配体传感器的实时检测曲线及相移与 OA 浓度之间的线性关系
(a) SAW 适配体传感器的实时检测曲线；(b) 相移与 OA 浓度之间的线性关系

2. OA 检测的选择性

为了考察适配体传感器对于 OA 检测的选择性，分别检测了适配体传感器对 10ng/mL OA、DTX-1、PTX、YTX、贝肉提取液和 PBS 的响应，结果如图 7.23 所示。对数据进行 student's $t$ 检验，可以得出传感器对 OA 的响应显著高于其他毒素的响应和贝肉基质的干扰效应($P<0.05$)。这是因为 OA 适配体只能特异性地识别 OA 分子，而对其他分子无特异性结合能力。当其他分子与 OA 适配体双链结构反应时，OA 适配体不会与其结合而脱落下来，传感器表面的质量不会变化，因此相位也不

会改变。由此可以说明,该适配体传感器对于溶液中 OA 的检测具有良好的特异性。

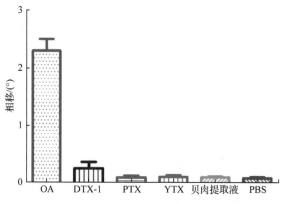

图 7.23  SAW 适配体传感器的特异性检测结果

### 3. 传感器的再生性和重复性

当实验结束后,向传感器修饰区域加入 PBS 溶液,加热至 60℃反应 5min,使用纯水冲掉解离下来的适配体链和探针链。此时,传感器表面只剩下固定链,可以通过杂交反应继续下一次检测。检测结果的变异系数小于 10%,说明该传感器具有很好的再生性和重复性。同时,将制备好的传感器用氮气吹干后 4℃保存 1d、3d、7d、10d 和 14d,分别拿出来检测,其响应幅值分别下降 4%、8%、16%、32%和 56%,说明该传感器的使用寿命约为一周。超过一周后,传感器的响应减弱,这也许和 DNA 分子的寿命及环境有关。

### 4. 实际样品的检测和分析

为了研究本节构建的适配体传感器在实际贝肉样品检测中的应用潜力,采用向实际样品里面添加 OA 标准毒素的方法来验证该传感器的回收率。测定结果如表 7.3 所示,发现 OA 样品的回收率为 84.2%～110.0%,样品的变异系数为 3.1%～10.9%,说明该传感器在实际样品检测中的准确性和重现性较好,能够用于样品的实际检测。

表 7.3  SAW 适配体传感器在 OA 实际样品检测中的回收率

| 样品编号 | 添加 OA 浓度/(ng/mL) | 检出 OA 浓度/(ng/mL) | 回收率/% |
|---|---|---|---|
| 1 | 1 | 1.1 | 110.0 |
| 2 | 5 | 4.21 | 84.2 |
| 3 | 10 | 9.87 | 98.7 |
| 4 | 15 | 14.58 | 97.2 |
| 5 | 25 | 25.4 | 101.7 |
| 6 | 50 | 50.5 | 101 |

# 参 考 文 献

邓昆, 2013. 非标记型电化学适配体传感器的构建及其在蛋白质检测中的应用[D]. 重庆: 第三军医大学.

杜立萍, 2013. 基于嗅觉受体的仿生分子及细胞传感器的研究[D]. 杭州: 浙江大学.

胡佳, 2012. 神经性毒剂痕量蒸汽声表面波传感器的研究[D]. 成都: 电子科技大学.

欧丽娟, 2011. 基于滚环 DNA 扩增和纳米金的生物传感技术研究[D]. 长沙: 湖南大学.

田瑞云, 2014. 短裸甲藻毒素-2 适配子的制备及在检测中的初步应用[D]. 长春: 吉林大学.

王镝, 2013. 用于呼出气体中肺癌标志物检测的声波传感器及仪器的研究[D]. 杭州: 浙江大学.

王秀坤, 2011. 声表面波(SAW)传感器电路的集成设计[D]. 哈尔滨: 黑龙江大学.

BARTHELMEBS L, JONCA J, HAYAT A, et al., 2011. Enzyme-linked aptamer assays (ELAAs), based on a competition format for a rapid and sensitive detection of ochratoxin A in wine[J]. Food Control, 22(5): 737-743.

BRODY E N, GOLD L, 2000. Aptamers as therapeutic and diagnostic agents[J]. Reviews in Molecular Biotechnology, 74(1): 5-13.

DITTMER W U, REUTER A, SIMMEL F C, 2004. A DNA-based machine that can cyclically bind and release thrombin[J]. Angewandte Chemie International Edition, 43(27): 3550-3553.

EISSA S, NG A, SIAJ M, et al., 2013. Selection and identification of DNA aptamers against okadaic acid for biosensing application[J]. Analytical Chemistry, 85(24): 11794-11801.

ELLINGTON A D, SZOSTAK J W, 1992. Selection *in vitro* of single-stranded DNA molecules that fold into specific ligand-binding structures[J]. Nature, 355(6363): 850-852.

HANDY S M, YAKES B J, DEGRASSE J A, et al., 2013. First report of the use of a saxitoxin-protein conjugate to develop a DNA aptamer to a small molecule toxin[J]. Toxicon, 61: 30-37.

HILL H D, MIRKIN C A, 2006. The bio-barcode assay for the detection of protein and nucleic acid targets using DTT-induced ligand exchange[J]. Nature Protocols, 1(1): 324-336.

JENISON R D, GILL S C, PARDI A, et al., 1994. High-resolution molecular discrimination by RNA[J]. Science, 263(5152): 1425-1429.

LIU J, LU Y, 2006. Preparation of aptamer-linked gold nanoparticle purple aggregates for colorimetric sensing of analytes[J]. Nature Protocols, 1(1): 246-252.

NUTIU R, LI Y, 2003. Structure-switching signaling aptamers[J]. Journal of the American Chemical Society, 125(16): 4771-4778.

OWINO J H, IGNASZAK A, AL-AHMED A, et al., 2007. Modelling of the impedimetric responses of an aflatoxin B1 immunosensor prepared on an electrosynthetic polyaniline platform[J]. Analytical and Bioanalytical Chemistry, 388(5-6): 1069-1074.

ROBERTSON D L, JOYCE G F, 1990. Selection in vitro of an RNA enzyme that specifically cleaves single-stranded DNA[J]. Nature, 344(6265): 467-468.

SONG S, WANG L, LI J, et al., 2008. Aptamer-based biosensors[J]. TrAC Trends in Analytical Chemistry, 27(2): 108-117.

STADTHERR K, WOLF H, LINDNER P, 2005. An aptamer-based protein biochip[J]. Analytical Chemistry, 77(11): 3437-3443.

TUERK C, GOLD L, 1990. Systematic evolution of ligands by exponential enrichment: RNA ligands to bacteriophage T4 DNA polymerase[J]. Science, 249(4968): 505-510.

TURKOVA J, 1999. Oriented immobilization of biologically active proteins as a tool for revealing protein interactions and function[J]. Journal of Chromatography B: Biomedical Sciences and Applications, 722(1): 11-31.

WANG J, XU D, KAWDE A N, et al., 2001. Metal nanoparticle-based electrochemical stripping potentiometric detection of DNA hybridization[J]. Analytical Chemistry, 73(22): 5576-5581.

WHITE R, VOLTMER F, 1965. Direct piezoelectric coupling to surface elastic waves[J]. Applied Physics Letters, 7(12): 314-316.

XIAO Y, PIOREK B D, PLAXCO K W, et al., 2005. A reagentless signal-on architecture for electronic, aptamer-based sensors via target-induced strand displacement[J]. Journal of the American Chemical Society, 127(51): 17990-17991.

XIAO Z, FRIEDER J, TEPLY B A, et al., 2012. Aptamer conjugates: Emerging delivery platforms for targeted cancer therapy[M]//KRATZ F, SENTER P, STEINHAGEN H. Drug Delivery in Oncology: From Basic Research to Cancer Therapy. Weinheim: Wiley-VCH.

ZHANG X, ZOU Y, AN C, et al., 2014. Sensitive detection of carcinoembryonic antigen in exhaled breath condensate using surface acoustic wave immunosensor[J]. Sensors and Actuators B: Chemical, 217: 100-106.

# 第8章 光学生物传感器在海洋生物毒素检测中的应用

## 8.1 光学生物传感器检测原理

### 8.1.1 光学生物传感器简介

光学生物传感检测是以检测光信号为探测机制的生物传感检测技术，凭借其非破坏性、分析速度快、易检测、高灵敏度、高特异性、低成本和高重复性等特点，已经成为在临床诊断、生命分析、食品安全和环境保护等领域应用最为普遍的生物传感检测技术(Dorst et al., 2010; Borisov et al., 2008; Palchetti et al., 2008; Luppa et al., 2001)。光学生物传感检测一般以生物元件或生物体自身作为敏感元件感受被测物，再通过自身光响应或生化反应产生的光响应来完成检测。光学生物传感检测一般由敏感层、光信号转换和信号处理三部分组成(图 8.1)(Long et al., 2013)。光学生物传感的分类方法有三种。第一种是根据生物敏感层识别目标物的反应过程，分为催化型光学生物传感和亲和型光学生物传感(D'Orazio, 2003)。催化型光学生物传感的典型例子是利用目标物对酶活性的影响来检测目标物，如酶生物传感检测。亲和型光学生物传感的典型例子是利用生物体间的特异亲和性进行检测，如抗原抗体的特异性结合。第二种是根据生物敏感物质的类别分类，分为酶、抗体、核酸适配体和活细胞四种。基于生物酶的光学生物传感利用酶对特定底物的特异性催化反应，通过目标物对酶活性的影响来完成检测(Miranda et al., 2011; Scodeller et al., 2008)。基于抗原抗体反应的光学生物传感利用抗原抗体的特异性免疫反应，将免疫反应与光学信号单元耦合，检测目标物对光学信号的影响(Zeng et al., 2014; Maier et al., 2008)。基于核酸适配体的光学生物传感利用核酸适配体能够高特异性识别靶标分子的特性，结合发光基团作为信号单元来进行检测(Luo et al., 2013; Freeman et al., 2012)。基于活细胞的光学生物传感利用活细胞对目标物产生的特殊生化反应来完成检测(Jiang et al., 2014; Olaniran et al., 2011)。第三种是根据光信号产生方式分类，分为无源光学生物传感、电致光学生物传感和光致光学生物传感(王锋等, 2004)。生物敏感层的发光形式、光信号强度及其稳定性是光学生物传感检测技术的核心，基于此，本章以基于光信号产生方式的分类方法展开光学生物传感技术的讨论，主要包括无源光学生物传感检测、电致光学生物传感检测和光致光学生物传感检测。

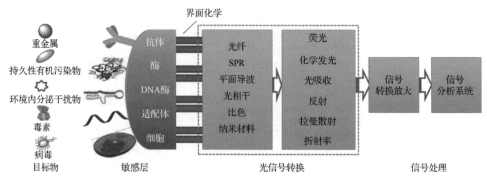

图 8.1　光学生物传感检测组成部分示意图

### 8.1.2　光学生物传感器的分类和工作原理

无源光学生物传感检测是指发光体系无需任何形式的光源激发，依靠生物化学反应产生的光辐射进行的光学生物传感检测。无源光学生物传感检测分为化学发光(chemiluminescence，CL)和生物发光(bioluminescence，BL)两种形式。CL 一般是以 CL 试剂如鲁米诺(luminol)、草酸酯等构建发光体系。Omanovic-Miklicanin 等(2017)借助 luminol-$H_2O_2$-HRP 体系构建生物传感器，实现了对生物腐胺的低浓度检测，检测原理如式(8.1)~式(8.2)所示，检测限低至 0.8mg/L，该生物传感器能用于检测肉品新鲜度。Sun 等(2017)结合氧化石墨烯设计 $Fe_3O_4@SiO_2@GO$ 聚合物器件，实现对 DNA 的超灵敏检。Luo 等(2017)研制聚乙烯醇-乙烯共聚物(PVA-co-PE)纳米纤维膜，提高了 luminol-$H_2O_2$-HRP 体系的发光性能，在 $H_2O_2$ 的浓度低至 $1 \times 10^{-15}$mol/L 时，相对发光单位(RLU)仍能达到 $5 \times 10^5$。

$$腐胺 + H_2O + O_2 \xrightarrow{\substack{腐胺氧化酶 \\ 二胺氧化酶}} H_2O_2 + 4\text{-}氨基丁醛 + NH_3 \tag{8.1}$$

$$H_2O_2 + 鲁米诺 \xrightarrow{催化} 3\text{-}氨基邻苯二甲酸 + 光 \tag{8.2}$$

BL 是指细胞合成的化学物质在酶催化下发光，一般是指生物体或生物体提取物发光，如萤火虫和水母的发光。Préveral 等(2017)采用 IuxCDABE 质粒转染得到发光细菌，再构建全细胞生物传感器用于淡水中亚砷酸盐的检测。Cevenini 等(2016)利用转染了 pCDNA-PpyGRTS 基因能够表达绿色荧光蛋白的 HEK-293T 细胞，结合智能手机设计了全细胞生物传感器，用于水样毒性评价。无源光学生物传感检测的技术特点在于具有较高的发光效率和灵敏度，并且所需设备简单，在流动注射分析上具有很大优势。不足之处在于影响发光体系的干扰因素较多，反应条件不易控制，容易引入误差导致重现性不够好。

电致光学生物传感检测的基础原理为电化学发光(electrochemiluminescence，ECL)。ECL 的发光方式与 CL、BL 的不同之处在于需要通过电化学激发反应来产生发光现象，因此发光体系中需要工作电极，电极一般为铂、氧化铟锡镀膜玻璃、石墨或金等材料。ECL 现象在 1927 年就已经被 Dufford 等发现，直到 20 世纪 80 年代才开始用于检测分析(Dufford et al.，2002)。常用的标记物体系为联吡啶钌 $(Ru(bpy)_3^{2+})$ 体系(Tokel et al.，1972)，基本原理是先将 $Ru(bpy)_3^{2+}$ 氧化为 $Ru(bpy)_3^{3+}$，再还原为激发态的 $Ru(bpy)_3^{3+*}$，$Ru(bpy)_3^{3+*}$ 会自动回到基态，同时发出波长 620nn 的红光。$Ru(bpy)_3^{2+}$ 搭配不同的共反应剂可以建立草酸(Forster and Hogan，2000；Ege et al.，1984；Chang et al.，1977)、丙酮酸(Knight et al.，1995)、过硫酸根(Hu et al.，2007；Ege et al.，1984)、胺(Liu et al.，2007；Gorman et al.，2006；Miao et al.，2002)、氧气(Zheng et al.，2005)、过氧化氢(Choi et al.，2005)和热电子(Ala-Kleme et al.，1998；Kulmala et al.，1997)等发光体系。

ECL 用于生物传感检测的报道越来越多，如 Dong 等(2016)将金纳米颗粒(AuNPs)与 $Ru(bpy)_3^{2+}$ 结合构建多功能硫醇探针，在此基础上建立多功能高灵敏的 ECL 生物传感平台[图 8.2(a)]，可用于蛋白激酶激活和抑制过程的监测。Dong 等(2016)制备了集成铱(Ir)和 Ru 的 ECL 生物传感器[图 8.2(b)]，能用于细胞分泌物中基质金属蛋白酶 MMP-2 和 MMP-7 的同时检测，检测限分别低至 5ng/mL 和 10pg/mL。除了传统 $Ru(bpy)_3^{2+}$ 发光体系外，量子点构建的 ECL 发光体系不断地发展。例如，Chen 等(2017)采用 n 型石墨烯量子点(N-GODs)构建 ECL 生物传感器，实现对大肠杆菌 0157:H7 的定量检测，检测范围为 $10\sim10^7$CFU/mL，检测限达到 8CFU/mL。Dong 等(2017)采用 Si 量子点(Si-QDs)构建了用于 DNA 检测的 ECL 生物传感器，检测限达到 0.016fmol/L。电致光学生物传感有诸多优点，如发光物质稳定性强、信号强度高、被测物无须分离、发光过程可控等。

光致光学生物传感检测使用激发光作用生物敏感层，产生一次光信号(如透射光、反射光、散射光和折射光等)或二次光信号(如荧光和磷光等)用于检测。采用二次光信号检测的光致光学生物传感检测器一般为荧光标记传感器，是一种使用荧光物质标记生物功能敏感物质或标准物质的间接分析手段。荧光标记检测方法分为直接法和竞争法。直接法利用荧光增强或淬灭效应，将荧光物质与生物功能敏感物质结合，待测物与敏感层结合后影响荧光强度，从而完成检测(Domenici et al.，1995)。竞争法是荧光物质与待测物的标准物质结合，然后将标记了荧光物质的标准物质与待测物混合后，与敏感层竞争性结合从而完成检测(Domenici et al.，1995)。传统的荧光标记材料采用的激发光一般为蓝色或绿色范围内的可见光，这造成这类传感器容易被高背景荧光干扰的问题(Selvin，2002；Yuan et al.，2001)。

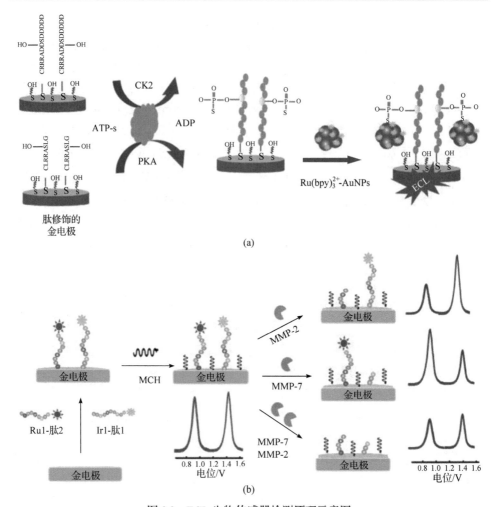

图 8.2　ECL 生物传感器检测原理示意图

(a) 基于 $Ru(bpy)_3^{2+}$-AuNPs 的 ECL 生物传感平台；(b) 集成 Ir 和 Ru 的 ECL 生物传感器

随着近年来荧光标记物发展，荧光标记传感器已经广泛使用红色、近红外荧光标记物和量子点标记物进行科学研究。例如，Saikiran 等(2017)研制了带有羧基的方酸菁染料(SQ-1)，将其作为近红外荧光探针实现了对弹性蛋白酶的检测。Hua 等(2017)对光可调近红外荧光染料及其活体内成像进行了深入研究。Li 等(2017)采用去甲肾上腺素盐酸盐功能化 CdSeTe 红外荧光探针[图 8.3(a)]，实现了尿素的定量分析和人肝癌细胞株(HepG2)的生物成像。Yu 等(2017)研制了基于阳离子型共轭聚合物(CCP)和近红外碲化镉/硫化镉量子点(NIR CdTe/CdS QDs)的荧光共振能量转移系统(FRET)[图 8.3(b)]，实现了对 0.1mmol/L 葡萄糖的低浓度检测。

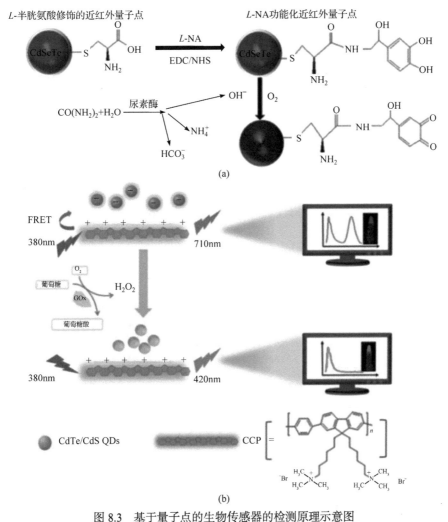

图 8.3  基于量子点的生物传感器的检测原理示意图

(a) 去甲肾上腺素盐酸盐功能化 CdSeTe 红外荧光探针；(b) 基于 CCP 和 NIR CdTe/CdS QDs 的 FRET

采用一次光信号检测的一般为无标记传感器，其采用的光学原理主要有郎伯-比尔(Lambert-Beer)定律、表面等离子共振(SPR)、反射干涉谱(reflectometric interference spectroscopy，RIFS)及共振镜、光栅耦合器等光纤技术。与荧光标记传感器相比，无标记传感器一般具有设备简单、信号稳定、易操作并可实现实时原位检测的优点。Fathi 等(2017)构建了用于人体间充质干细胞早期分化期间上皮钙黏素检测的SPR 生物传感器[图 8.4(a)]。Nagatsuka 等(2017)制备了用于大肠杆菌 O157:H7 的SiN 生物芯片[图 8.4(b)]，该芯片能用于 RIFS 分析。与无源光学生物传感检测相比，光致光学生物传感检测不涉及光化学反应过程，具有良好的测试稳定性和重复性。

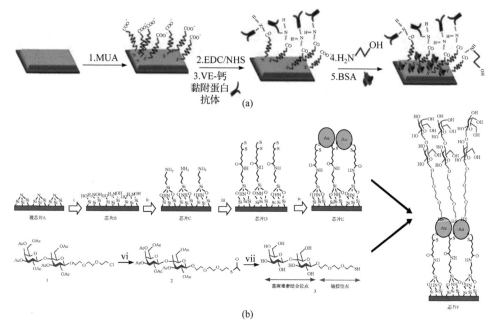

图 8.4　光学免标记生物传感器

(a) 用于上皮钙黏素检测的 SPR 生物传感器；(b) 用于 RIFS 分析的 SiN 生物芯片

　　基于手机的智能光学生物传感技术利用智能手机的高分辨率摄像头采集图像，用高性能处理器结合自主研发的应用程序对图像进行处理分析，结合生化反应如显色反应、荧光反应等，从而完成生物传感检测(McCracken et al., 2016; Erickson et al., 2014; Errol et al., 2012)。早期基于手机的智能光学检测主要应用于微纳尺度的观察，通过结合光路调理和放大装置等，在微型设备上完成光学显微镜的功能，如对细胞及微生物等目标进行观察(Coskun et al., 2014)。Tseng 等(2010)报道了一种基于手机的显微观察装置，通过无透镜显微成像(lensfree microscopy)技术，省去了透镜等光路调理装置，极大地缩小了显微成像的距离，从而实现装置的小型化。该研究装置成功实现了对细菌微生物、血细胞和血小板的显微计数观察，分辨率达到微米级别。Lee 等(2014)大力发展了 lensfree microscopy 技术，通过改装智能手机的摄像头、研究补偿算法和图像重建算法等，实现了无外设的显微成像，能够修正不同光照条件下的偏差，实现了对血细胞和细菌的高分辨率成像。Wei 等于 2014 年研制了一种智能手机集成的荧光显微镜装置，除了透镜等光路调理装置，还结合了激光二极管和相干滤光片等部件，成功实现了在纳米级别上纳米颗粒、病毒和 DNA 分子的成像(Wei et al., 2014, 2013)。

　　随着研究不断深入，基于手机的智能光学检测逐渐向定量检测分析等生物传感领域发展。Shen 等(2012)首次利用智能手机对试纸条的颜色变化进行定量分析，将试纸条定性分析方法发展为定量分析方法(图 8.5)。此后，智能手机开始在光学定量分析检测方面受到关注。Chen 等(2014)结合酶联免疫吸附测定(enzyme-linked immunosorbent assay，ELISA)方法和微流控技术，研制了小型化仪器，实现对食品中的有害物质四溴二苯醚的检测。Wang 等(2017)研制了基于手机的光谱分析仪(MSS)，转换光谱范围为 400～700nm 的可见光谱，每像素的最高分辨率为 0.2521nm，结合免疫测定方法可用于人类癌症标志物如 IL-6 的多通道同时定量分析。Li 等(2017)提出了无标记的双波长荧光生物传感器，结合基于手机的荧光显微镜，实现了水样中 17-β-雌二醇的定量检测，检测限达到 1pg/mL。Kanakasabapathy 等(2017)设计了基于手机的精液分析仪，用于精子浓度检测和不孕不育的快速筛选，耗时短于 5s，根据世界卫生组织(WHO)的定量评价方法，准确率达到 98%。可以预见，基于手机的光学生物传感技术将向着环境和健康监测领域不断发展，特别是为在资源有限环境下的一大批用户提供现场快速定量分析手段。

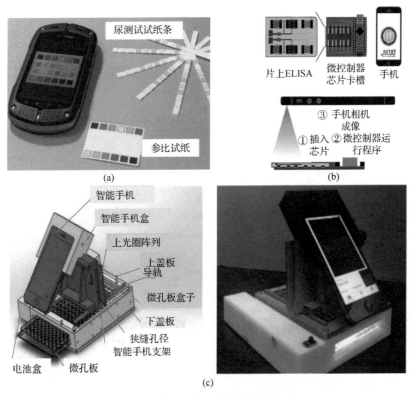

图 8.5　基于试纸条的定量分析方法

(a) 用于试纸条的比色定量检测仪器；(b) 基于手机的片上实验室检测设备；(c) MSS

# 8.2　便携式智能高通量光学检测系统开发

### 8.2.1　吸光度分析检测技术

吸光度分析检测技术,是根据物质分子对光进行选择性吸收,对物质进行定性定量分析的吸收光谱技术。吸光度分析法根据吸收光的波长不同,可分为紫外、可见光及红外吸光度分析法。可见光吸光度分析法具有广泛应用,如痕量金属分析(Zhang et al., 2016)、临床分析(Sang et al., 2017)和食品分析(Weng et al., 2016)等领域,适用于各种显色反应,如络合反应(Kim et al., 2017)、氧化还原反应(Zhang et al., 2016)、离子缔合反应(Yang et al., 2016)、成盐反应(Oesterhelt et al., 1973)、褪色反应(Liu et al., 2015)、吸附显色反应(Arai et al., 2015)和ELISA(Lee et al., 2016)等。

吸光度分析检测技术的基础是物质对光具有选择性吸收,不同物质分子外层电子跃迁的能级 $\Delta E$ 不同,当光子能量与分子间能级 $\Delta E$ 匹配时,光子将被吸收,透射光是未被吸收的光谱,其颜色即为物质的颜色。两种颜色的光能复合成白光,则称为互补色光,物质显示的颜色即为其吸收光的互补色,图8.6为各种光的互补情况及部分物质吸收光波长、颜色与物质颜色的关系(叶隆炳等,1988)。

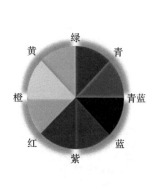

| 物质吸收光波长/nm | 物质吸收光颜色 | 物质颜色 |
| --- | --- | --- |
| 400 | 紫 | 柠檬黄 |
| 430 | 青 | 黄 |
| 480 | 蓝 | 橙 |
| 500 | 蓝绿 | 红 |
| 510 | 绿 | 玫瑰红 |
| 530 | 黄绿 | 紫红 |
| 560 | 柠檬黄 | 紫红 |
| 580 | 黄 | 青 |
| 610 | 橙 | 蓝 |
| 680 | 红 | 蓝绿 |
| 730 | 玫瑰红 | 绿 |

图 8.6　光的互补及其与颜色的关系

吸光度分析检测技术的测定过程,首先根据显色反应,由颜色深浅反映不同物质的含量,再由 Lambert-Beer 定律定量分析物质浓度。Lambert-Beer 定律首先是由 Lambert 在 1760 年阐明辐射强度和吸收层厚度的关系,后由 Beer 提出辐射强度和吸收物浓度也存在类似关系。

Lambert-Beer 定律如图 8.7 所示,其数学表达式为

$$I_0 = I_t + I_a \tag{8.3}$$

$$T = \frac{I_t}{I_0} \tag{8.4}$$

$$A = \lg \frac{I_0}{I_t} = \lg \frac{1}{T} \tag{8.5}$$

$$A = \varepsilon bc \tag{8.6}$$

式中，$I_0$ 为入射光光强；$I_t$ 为透射光光强；$I_a$ 为吸收光光强；$T$ 为透光度；$A$ 为吸光度；$\varepsilon$ 为吸光系数；$b$ 为介质厚度；$c$ 为物质浓度。

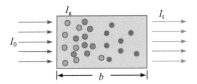

图 8.7  Lambert-Beer 定律示意图

### 8.2.2  Bionic e-Eye 总体设计

Bionic e-Eye 系统组成如图 8.8 所示，包含硬件装置和智能手机。硬件装置为检测提供稳定的光照及检测环境，智能手机则作为数据采集、数据分析和数据分享的中心，并承担与用户交互的工作。

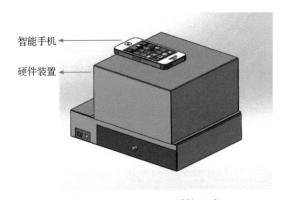

图 8.8  Bionic e-Eye 系统组成

### 8.2.3  Bionic e-Eye 硬件设计

Bionic e-Eye 的硬件结构如图 8.9 所示，包含广角镜、暗室、多孔板载物台和电致发光(electro luminescent)片(EL 冷光片)。广角镜固定在暗室上方，与智能手机的摄像头良好衔接。进行显色反应后，将含有有色产物的多孔板固定在多孔板载物台上。EL 冷光片提供检测所需的光源。

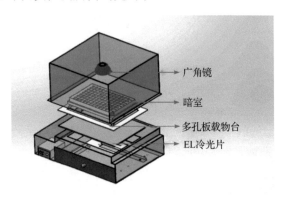

广角镜

暗室

多孔板载物台

EL冷光片

图 8.9　Bionic e-Eye 硬件结构示意图

　　暗室结构设计中，最重要的是确定成像距离。为了实现系统的便携，Bionic e-Eye 采用广角镜进行设备尺寸的小型化。广角镜能够缩短摄像头焦距，在较短的检测距离获得相同的图像，放大系数为 0.4。为了确定最佳成像距离，Bionic e-Eye 采用 iPad 3 和 iPhone 4S 作为智能终端，在 4.2～12.6cm 每 0.2cm 进行成像稳定性实验。通过检测多孔板 96 孔间颜色通道强度的变异系数(coefficient of variation，CV)，最终确定最佳成像距离为 7.6cm(iPad 3 和 iPhone 4S 所得 CV 分别小于 1.56% 和 1.33%)。

　　Bionic e-Eye 采用 EL 冷光片作为光源，能够获得平面发光，从而完成多孔板 96 孔同时并行检测。此外，温度是影响生化检测的重要因素，EL 冷光片不产生热量，并且功耗低，有助于保持环境温度，从而提高检测稳定性。EL 冷光片通过电致发光现象，结合多种荧光物质，产生不同颜色的光。电致发光现象通过施加交流电压来产生电场，电子被加速而获得足够能量，从而在发光层内高速运转，激活成为发光原子。被激发的电子不断碰撞发光中心及荧光物质，发生电子能级的跃迁—变化—复合，从而循环发射出高效率冷光。为了提高光源的稳定性，减少光源发光平面各区域的差异及发光时间增加产生的光源发光变化，对光源进行优化改进。通过在冷光片上覆盖一层匀光板，使冷光片发出的平面光更加均匀。匀光板中存在均匀分散的纳米粒子，通过光散射效应将线光源或点光源均匀化，成为面发光。由于 EL 冷光片的发光效率与接入的激励电压有关，Bionic e-Eye 通过使用开关电源，结合稳压模块及电磁干扰(electromagnetic interference，EMI)电源滤波电路来优化电源稳定性，从而提高光源发光效率稳定性。

　　为了更符合使用需求，对 Bionic e-Eye 的硬件装置进行了结构优化和外观优化。软件工具为 SolidWorks(Dassault Systemes S.A)。图 8.10 为优化后的仪器结构，结构上增加了智能手机卡槽和多孔板载物台导轨结构等。通过更换不同的智能手机卡槽可以适应不同型号的智能手机，多孔板载物台导轨结构能够让用户在更换多孔板时更加便捷。图 8.11 为 Bionic e-Eye 实物图。

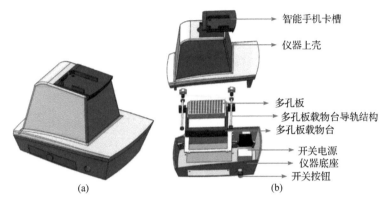

智能手机卡槽
仪器上壳

多孔板
多孔板载物台导轨结构
多孔板载物台

开关电源
仪器底座
开关按钮

(a)　　　　　　　　　　　　　　(b)

图 8.10　工业设计优化后仪器结构示意图
(a) 整体结构；(b) 结构分解

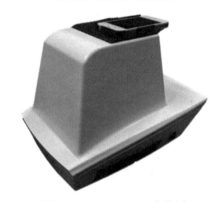

图 8.11　Bionic e-Eye 实物图

### 8.2.4　Bionic e-Eye 软件设计

iPlate 是用于 Bionic e-Eye 的控制分析软件，主要用于现场快速可见光显色生化反应的检测、筛查和数据传输。iPlate 可实现对 Bionic e-Eye 的控制与管理，在线、实时、现场、快速和便捷地采集检测多孔板内生化反应后的颜色变化图像，通过图像处理和颜色分析得出检测的未知化合物浓度，并通过邮件方式发送数据。iPlate 的集成开发工具为 Xcode(Apple Inc.)，编程语言为 Object-C 和 Swift 2.0。

样品快速检测和数据分享流程如图 8.12 所示。首先对发生显色反应的多孔板图像进行图像采集，通过切割图像获取 96 孔子图像，通过算法运算得出对应孔的特征值，之后通过标准曲线计算出相应孔内的样品浓度。数据分享时首先设置邮件参数,将沙盒中的数据文件作为邮件附件,然后进入邮件发送界面发送邮件。

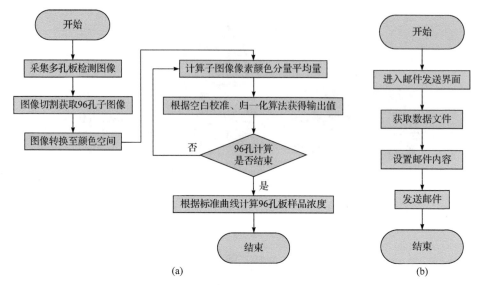

图 8.12　样品快速检测和数据分享流程

(a) 样品快速检测流程；(b) 数据分享流程图

iPlate 检测算法流程如图 8.13 所示。先确定多孔板每个孔的中心位置,然后截取中心位置周围 10×10 像素的方形子图像,并计算其颜色通道强度平均值。

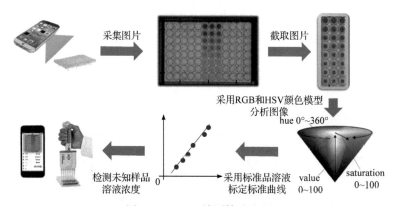

图 8.13　iPlate 检测算法流程

HSV 颜色模型中,每一种颜色由色调(hue)、饱和度(saturation)和明度(value)表示

iPlate Monitor 是 Bionic e-Eye 用于监测生化反应如酶促反应和免疫反应等显色反应的控制分析软件,能够在线、实时、长时、现场和便捷地采集检测多孔板内生化反应过程中的颜色变化图像,通过图像处理获得生化反应中化合物颜色随

时间变化的过程曲线，通过分析获得最佳检测时间点，同时得出检测的未知化合物浓度，并通过邮件方式发送数据。iPlate Monitor 的集成开发工具为 Xcode，编程语言为 Object-C 和 Swift 2.0。iPlate Monitor 是根据生化实验人员对生化实验监测实际需要构建的。因此，通过对实验人员的调研，得出 iPlate Monitor 的功能需求。生化实验监测所需功能主要包括监测管理、实时监测、监测分析、样品检测和数据管理。

iPlate Monitor 包含数据库管理类、信息控制处理类和用户交互界面三个层次。数据库管理类为 CoredataObject，内部信息处理类包含 SetupObject、AnalysisObject、FileControl、WCameraImageHelper、PlotObject、PlotObjectforAnalysis、TimeObject 和 MailViewController。CoredataObject 管理程序内部数据；WCameraImageHelper 用于连续采集图像对摄像头的操作，包含摄像头驱动；PlotObjectforAnalysis 用于分析界面的曲线绘制；SetupObject、AnalysisObject、FileControl、PlotObject、TimeObject 和 MailViewController 功能与 iPlate 一致。

iPlate Monitor 的工作流程包含了参数设置、实时监测、分析检测和数据分享。在参数设置阶段，iPlate Monitor 完成监测参数设置、实验组浓度及复孔通道设置、显示通道参数设置。然后，对多孔板实时监测，并实时显示特征值。完成监测后，iPlate Monitor 进入分析检测阶段，在遍历所有检测时间点后，获得最佳检测时间点，并用最佳检测时间点的标准曲线计算样品浓度。校准和实际样品检测信息存储在 iPlate Monitor 沙盒内。最后，iPlate Monitor 通过邮件方式分享检测数据。

### 8.2.5 Bionic e-Eye 的性能测试

通过颜色通道强度时间稳定性测试和 BCA(2,2-联喹啉-4,4-二甲酸二钠)蛋白检测实验验证 Bionic e-Eye 的稳定性及生化分析性能。Bionic e-Eye 在近 20h 长时监测下，多孔板 96 孔的像素颜色分量检测值的最大偏差小于 2.71%，波动不超过 1.08%。

在 BCA 蛋白检测实验中，酶标仪的检测结果验证了 Bionic e-Eye 的性能。接下来对比 Bionic e-Eye 和酶标仪的断点实验和动力学实验结果。图 8.14(a) 和 (b) 分别为 BCA 实验孵育 30min 后，Bionic e-Eye 和酶标仪得出的标准曲线，可以看出两者都具有良好的检测性能。图 8.14(c) 是两个系统对 0.5mg/mL 实验组的时间响

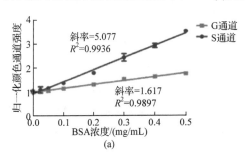

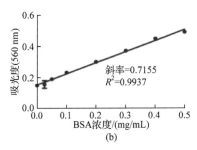

(a)　　　　　　　　　　　　　　　　　(b)

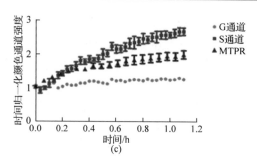

图 8.14　Bionic e-Eye 与酶标仪 BCA 蛋白检测的对比结果

(a) Bionic e-Eye BCA 实验孵育 30min 后的标准曲线；(b) 酶标仪 BCA 实验孵育 30min 后的标准曲线；(c) Bionic e-Eye 和酶标仪对 0.5 mg/mL 实验组 1.1h 内实时监测的动力学实验结果；所有实验的平行组数量为 12

应曲线。相比于酶标仪(MTPR)，Bionic e-Eye 采用 S 分量可以在更短的时间达到更大的区分度，即具有更高的灵敏度。

## 8.3　Bionic e-Eye 在冈田酸现场快速检测中的应用

海洋生态环境受人类活动等因素的影响，其污染问题日趋严重，从而频繁发生赤潮现象。有毒的水产品随着产毒藻类的激增而增多，进而严重危害水产品养殖行业及人类安全(Cirés et al.，2014)。贝类毒素作为一种危害严重的海洋生物毒素，由毒藻产生并富集在贝肉中。

DSP 作为危害最为严重的贝类毒素之一，在每年的中毒事件中约占 32%(Turner et al.，2014)。20 世纪 60 年代，最早在荷兰报道了食用贝类导致的腹泻中毒事件，随后日本也有相关报道。Yasumoto 于 1976 年确定了 DSP，而后在对 DSP 中毒事件进行调查后，可以发现受 DSP 影响最为严重的地区是日本及欧洲沿海国家(颜天等，2000)。我国也发生过许多 DSP 中毒事件，其中最为严重的是于 2011 年发生在宁波食用紫贻贝导致的 DSP 中毒，中毒人数超过 200 人(Chen et al.，2013；Li et al.，2012)。根据调查，广东近海(黄翔等，2013；吴施卫等，2008)、北黄海(陈建华等，2014；高春蕾等，2010)、浙南海域(张树刚等，2011)、福建海域(戴红等，2005)、黄海胶州湾(杨守国，2010)等海域的贝类样品 DSP 污染严重。DSP 中主要作用物为 OA(图 8.15)及其衍生物 DTX，其作用机制是抑制丝氨酸/苏氨酸蛋白磷酸酶活性，从而引起小肠上皮细胞的腹泻性退化(Tubaro et al.，1996)。2009 年，欧盟定义了 OA 的警戒线，为 160μg/kg(EFSA，2009)。

MBA 是全球普遍承认的标准方法，是美国分析化学家协会(AOAC)使用的标准方法，也是我国标准方法，但操作较为繁琐，检测限较高，重复性不强，易被其他因素如重金属等影响，并且无法实现高通量检测(Cusick et al.，2013)。LC-MS/MS

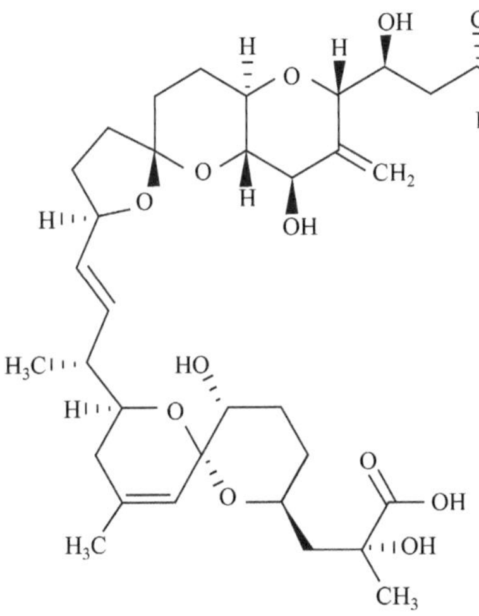

图 8.15　OA 的化学结构

最早由 Goto 于 2001 年建立,并同时检测了贝类中的多种毒素(Goto et al.,2001)。LC-MS/MS 能够对毒素进行定性定量检测，并且可以分析毒素化学结构，从而被应用于毒素溯源和转化机理研究。LC-MS/MS 虽然在许多国家作为标准方法推广，但由于其采用的大型仪器昂贵，只能由专业人员在实验室进行检测，并且需要复杂的前处理过程，如采用固相萃取对基质进行净化(Wang et al., 2015；Louppis et al., 2010；Turrell et al., 2007)，因此无法完全替代 MBA。该方法虽然具有高灵敏度、高可靠性和高普遍性等一种或多种相对优势，但由于需要复杂的前处理、大型检测仪器或者检测时间过长等，无法适用于现场快速检测及实时在线分析。ELISA 利用酶标记抗体，通过免疫反应与 DSP 特异性结合，从而实现定量检测(Campàs et al., 2007；Mouratidou et al., 2006；de Wolff, 1995)。ELISA 作为我国出入境检验检疫标准方法，具有检测限低、灵敏度高、预处理简单、检测时间短等优势。基于此，采用基于手机的智能高通量同时检测光学系统 Bionic e-Eye，结合 ELISA 方法，实现对 OA 的现场快速检测。装载 iPlate 的 Bionic e-Eye 具有高集成性，作为独立仪器能够完成图像采集、数据处理、数据存储及远程数据分享。

　　ELISA 在近数十年内是许多生化分析检测的标准方法，它包含多种类型，间接竞争性抑制免疫传感器是其中的一种类型。间接竞争性抑制免疫传感器检测原理如图 8.16 所示。先将确定浓度的抗原包被在固相上，一般采用多孔板，这部分抗原成为包被抗原。然后在多孔板中加入游离抗原，游离抗原即为检测目标物。之后在多孔板中加入检测一抗，随着检测一抗的加入，包被抗原和游离抗原竞争性结合检测一抗。孵育和洗板后加入酶标二抗，酶标二抗与一抗结合生成二抗结合物。在洗板操作后，孔内仅存在与包被抗原结合的二抗结合物，之后加入显色底物，被二抗结合物上的酶催化形成蓝色物质。例如，四甲基联苯胺(tetramethylbenzidine，TMB)在辣根过氧化物酶(horseradish peroxidase，HRP)作用下，生成蓝色阳离子。最后，加入终止液，将蓝色物质转变为黄色产物。终止液一般为强酸或强碱，如盐酸，一方面可破坏酶的活性，另一方面降低 pH，使得蓝色阳离子转变为黄色的联苯醌。因此，目标物的浓度与最终板上的二抗结合物浓度成反比，即目标物浓度与黄色产物颜色深浅具有数量关系，可据此定量分析目标物浓度。

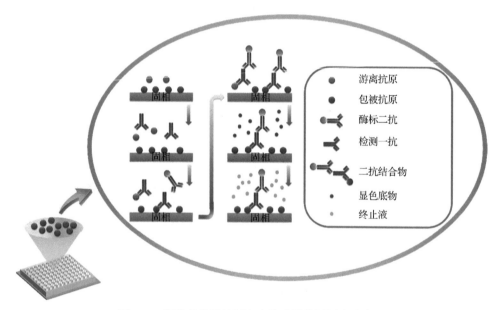

图 8.16　间接竞争性抑制免疫传感器检测原理示意图

在多孔板上的包被抗原和游离抗原竞争结合检测一抗，然后酶标二抗继续与结合在多孔板上一抗反应生成二抗结合物，从而使得游离抗原浓度与二抗结合物浓度具有反比例关系

### 8.3.1　冈田酸标准曲线标定

OA 提取流程：选用紫贻贝去除贝壳，取出贝肉。之后用双蒸水清洗，再进行均质。均质后向样品中加入萃取剂，萃取剂为 80%的甲醇，均质样品与萃取剂比例为 1∶6(质量∶体积)。冷却到 4℃以下，3500g 离心混合物 10min，收集上清液。再向残留贝肉加入 2mL 80%的甲醇，继续离心分离，重复步骤直到收集的上清液达到 10mL。使用 0.45μm 的过滤器过滤，取 20μL 滤液用 PBS 稀释至 1mL，最后取 100μL 稀释液用于检测分析。

OA 试剂盒检测流程：准备浓度为 0～5ng/mL 的标准品溶液 100μL，加入包被了 OA 抗原的多孔板中。然后加入酶标二抗 50μL，再加入检测一抗 50μL。将多孔板在振荡器上振荡 30s，在 20~28℃下孵育 30min。随后，采用 250μL 含有 0.05% Tween 20 的 PBS 洗板 3~4 次，再加入 100μL 显色底物，继续孵育 30min，最后加入 100μL 终止液。采用酶标仪和 Bionic e-Eye 检测反应完成的多孔板。酶标仪的光源波长为 450nm。

图 8.17 为 Bionic e-Eye 与酶标仪构建 OA 检测标准曲线的对比结果。用于构建标准曲线的浓度为 0ng/mL、0.2ng/mL、0.5ng/mL、1ng/mL、2ng/mL 和 5ng/mL。RGB 模型中，B 通道灵敏度(用斜率表示)最高(−0.2980)，拟合优度最好(0.9956)。HSV 模型中，S 通道灵敏度最高(−0.3618)，拟合优度最好(0.9964)。酶标仪(MTPR)比 Bionic e-Eye 具有更高的灵敏度(−0.4440)，其拟合优度为 0.9874。

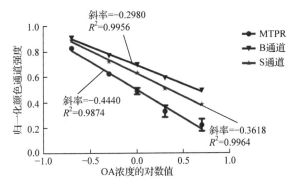

图 8.17　Bionic e-Eye 与酶标仪的 OA 检测标准曲线的对比结果
实验平均组数量为 3，误差线代表标准差

Bionic e-Eye 各颜色通道与酶标仪的 OA 检测标准曲线的参数见表 8.1。可以看出，除 B 和 S，其他颜色分量具有低线性和低灵敏度的缺点。

表 8.1　Bionic e-Eye 各颜色通道与酶标仪的 OA 检测标准曲线的参数

| 参数 | 斜率 | 截距 | $R^2$ |
| --- | --- | --- | --- |
| 酶标仪(MTPR) | −0.4440 | 0.4965 | 0.9874 |
| 红(R) | 0.1527 | 1.2410 | 0.9801 |
| 绿(G) | −0.0472 | 0.8906 | 0.6675 |
| 蓝(B) | −0.2980 | 0.6900 | 0.9956 |
| 灰度 | −0.0972 | 0.8930 | 0.9688 |
| 色调(H) | 0.2130 | 1.1890 | 0.9808 |
| 饱和度(S) | −0.3618 | 0.6251 | 0.9964 |
| 明度(V) | 0.0097 | 1.0230 | 0.6703 |

为了观察检测方法的稳定性，进行了为期 3d 的测量，每天进行 3 次平行组实

验，结果如图 8.18 所示。可以看出 Bionic e-Eye 与酶标仪具有稳定的检测性能，并且 S 通道的灵敏度(−0.4129)接近酶标仪的检测结果(−0.4384)。采用空白组检测值的平均值加上三倍标准差的方法计算了两种仪器的检测限。Bionic e-Eye 的 S 通道和 B 通道的检测限分别是 0.0854ng/mL 和 0.0864ng/mL，酶标仪的检测限为 0.0566ng/mL，低于试剂盒的检测下限 0.2ng/mL。Bionic e-Eye 和酶标仪的检测输出值范围在 0~1，依据标准曲线计算得出，Bionic e-Eye 的 S 通道和 B 通道的检测范围分别是 0~55.43ng/mL 和 0~206.75ng/mL，酶标仪的检测范围为 0~13.13ng/mL。仪器的检测范围涵盖了试剂盒的检测范围，因此两种系统对 OA 的检测范围为 0.2~5.0ng/mL。

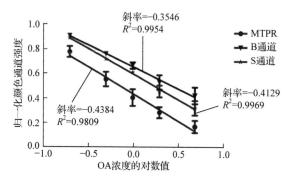

图 8.18　Bionic e-Eye 与酶标仪在检测稳定性上的对比结果

实验为 3d，每天平行组实验 3 次的测量结果，误差线代表标准差

### 8.3.2　冈田酸加标回收

OA 加标流程：搅碎贝肉后，向其注射入一系列不同浓度的 OA 毒素，加标浓度为 0.4ng/mL、0.8ng/mL、1.6ng/mL 和 3.2ng/mL，然后准备贝肉提取液。

OA 加标回收率结果分析：为了更好地分析 Bionic e-Eye 对 OA 的检测性能，使用 Bionic e-Eye 进行 OA 加标回收率实验。Bionic e-Eye 采用 S 通道检测，实验平行组数量为 3，加标浓度为 0.4ng/mL、0.8ng/mL、1.6ng/mL 和 3.2ng/mL。表 8.2 为 OA 加标回收率的检测结果，Bionic e-Eye 的检测回收率在 96.60%~108.88%，平均回收率为 101.66%。酶标仪的检测回收率在 95.20%~114.09%，平均回收率为 104.18%。可以看出 Bionic e-Eye 和酶标仪结果具有直接关系，验证了 Bionic e-Eye 的检测可靠性。

表 8.2　OA 加标回收率的检测结果

| 加标浓度 /(ng/mL) | Bionic e-Eye (S 通道) | | 酶标仪 | |
| --- | --- | --- | --- | --- |
| | 检测量/(ng/mL) | 回收率/% | 检测量/(ng/mL) | 回收率/% |
| 0.4 | 0.3864±0.0032 | 96.60 | 0.3808±0.0056 | 95.20 |

续表

| 加标浓度 /(ng/mL) | Bionic e-Eye (S 通道) | | 酶标仪 | |
|---|---|---|---|---|
| | 检测量/(ng/mL) | 回收率/% | 检测量/(ng/mL) | 回收率/% |
| 0.8 | 0.7819±0.0016 | 97.74 | 0.7816±0.0024 | 97.70 |
| 1.6 | 1.7421±0.0647 | 108.88 | 1.8255±0.0839 | 114.09 |
| 3.2 | 3.3092±0.0565 | 103.41 | 3.511±0.0552 | 109.72 |

### 8.3.3 贝肉样品检测冈田酸

实际贝肉样品检测 OA 结果分析：为了验证 Bionic e-Eye 用于现场快速检测的能力，采用盲样进行测试，每个样品的平行组测试数量为 3。Bionic e-Eye 采用 S 通道计算，检测结果如表 8.3 所示，Bionic e-Eye 与酶标仪的相对误差在 5.30%以内。

表 8.3 实际贝肉样品检测结果

| 样品序号 | Bionic e-Eye 检测的 OA 浓度/(ng/mL) | 酶标仪检测的 OA 浓度/(ng/mL) |
|---|---|---|
| 1 | 0.3823±0.0214 | 0.3747±0.0182 |
| 2 | 0.8168±0.0176 | 0.8396±0.0534 |
| 3 | 1.2659±0.0111 | 1.2731±0.0225 |
| 4 | 2.3685±0.1194 | 2.5011±0.1130 |
| 5 | 3.6702±0.1821 | 3.7485±0.0625 |

## 8.4 Bionic e-Eye 在石房蛤毒素现场快速检测中的应用

PSP 作为影响最为严重的贝类毒素之一，赤潮时发生的生物毒素污染次数最多，在每年的中毒事件中约占 64%(Turner et al., 2014)。2016 年 6 月，新西兰初级产业部发现旺阿帕劳阿半岛南部海域 PSP 含量超标，并发出毒素风险警告。我国发生过多起 PSP 中毒事件，如 2016 年 5 月发生在河北秦皇岛的食物中毒病例(方丽媛等，2017)，2017 年 6 月福建泉州石狮、漳州龙海、漳浦等地发生 PSP 中毒事件。PSP 中毒事件最早在 17 世纪的北美与欧洲有类似记载，但直到 1928 年才有相关报告描述其中毒症状，首次确定 PSP 一系列毒素的化学结构是在 1957 年。PSP 的致毒机理如图 8.19 所示，阻断细胞内的钠离子通道导致神经系统传导障碍，从而使机体麻痹(Gurevitz, 2012；Vornanen et al., 2011；Yu et al., 2003；Li et al., 2001)。

STX 是最早由石房蛤提取出的一类 PSP，其化学结构式如图 8.20 所示，除了会阻断钠离子通道，还能够与 Ca$^{2+}$通道蛋白、K$^+$通道蛋白、STX 代谢酶和神经元型一氧化氮合酶(NOS)等转铁蛋白家族结合，影响神经传导(Llewellyn, 2006)。STX

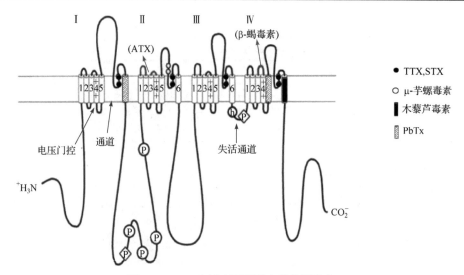

图 8.19　PSP 在钠离子通道上的作用位点

的致死量为 0.5mg，欧盟等定义了 STX 的警戒线，为 0.8g/kg，我国采用相同的警戒线(Campbell et al.，2011；Hinder et al.，2011)。

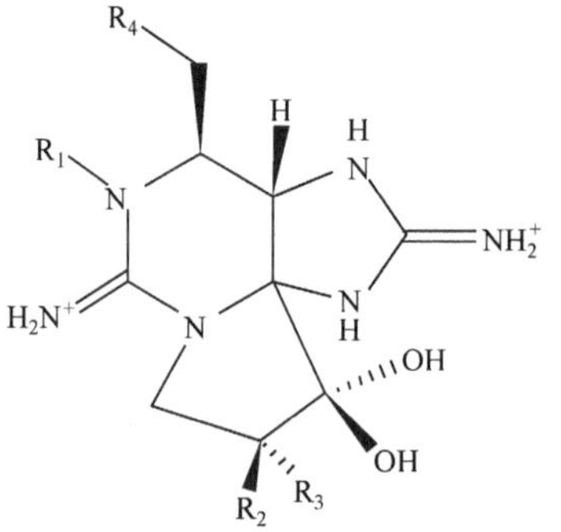

图 8.20　STX 的化学结构

### 8.4.1　石房蛤毒素标准曲线标定

STX 提取流程：贝肉选用紫贻贝。首先去除贝壳，取出贝肉。之后用双蒸馏水清洗，再进行均质。均质后样品加入萃取剂，萃取剂为浓度 0.1mol/L 的盐酸溶液，均质样品与萃取剂比例为 1g：1mL。将混合物振荡 1min 后，煮沸 5min。之后再将混合物冷却到 4℃以下，采用 3500g 离心混合物 10min，收集上清液。使用浓度为 5mol/L 的盐酸溶液将上清液的 pH 调整为 4.0。取 100μL 滤液采用 PBS 稀释至 2.5mL。最终取 50μL 稀释液用于检测分析。

STX 试剂盒检测流程：准备浓度 0～0.32ng/mL 的标准品溶液 50μL，加入包被了 STX 抗原的多孔板中。然后加入酶标二抗 50μL，再加入检测一抗 50μL。多孔板在振荡器上振荡 30s，在 20～28℃下孵育 30min。随后，采用 250μL 含有 0.05% Tween 20 的 PBS 洗板 3～4 次，再加入 100μL 显色底物，继续孵育 30min，最后加入 100μL 终止液。反应完成的多孔板，采用酶标仪和 Bionic e-Eye 对其检测。酶标仪的光源波长为 450nm。

STX 标准曲线标定：图 8.21 为 Bionic e-Eye 与酶标仪的 STX 检测标准曲线对比。用于构建标准曲线的浓度为 0ng/mL、0.02ng/mL、0.04ng/mL、0.08ng/mL、0.16ng/mL 和 0.32ng/mL。RGB 模型中，B 通道灵敏度最高(−0.2037)，拟合优度最好(0.9586)。HSV 模型中，S 通道灵敏度最高(−0.2500)，拟合优度最好(0.9623)。酶标仪比 Bionic e-Eye 具有更高的灵敏度(−0.3840)，拟合优度为 0.9945。

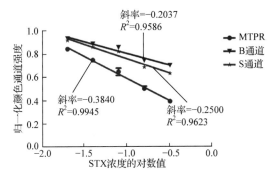

图 8.21　Bionic e-Eye 与酶标仪的 STX 检测标准曲线对比

实验平均组数量为 3，误差线代表标准差

Bionic e-Eye 各颜色通道与酶标仪的 STX 检测标准曲线的参数能够从表 8.4 获得，可以看出其他颜色分量具有低线性和低灵敏度的缺点。

表 8.4　Bionic e-Eye 各颜色通道与酶标仪的 STX 检测标准曲线的参数

| 参数 | 斜率 | 截距 | $R^2$ |
|---|---|---|---|
| 酶标仪(MTPR) | −0.3840 | 0.2024 | 0.9945 |
| 红(R) | 0.1032 | 1.3330 | 0.9024 |
| 绿(G) | −0.0442 | 0.9158 | 0.6564 |
| 蓝(B) | −0.2037 | 0.5998 | 0.9586 |
| 灰度 | −0.0697 | 0.8940 | 0.8422 |
| 色调(H) | 0.0979 | 1.2140 | 0.9545 |
| 饱和度(S) | −0.2500 | 0.5075 | 0.9623 |
| 明度(V) | 0.0087 | 1.0170 | 0.6486 |

为了观察检测方法的稳定性，本节进行了为期 3d 的测试，每天平行组实验 3

次，结果如图 8.22 所示。可以看出，Bionic e-Eye 与酶标仪具有稳定的检测性能，并且 S 通道的灵敏度(−0.5164)接近酶标仪的检测结果(−0.5073)。采用空白组检测值的平均值加上三倍标准差的方法计算了两种仪器的检测限，Bionic e-Eye 的 S 通道和 B 通道的检测限分别是 0.0092ng/mL 和 0.0095ng/mL，酶标仪的检测限为 0.0076ng/mL，低于试剂盒的检测下限 0.02ng/mL。Bionic e-Eye 和酶标仪的检测输出值范围在 0～1，依据标准曲线计算得出，Bionic e-Eye 的 S 通道和 B 通道的检测范围分别是 0～107.15ng/mL 和 0～880.09ng/mL，酶标仪的检测范围为 0～3.37ng/mL。仪器的检测范围涵盖了试剂盒的检测范围，因此两种系统对 STX 的检测范围为 0.02～0.32ng/mL。

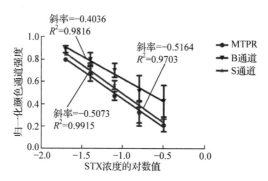

图 8.22　Bionic e-Eye 与酶标仪在检测稳定性上的对比结果

### 8.4.2　石房蛤毒素加标回收

　　STX 加标流程：搅碎贝肉后，向其注射入一系列不同浓度的 STX，加标浓度为 0.03ng/mL、0.05ng/mL、0.10ng/mL 和 0.20ng/mL，然后准备贝肉提取液。

　　STX 加标回收率结果分析：为了更好地分析 Bionic e-Eye 对 STX 的检测性能，使用 Bionic e-Eye 进行 STX 加标回收率实验。Bionic e-Eye 采用 S 通道检测，实验平行组数量为 3，加标浓度为 0.03ng/mL、0.05ng/mL、0.10ng/mL 和 0.20ng/mL。表 8.5 为 STX 加标回收率的检测结果，Bionic e-Eye 的检测回收率在 90.19%～112.15%，平均回收率为 99.37%；酶标仪的检测回收率在 89.94%～111.06%，平均回收率为 102.22%。可以看出，Bionic e-Eye 和酶标仪结果具有直接关系，验证了 Bionic e-Eye 的检测可靠性。

表 8.5　STX 加标回收率的检测结果

| 加标浓度 /(ng/mL) | Bionic e-Eye (S 通道) | | 酶标仪 | |
| --- | --- | --- | --- | --- |
| | 检测量/(ng/mL) | 回收率/% | 检测量/(ng/mL) | 回收率/% |
| 0.03 | 0.0313±0.0088 | 104.21 | 0.0314±0.0010 | 104.65 |

续表

| 加标浓度 /(ng/mL) | Bionic e-Eye (S 通道) | | 酶标仪 | |
|---|---|---|---|---|
| | 检测量/(ng/mL) | 回收率/% | 检测量/(ng/mL) | 回收率/% |
| 0.05 | 0.0451±0.0036 | 90.19 | 0.0450±0.0155 | 89.94 |
| 0.10 | 0.1122±0.0104 | 112.15 | 0.1211±0.0178 | 111.06 |
| 0.20 | 0.1818±0.0015 | 90.91 | 0.2065±0.0345 | 103.23 |

### 8.4.3　贝肉样品检测石房蛤毒素

为了验证 Bionic e-Eye 用于现场快速检测的能力，采用盲样进行测试，每个样品的平行组测试数量为 3。Bionic e-Eye 采用 S 通道计算，检测结果如表 8.6 所示，Bionic e-Eye 与酶标仪的相对误差在 10.43%以内。

#### 表 8.6　实际贝肉样品检测结果

| 样品序号 | Bionic e-Eye 检测的 STX 浓度/(ng/mL) | 酶标仪检测的 STX 浓度/(ng/mL) |
|---|---|---|
| 1 | 0.0544±0.0044 | 0.0566±0.0008 |
| 2 | 0.0699±0.0012 | 0.0633±0.0036 |
| 3 | 0.0836±0.0029 | 0.0830±0.0090 |
| 4 | 0.1636±0.0089 | 0.1747±0.0098 |
| 5 | 0.2910±0.0096 | 0.2914±0.0109 |

本章主要介绍了基于手机的智能高通量同时检测光学系统 Bionic e-Eye 的开发及其对 OA 和 STX 的检测应用。在标准曲线标定中，基于 Bionic e-Eye 对比了 RGB 模型和 HSV 模型各个颜色分量的检测模型，S 通道线性度和灵敏度具有更高的性能。采用 S 通道的 Bionic e-Eye 对 OA 的检测限为 0.0854ng/mL，检测范围涵盖试剂盒范围，系统检测范围为 0.2～5.0ng/mL。采用 S 通道的 Bionic e-Eye 对 STX 的检测限为 0.0092ng/mL，检测范围涵盖试剂盒范围，系统检测范围为 0.02～0.32ng/mL。在加标回收率检测实验中，采用 S 通道的 Bionic e-Eye 对 OA 检测的回收率在 96.60%～108.88%，平均回收率为 101.66%；采用 S 通道的 Bionic e-Eye 对 STX 检测的回收率在 90.19%～112.15%，平均回收率为 99.37%。两种毒素的加标回收率数据表明，Bionic e-Eye 与标准仪器酶标仪的结果具有直接相关性。在实际贝肉样品检测中，对于 OA 和 STX 的检测，Bionic e-Eye 与酶标仪的相对误差分别在 5.30%和 10.43%以内，可以看出 Bionic e-Eye 的检测结果具有可靠性。系统采用图像检测技术实现高通量同时检测，降低了传统依靠机械移动平台造成的孔间误差。此外，Bionic e-Eye 采用智能手机作为仪器核心部分，很大地降低了仪器的成本，搭载的软件 iPlate 具有高集成度，使得仪器检测过程耗时在 1min 以

内，同时提高系统的便携性，从而让 Bionic e-Eye 能够应用于户外现场检测。因此，基于手机的智能高通量同时检测光学系统 Bionic e-Eye 可用于海洋生物毒素的现场快速检测。

## 参 考 文 献

陈建华, 于仁成, 孔凡洲, 等, 2014. 北黄海海域虾夷扇贝体内脂溶性藻毒素分析[J]. 海洋与湖沼, 45(4): 855-863.

戴红, 李奶姜, 陈国斌, 2005. 福建三都湾赤潮监控区的麻痹性贝毒和腹泻性贝毒研究[J]. 海洋环境科学, 24(1): 44-47.

方丽媛, 李代宗, 肖勤, 2017. 贝类毒素及其检测方法研究进展[J]. 中国渔业质量与标准, 7(1): 41-49.

高春蕾, 刘仁沿, 梁玉波, 等, 2010. 虾夷扇贝毒素 yessotoxins(YTXs), 中国沿海贝类中首次发现的一组贝类生物毒素[J]. 海洋学报, 32(3): 129-137.

黄翔, 雷芳, 江天久, 2013. 我国东海和南海近岸海域腹泻性贝类毒素污染状况[J]. 暨南大学学报(自然科学与医学版), 34(1): 101-105.

王锋, 樊先平, 王民权, 2004. 光学生物传感器的研究进展[J]. 材料导报, 18(7): 1-4.

吴施卫, 曾淼, 卢大鹏, 等, 2008. 广东近岸海域 2005 年春季的腹泻性贝毒特征分析[J]. 海洋环境科学, 27(2): 67-83.

颜天, 周名江, 2000. 有毒赤潮藻种 Pfiesteria piscicida 的研究进展综述[J]. 海洋与湖沼, 31(1): 110-116.

杨守国, 2010. 黄海胶州湾海区腹泻性贝毒素的特征和时间变化规律研究[D]. 上海: 上海海洋大学.

叶隆炳, 鄢尧德, 1988. 物质的颜色[J]. 四川师范大学学报(自然科学版), 11(1): 83-92.

张树刚, 邹清, 陈雷, 等, 2011. 浙南海域腹泻性贝毒分析[J]. 海洋科学, 35(1): 44-47.

ALA-KLEME T, KULMALA S, VÄRE L, et al., 1998. Hot electron-induced electrogenerated chemiluminescence of Ru(bpy)$_3^{2+}$ chelate at oxide-covered aluminum electrodes[J]. Journal of Fluorescence, 8(1): 59-65.

ARAI Y, YAMAMOTO T, MINAMIKAWA T, et al., 2015. Spectral fingerprinting of individual cells visualized by cavity-reflection-enhanced light-absorption microscopy[J]. Plos One, 10(5): e0125733.

BORISOV S M, WOLFBEIS O S, 2008. Optical biosensors[J]. Chemical Reviews, 108(2): 423-461.

CAMPBELL K, RAWN D F, NIEDZWIADEK B, et al., 2011. Paralytic shellfish poisoning (PSP) toxin binders for optical biosensor technology: Problems and possibilities for the future: A review[J]. Food Additives and Contaminants Part A, 28(6): 711-725.

CAMPÀS M, MARTY J L, 2007. Enzyme sensor for the electrochemical detection of the marine toxin okadaic acid[J]. Analytica Chimica Acta, 605(1): 87-93.

CEVENINI L, CALABRETTA M M, TARANTINO G, et al., 2016. Smartphone-interfaced 3D printed toxicity biosensor integrating bioluminescent "sentinel cells" [J]. Sensors and Actuators B: Chemical, 225: 249-257.

CHANG M M, SAJI T, BARD A J, 1977. Cheminform abstract: Electrogenerated chemiluminescence. 30. Electrochemical oxidation of oxalate ion in the presence of luminescers in acetonitrile solutions[J]. Chemischer Informationsdienst, 8(45): 5399-5403.

CHEN A, WANG R, BEVER C R S, et al., 2014. Smartphone-interfaced lab-on-a-chip devices for field-deployable enzyme-linked immunosorbent assay[J]. Biomicrofluidics, 8(6): 064101.

CHEN S, CHEN X, ZHANG L, et al., 2017. Electrochemiluminescence detection of escherichia coli O157:H7 based on a novel polydopamine surface imprinted polymer biosensor[J]. ACS Applied Materials & Interfaces, 9(6): 5430-5436.

CHEN T, XU X, WEI J, et al., 2013. Food-borne disease outbreak of diarrhetic shellfish poisoning due to toxic mussel consumption: The first recorded outbreak in China[J]. Plos One, 8(5): e65049.

CHOI J P, BARD A J, 2005. Electrogenerated chemiluminescence (ECL) 79.: Reductive-oxidation ECL of tris(2,2'-bipyridine)ruthenium(Ⅱ) using hydrogen peroxide as a coreactant in pH 7.5 phosphate buffer solution[J]. Analytica Chimica Acta, 541(1): 141-148.

CIRÉS S, WÖRMER L, BALLOT A, et al., 2014. Phylogeography of cylindrospermopsin and paralytic shellfish toxin-producing nostocales cyanobacteria from mediterranean Europe (Spain)[J]. Applied and Environmental Microbiology, 80(4): 1359-1370.

COSKUN A F, OZCAN A, 2014. Computational imaging, sensing and diagnostics for global health applications[J]. Current Opinion in Biotechnology, 25(2): 8-16.

CUSICK K D, SAYLER G S, 2013. An overview on the marine neurotoxin, saxitoxin: Genetics, molecular targets, methods of detection and ecological functions[J]. Marine Drugs, 11(4): 991-1018.

DE WOLFF F, 1995. Marine toxins[M]//VINKEN P J, BRUYN G W. Handbook of Clinical Neurology. Amsterdam: Elsevier, 141-175.

DOMENICI C, SCHIRONE A, CELEBRE M, et al., 1995. Development of a TIRF immunosensor: Modelling the equilibrium behaviour of a competitive system[J]. Biosensors and Bioelectronics, 10(3): 371-378.

DONG M, LIU X, DANG Q, et al., 2016. Sensitive and versatile electrogenerated chemiluminescence biosensing platform for protein kinase based on Ru(bpy)$_3^{2+}$ functionalized gold nanoparticles mediated signal transduction[J]. Analytica Chimica Acta, 906: 72-79.

DONG Y P, WANG J, PENG Y, et al., 2017. Electrogenerated chemiluminescence of Si quantum dots in neutral aqueous solution and its biosensing application[J]. Biosensors and Bioelectronics, 89(2): 1053-1058.

D'ORAZIO P, 2003. Biosensors in clinical chemistry[J]. Clinica Chimica Acta, 334(1): 41-69.

DORST B V, MEHTA J, BEKAERT K, et al., 2010. Recent advances in recognition elements of food and environmental biosensors: A review[J]. Biosensors and Bioelectronics, 26(4): 1178-1194.

DUFFORD R T, NIGHTINGALE D, GADDUM L W, 2002. Luminescence of grignard compounds in electric and magnetic fields, and related electrical phenomena[J]. Journal of the American Chemical Society, 49(8): 1858-1864.

EFSA, 2009. Marine biotoxins in shellfish: Summary on regulated marine biotoxins. Scientific opinion of the panel on contaminants in the food chain[J]. The European Food Safety Authority Journal, 1306: 1-23.

EGE D, BECKER W G, BARD A J, 1984. Electrogenerated chemiluminescent determination of tris(2,2'-bipyridine)ruthenium ion (Ru(bpy)$_3^{2+}$) at low levels[J]. Analltical Chemistry, 56(13): 2413.

ERICKSON D, O'DELL D, JIANG L, et al., 2014. Smartphone technology can be transformative to the deployment of lab-on-chip diagnostics[J]. Lab on a Chip, 14(17): 3159-3164.

ERROL O, ARK O, NEERA A, 2012. The smartphone in medicine: A review of current and potential use among physicians and students[J]. Journal of Medical Internet Research, 14(5): e128.

FATHI F, REZABAKHSH A, RAHBARGHAZI R, et al., 2017. Early-stage detection of VE-cadherin during endothelial differentiation of human mesenchymal stem cells using SPR biosensor[J]. Biosensors and Bioelectronics, 96: 358-366.

FORSTER R J, HOGAN C F, 2000. Electrochemiluminescent metallopolymer coatings: Combined light and current detection in flow injection analysis[J]. Analytical Chemistry, 72(22): 5576-5582.

FREEMAN R, GIRSH J, JOU A F, et al., 2012. Optical aptasensors for the analysis of the vascular endothelial growth factor (VEGF)[J]. Analytical Chemistry, 84(14): 6192-6198.

GORMAN B A, FRANCIS P S, BARNETT N W, 2006. Tris(2,2'-bipyridyl)ruthenium(Ⅱ) chemiluminescence[J]. Analyst,

131(5): 616-639.

GOTO H, IGARASHI T, YAMAMOTO M, et al., 2001. Quantitative determination of marine toxins associated with diarrhetic shellfish poisoning by liquid chromatography coupled with mass spectrometry[J]. Journal of Chromatography A, 907(1): 181-189.

GUREVITZ M, 2012. Mapping of scorpion toxin receptor sites at voltage-gated sodium channels[J]. Toxicon, 60(4): 502-511.

HINDER S L, HAYS G C, BROOKS C J, et al., 2011. Toxic marine microalgae and shellfish poisoning in the British isles: History, review of epidemiology, and future implications[J]. Environmental Health, 10(1): 54.

HU L, LI H, ZHU S, et al., 2007. Cathodic electrochemiluminescence in aqueous solutions at bismuth electrodes[J]. Chemical Communications, 40(40): 4146-4148.

HUA C, DONG B, TANG Y, et al., 2017. A unique "integration" strategy for the rational design of opticallytunable near-infrared fluorophores[J]. Accounts of Chemical Research, 50(6): 1410-1422.

JIANG D, JIANG H, JI J, et al., 2014. Mast-cell-based fluorescence biosensor for rapid detection of major fish allergen parvalbumin[J]. Journal of Agricultural and Food Chemistry, 62(27): 6473-6480.

KANAKASABAPATHY M K, SADASIVAM M, SINGH A, et al., 2017. An automated smartphone-based diagnostic assay for point-of-care semen analysis[J]. Science Translational Medicine, 9(382): eaai7863.

KIM S, MOON G H, KIM G, et al., 2017. TiO$_2$ complexed with dopamine-derived polymers and the visible light photocatalytic activities for water pollutants[J]. Journal of Catalysis, 346: 92-100.

KNIGHT A W, GREENWAY G M, 1995. Electrogenerated chemiluminescent determination of pyruvate using tris(2,2'-bipyridine)ruthenium(II)[J]. Analyst, 120(10): 2543-2547.

KULMALA S, ALAKLEME T, HEIKKILÄ L, et al., 1997. Energetic electrochemiluminescence of(9-fluorenyl)methanol induced by injection of hot electronsinto aqueous electrolyte solution[J]. Journal of the Chemical Society, Faraday Transactions, 93(17): 3107-3113.

LEE H S, CUI L, LI Y, et al., 2016. Correction: Influence of light emitting diode-derived blue light overexposure on mouse ocular surface[J]. Plos One, 11(8): e0161041.

LEE S A, YANG C, 2014. A smartphone-based chip-scale microscope using ambient illumination[J]. Lab on a Chip, 14(16): 3056-3063.

LI A, MA J, CAO J, et al., 2012. Toxins in mussels (*Mytilus galloprovincialis*) associated with diarrhetic shellfish poisoning episodes in China[J]. Toxicon, 60(3): 420-425.

LI W I, BERMAN F W, OKINO T, et al., 2001. Antillatoxin is a marine cyanobacterial toxin that potently activates voltage-gated sodium channels[J]. Proceedings of the National Academy of Sciences USA, 98(13): 7599-7604.

LI Z, ZHANG Q, HUANG H, et al., 2017. L-noradrenaline functionalized near-infrared fluorescence CdSeTe probe for the determination of urea and bioimaging of HepG2 cells[J]. Talanta, 171: 16-24.

LIU X, SHI L, NIU W, et al., 2007. Environmentally friendly and highly sensitive ruthenium(II) tris(2,2'-bipyridyl) electrochemiluminescent system using 2-dibutylamino ethanol as no-reactant [J]. Angewandte Chemie International Edition, 46(3): 421-424.

LIU Y, SHAO L, GAO J, et al., 2015. Surface photo-discoloration and degradation of dyed wood veneer exposed to different wavelengths of artificial light[J]. Applied Surface Science, 331: 353-361.

LLEWELLYN L E, 2006. Saxitoxin, a toxic marine natural product that targets a multitude of receptors[J]. Natural Products Report, 23(2): 200-222.

LONG F, ZHU A, SHI H, 2013. Recent advances in optical biosensors for environmental monitoring and early warning[J].

Sensors, 13(10): 13928-13948.

LOUPPIS A P, BADEKA A V, KATIKOU P, et al., 2010. Determination of okadaic acid, dinophysistoxin-1 and related esters in Greek mussels using HPLC with fluorometric detection, LC-MS/MS and mouse bioassay[J]. Toxicon, 55(4): 724-733.

LUO M, WANG W, ZHAO Q, et al., 2017. Chemiluminescence biosensor for hydrogen peroxide determination by immobilizing horseradish peroxidase onto PVA-co-PE nanofiber membrane[J]. European Polymer Journal, 91: 307-314.

LUO Y, LIU X, JIANG T, et al., 2013. Dual-aptamer-based biosensing of toxoplasma antibody[J]. Analytical Chemistry, 85(17): 8354-8360.

LUPPA P B, SOKOLL L J, CHAN D W, 2001. Immunosensors-principles and applications to clinical chemistry[J]. Clinica Chimica Acta, 314(1-2): 1-26.

MAIER I, MORGAN M R A M, LINDNER W, et al., 2008. Optical resonance-enhanced absorption-based near-field immunochip biosensor for allergen detection[J]. Analytical Chemistry, 80(8): 2694-2703.

MCCRACKEN K E, YOON J Y, 2016. Recent approaches for optical smartphone sensing in resource-limited settings: A brief review[J]. Analytical Methods, 8(36): 6591-6601.

MIAO W, CHOI J P, BARD A J, 2002. Electrogenerated chemiluminescence 69: The tris(2,2'-bipyridine)ruthenium(II), (Ru(bpy)$_3$$^{2+}$)/tri-$n$-propylamine (TPrA) system revisited-a new route involving TPrA$^{*+}$ cation radicals[J]. Journal of the American Chemical Society, 124(48): 14478-14485.

MIRANDA O R, LI X, GARCIAGONZALEZ L, et al., 2011. Colorimetric bacteria sensing using a supramolecular enzyme-nanoparticle biosensor[J]. Journal of the American Chemical Society, 133(25): 9650-9653.

MOURATIDOU T, KANIOUGRIGORIADOU I, SAMARA C, et al., 2006. Detection of the marine toxin okadaic acid in mussels during a diarrhetic shellfish poisoning (DSP) episode in Thermaikos Gulf, Greece, using biological, chemical and immunological methods[J]. Science of the Total Environment, 366(2): 894-904.

NAGATSUKA T, UZAWA H, TANAKA D, et al., 2017. Preparation of silicon nitride biochips for reflectometric interference spectroscopic (RIfS) analysis of biological toxins and $E. coli$ O157:H7 strain[J]. Sensors and Actuators B: Chemical, 246: 937-942.

OESTERHELT D, STOECKENIUS W, 1973. Functions of a new photoreceptor membrane[J]. Proceedings of the National Academy of Sciences USA, 70(10): 2853-2857.

OLANIRAN A O, HIRALAL L, PILLAY B, 2011. Whole-cell bacterial biosensors for rapid and effective monitoring of heavy metals and inorganic pollutants in wastewater[J]. Journal of Environmental Monitoring, 13(10): 2914-2920.

OMANOVIC-MIKLICANIN E, VALZACCHI S, 2017. Development of new chemiluminescence biosensors for determination of biogenic amines in meat[J]. Food Chemistry, 235: 98-103.

PALCHETTI I, MASCINI M, 2008. Nucleic acid biosensors for environmental pollution monitoring[J]. Analyst, 133(7): 846-854.

PRÉVÉRAL S, BRUTESCO C, DESCAMPS E C, et al., 2017. A bioluminescent arsenite biosensor designed for inline water analyzer[J]. Environmental Science and Pollution Research, 24(1): 25-32.

SAIKIRAN M, SATO D, PANDEY S S, et al., 2017. Efficient near infrared fluorescence detection of elastase enzyme using peptide-bound unsymmetrical squaraine dye[J]. Bioorganic & Medicinal Chemistry Letters, 27(17): 4024-4029.

SANG C K, JALAL U M, IM S B, et al., 2017. A smartphone-based optical platform for colorimetric analysis of microfluidic device[J]. Sensors and Actuators B: Chemical, 239: 52-59.

SCODELLER P, FLEXER V, SZAMOCKI R, et al., 2008. Wired-enzyme core-shell Au nanoparticle biosensor[J]. Journal of the American Chemical Society, 130(38): 12690-12697.

SELVIN P R, 2002. Principles and biophysical applications of lanthanide-based probes[J]. Annual Review of Biophysics and Biomolecular Structure, 31(1): 275-302.

SHEN L, HAGEN J A, PAPAUTSKY I, 2012. Point-of-care colorimetric detection with a smartphone[J]. Lab on a Chip, 12(21): 4240-4243.

SUN Y, LI J, WANG Y, et al., 2017. A chemiluminescence biosensor based on the adsorption recognition function between $Fe_3O_4@SiO_2@GO$ polymers and DNA for ultrasensitive detection of DNA[J]. Spectrochimica Acta, 178: 1-7.

TOKEL N E, BARD A J, 1972. Electrogenerated chemiluminescence. Ⅸ. Electrochemistry and emission from systems containing tris(2,2′-bipyridine) ruthenium(Ⅱ) dichloride[J]. Journal of the American Chemical Society, 94(8): 2862-2863.

TSENG D, MUDANYALI O, OZTOPRAK C, et al., 2010. Lensfree microscopy on a cellphone[J]. Lab on a Chip, 10(14): 1787-1792.

TUBARO A, FLORIO C, LUXICH E, et al., 1996. Suitability of the MTT-based cytotoxicity assay to detect okadaic acid contamination of mussels[J]. Toxicon, 34(9): 965-974.

TURNER A D, STUBBS B, COATES L, et al., 2014. Variability of paralytic shellfish toxin occurrence and profiles in bivalve molluscs from Great Britain from official control monitoring as determined by pre-column oxidation liquid chromatography and implications or applying immunochemical tests[J]. Harmful Algae, 31(1): 87-99.

TURRELL E A, STOBO L, 2007. A comparison of the mouse bioassay with liquid chromatography-mass spectrometry for the detection of lipophilic toxins in shellfish from Scottish waters[J]. Toxicon, 50(3): 442-447.

VORNANEN M, HASSINEN M, HAVERINEN J, 2011. Tetrodotoxin sensitivity of the vertebrate cardiac $Na^+$ current[J]. Marine Drugs, 9(11): 2409-2422.

WANG L J, CHANG Y C, SUN R, et al., 2017. A multichannel smartphone optical biosensor for high-throughput point-of-care diagnostics[J]. Biosensors and Bioelectronics, 87: 686-692.

WANG Z, BROADWATER M H, RAMSDELL J S, 2015. Analysis of diarrhetic shellfish poisoning toxins and pectenotoxin-2 in the bottlenose dolphin (*Tursiops truncatus*) by liquid chromatography-tandem mass spectrometry[J]. Journal of Chromatography A, 1416: 22-30.

WEI Q, LUO W, CHIANG S, et al., 2014. Imaging and sizing of single DNA molecules on a mobile phone[J]. ACS Nano, 8(12): 12725-12733.

WEI Q, QI H, LUO W, et al., 2013. Fluorescent imaging of single nanoparticles and viruses on a smart phone[J]. ACS Nano, 7(10): 9147-9155.

WENG X, GAUR G, NEETHIRAJAN S, 2016. Rapid detection of food allergens by microfluidics ELISA-based optical sensor[J]. Biosensors, 6(2): 24.

YANG Q, LIU J, LI B, et al., 2016. In-situ formation of ion-association nanoparticles induced enhancements of resonance Rayleigh scattering intensities for quantitative analysis of trace $Hg^{2+}$ ions in environmental samples[J]. Spectrochimica Acta, 167: 19-25.

YU F H, CATTERALL W A, 2003. Overview of the voltage-gated sodium channel family[J]. Genome Biology, 4(3): 207.

YU M, ZHAO K, ZHU X, et al., 2017. Development of near-infrared ratiometric fluorescent probe based on cationic conjugated polymer and CdTe/CdS QDs for label-free determination of glucose in human body fluids[J]. Biosensors and Bioelectronics, 95: 41-47.

YUAN J, WANG G, MAJIMA K, et al., 2001. Synthesis of a terbium fluorescent chelate and its application to time-resolved fluoroimmunoassay[J]. Analytical Chemistry, 73(8): 1869-1876.

ZENG X, TU W, JING L, et al., 2014. Photoelectrochemical biosensor using enzyme-catalyzed in situ propagation of CdS quantum dots on graphene oxide[J]. ACS Applied Materials & Interfaces, 6(18): 16197-16203.

ZHANG N, HAN C, XU Y J, et al., 2016. Near-field dielectric scattering promotes optical absorption by platinum nanoparticles[J]. Nature Photonics, 10(7): 473-482.

ZHENG H, ZU Y, 2005. Emission of tris(2,2′-bipyridine)ruthenium(Ⅱ) by coreactant electrogenerated chemiluminescence: From O$_2$-insensitive to highly O$_2$-sensitive[J]. Journal of Physical Chemistry B, 109(24): 12049-12053.

# 第9章 总结与展望

随着人类社会现代化的快速发展，人类活动越发频繁，海洋环境污染日趋严重，海洋生物毒素超标的海洋水产品不断增多，严重影响水产养殖业和进出口贸易，甚至危害人类的健康和公共安全。海洋生物毒素是一类由赤潮藻产生的小分子化合物，通过贝类滤食后进入贝肉体内并且形成生物富集。人们误食了被毒素污染的贝肉会引起中毒，严重时甚至会导致死亡，对公共卫生、海洋渔业和人体健康安全造成很大威胁。用来检测海洋生物毒素的方法主要有小鼠生物法(MBA)、酶联免疫吸附法(ELISA)、高效液相色谱法(HPLC)和液相色谱-串联质谱法(LC-MS/MS)等。这些检测方法具有分析精准、结果可靠等优点，是海洋生物毒素检测的标准方法，然而这些方法在实际应用中都有一定的局限性，如重复性差、设备昂贵、操作复杂及涉及动物伦理等问题。随着经济的发展及水产养殖业的快速增长，这些方法在实际应用中存在的问题不断显现，如仪器不够便携、检测周期较长、检测成本较高等，使其难以满足日益增长的海洋生物毒素检测需求。因此，亟须研发简便、快速、能用于现场检测的技术手段来满足海洋生物毒素检测的需求。微纳传感技术集成了采集、处理、交换信息的功能，配合智能检测方法可以模拟自然感官功能，具有非破坏性、分析速度快、易检测、低成本、高灵敏度、高特异性和高重复性等特点，已广泛应用于临床诊断、生命分析、食品安全和环境保护等领域。

本书前面几章详细介绍了已发展的多种用于海洋生物毒素检测的微纳传感器及仪器系统，相较于传统的检测方法，这些方法具有集成度高、操作简便、检测迅速等优势。此外，由于已有的检测方法在灵敏度、小型便携性、实时监测或者多通道检测方面存在不足，因此针对性地开发出多种可以用于海洋生物毒素检测的微纳传感器。例如，针对当前难以实现海洋生物毒素现场检测这一难题，研制了基于纳米金放大和压电传感器的小型化便携系统，可以用于海洋生物毒素的现场检测，且具有实时监测的能力；针对当前需要标记的海洋生物毒素检测方法的不足和高灵敏度的需求，基于石墨相氮化碳和电化学传感器，实现了海洋生物毒素的免标记高灵敏检测；针对当前海洋生物毒素检测方法难以实现多位点同时检测这一问题，开发了基于适配体和光寻址电位传感器的检测系统，初步实现了海洋生物毒素的多位点同时检测，为实现多毒素同时检测打下了坚实的基础。总之，发展小型、便携、操作简单的检测系统，结合生物传感技术，并将其用于海洋生物毒素的现场快速检测，具有巨大的科研、商业和社会公益价值，不仅为满足日益增长的海洋生物毒素检测需求提供了新的方法和技术手段，而且在食品安全、水产养殖和环境保护等领域，具有重要的研究价值和广阔的应用前景。

微纳传感器的发展也面临一些问题，主要包括下面几个方面：①微纳传感器虽然可以适用于现场检测环境，但是海洋生物毒素检测还需要样品的前处理步骤，手动前处理虽然也能用于现场检测环境，但只能逐个处理样本，处理大量样本时则费时费力；②微纳传感系统的结构设计仍需要进一步优化，进一步小型化设备，尤其是需要光学组件的检测系统，对其进一步集成和微型化是非常必要的；③实现多参数检测以适用于多种海洋生物毒素的智能化、自动化和集成化检测，也是目前亟待解决的一个问题，以提高系统的检测效率，适应多种应用场景。

未来用于海洋生物毒素检测的微纳传感器研究，主要是针对上述问题进一步开发出新型的微纳传感检测仪器和设备。①针对样品的前处理问题，需要开发多通道前处理设备，并且对样品前处理流程不断优化，前处理设备将在自动化水平、高通量水平、适用毒素范围及与光学检测装置集成度等方面提高性能，从而降低实验操作复杂度、减少人工作业量和提高海洋生物毒素现场检测效率。②针对小型化问题，需要在进一步提高检测灵敏度的前提下优化光源等大型模块的集成度，增加各个模块功能，以提高检测性能及实用性，如可以采用光纤传导技术进一步缩小仪器设备的体积，直至成为手持式设备。③针对智能化的问题，需要面向海洋生物毒素检测领域的需求，聚焦多模态集成和智能传感技术的前沿领域，结合微流控技术和微纳传感技术，研制用于海洋和环境相关样品中生物毒素现场实时快速检测的便携式自动分析仪器，研究多种生物毒素同时检测的多模态、多参数检测和分析的集成传感器和仪器。

未来进一步发展能够实际应用的海洋生物毒素现场快速检测传感器及仪器，不仅具有重要的科学研究意义，而且具有广阔的产业应用前景。从科学研究的角度讲，未来综合应用生物技术、微流控和微纳传感等技术，建立具备便携式快速检测特性的微纳传感检测方法，打造新型海洋生物毒素检测和分析仪器平台，构建多维度、高通量的多模态传感系统，有望为克服当前生物毒素检测亟待解决的几个难题，如实现海洋生物毒素的现场快速检测、实现多种海洋生物毒素的同时检测等，提供重要的、可选择的解决方案。此外，这些技术有助于创建一个新型的、具有完全自主知识产权的海洋生物毒素检测芯片和仪器产业集群，产出一系列针对海洋生物毒素现场快速检测的新仪器和新产品，促进微纳传感器及其智能化仪器系统的转化和应用，拓展其应用领域。新型海洋生物毒素检测芯片及仪器平台在环境保护、食品安全等行业具有广泛的应用前景，有助于将其转化为国家和社会急需的高科技产品，有助于促进生命科学、工程技术和信息等交叉领域的科学研究和产业发展。另外，有助于提升国家自主创新能力，符合推进自主创新、建设创新型社会的目标。